♠ LOCATION · INTERIOR ♠

개고생 9

병·의원 개원 성공 공식 I
입지와 인테리어

- Dr.개고생 개원 아카데미 -

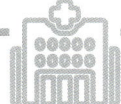

장편한외과의원 원장 **이성근** 지음

도서출판
페이지원

머리말

안녕하십니까?
장편한외과 대표원장 이성근입니다.

많은 분들께서 '개원은 힘들다.'라고 이야기를 합니다.
그리고 '지금은 개원할 상황이 아니다.'라고도 이야기합니다.
하지만 개원한 원장님들과 이야기를 나눠보면 '개원에 적기인 시기'는 단 한 번도 없었습니다. 개원 상황은 언제나 힘들었습니다.
저 또한 12년 동안 봉직의사로 근무하면서 개원하고 싶을 때마다 그 이야기를 숱하게 들었습니다.
'코로나 때문에 지금은 안 된다.'
'경기가 안 좋아서 지금은 안 된다.'라고 이야기하셨습니다.
'도대체 언제가 개원하기 좋은 시기인가?' 하는 생각이 들 정도로 개원 고민을 상담해주는 선배들의 대답은 항상 'No'였습니다.

하지만 주위를 자세히 둘러보면 개원은 참으로 많습니다.
아마도 대한민국의 의료 현실이 개원을 할 수밖에 없기 때문인 듯합니다.

여러분들께서도 공감하시겠지만 개원하지 않으면 소신 있는 진료가 힘들고, 여러 가지 상황이 의사를 힘들게 합니다. 그나마 개원은 본인의 의지로, 본인의 스타일과 가치관으로 진료를 볼 수 있다는 점이 가장 큰 장점입니다.

중요한 것은 '실패 없는 개원을 위해서 철저한 준비가 필요하다.'는 것입니다.

의사가 되기 위해 의과대학 공부를 6년(또는 그 이상)하고, 전문의가 되기 위해서 4~5년의 수련 기간을 거치듯이 개원 준비도 그렇게 철저히 해야 한다고 저는 생각합니다.

왜냐하면 '개원은 인생을 걸고 하는 승부'이고, 많은 자금을 투자해야하기 때문입니다.

개원을 실패하면 자칫 가정에 큰 위기가 올 수 있습니다. 물론 개원에 실패했다고 해서 인생에 실패하는 건 아니지만, 병·의원도 폐업율이 7~8% 정도 되는 이 시점에 철저한 준비가 필요하다는 이야기를 강조하고 싶습니다.

또 하나 강조하고 싶은 것은 '개원을 준비할 때 혼자 해서는 안 된다.'는 것입니다.

개원을 준비할 때는 많은 전문가들의 도움이 필요합니다.

의료의 전문가는 원장님이지만, 병·의원 개원은 단지 진료만을 보는 행위는 아닙니다.
저는 개원 준비를 혼자서 하다가 어려움에 봉착하거나, 주저앉는 경우를 참으로 많이 봤습니다.

물론 개원준비를 전문가한테 100% 다 맡겨서도 안 됩니다.
원장님도 개원준비 과정을 많이 알아야 됩니다. 어떤 입지가 좋은 곳인지 알아야하고, 인테리어는 어떤 컨셉으로 해야 하는지 고민해야하며, 자금조달은 어떻게 효율적으로 할 것인지를 심사숙고(深思熟考)해야합니다. 또한 의료장비는 어떤 걸로 할 것인지, 직원 관리는 어떻게 해야 하는지, 병원 경영은 어떻게 하는지, 세무처리는 어떻게 하는지, 마케팅을 어떻게 하는지 등 원장님이 아셔야 할 것은 이로 말할 수가 없이 많습니다.

여기서 중요한 것은 원장님들께서 '제대로 된 전문가를 만나는 것'입니다. 제대로 된 전문가를 만난다면 많은 문제들이 손쉽게 해결될 수 있기 때문입니다.
하지만 문제는 개원을 준비하는 원장님들께서는 '상대방이 제대로 된 전문가인지 아닌지를 판단하기가 어렵다.'는 것입니다.

그래서 제가 여러분들을 조금이나마 도와드리고자 이번 책을 준비했습니다.
저는 지금까지 '개고생 시리즈'를 8권 출간하면서 많은 이야기를 했습니다. 하지만 하면 할수록 하고 싶고, 해야 하는 이야기들이 많다는 것을 느낍니다. 그리고 여러분들께 좀 더 깊고, 심층적인 이야기를 해드리고 싶었습니다.

그중에서도 입지는 할 이야기가 너무 많습니다.
개원을 준비하는 원장님들께서 가장 신중해야 할 부분이 입지이기 때문입니다. 입지 고민만큼은 몇 년이 걸려도 좋으니 심사숙고(深思熟考) 하셔야 합니다. 그리고 전문가의 도움이 절실히 필요합니다.
물론 좋은 자리가 갑작스럽게 나타날 수도 있고, 그 좋은 입지를 놓쳐서 후회하시는 분도 계시지만, 섣불리 결정한 입지로 막대한 금전적인 손해를 입는 분도 많습니다.

그리고 입지만큼이나 인테리어도 중요합니다.
물론 원장님들께서 원하는 스타일이 있거나 인테리어에 대해서 탁월한 식견을 갖고 있는 원장님도 계시겠지만, 대부분의 원장님들은 인테리어에 문외한(門外漢)인 경우가 많습니다.
그런 면에서 보면 정말 인테리어는 전문가를 잘 만나야 합니다. 개원하는 과정에서 인테리어 때문에 속상하거나 곤란을 겪는 경우가 참으로 많기 때문입니다. 사기를 당하는 경우도 있고, 소위 '먹튀'하는 업체도 있습니다. A/S가 안 돼서 추가로 자금이 들어가는 경우도 있고, '다시는 그 인테리어 업체랑 일을 하지 않겠다.'고 다짐하는 원장님도 생각보다 많으십니다.

저는 'Dr.개고생' 유튜브를 운영하면서 많은 사람들을 알게 되었고, 능력 있는 전문가들과 많은 교류를 하였습니다. 그 과정에서 그분들과의 대화를 여러분들께 공유하면 좋겠다는 생각을 많이 했습니다.

이번에는 입지와 인테리어 이야기를 드리지만, '개고생 프로젝트'는 다음 책에서도 많은 이야기를 하려고합니다. 그리고 'Dr.개고생' 유튜브 채널도 계속 될 테니 많은 활용을 부탁드립니다.

그리고 혹시나 향후에 오프라인에서 저와 만나게 된다면 반갑게 인사 나눴으면 좋겠습니다. 저는 여러분을 도울 수 있을 수 있다면 무한한 영광이라고 생각하기 때문입니다.

2025년 여름을 보내며

장편한의과 원장 이성근 드림

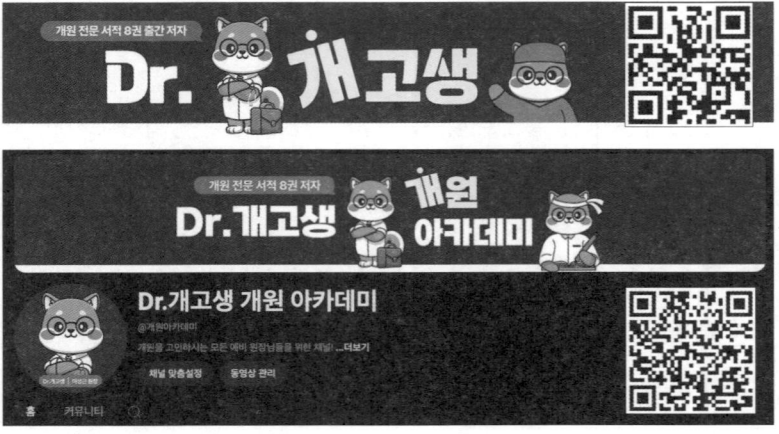

추천사

안녕하세요, 장편한외과의원의 마케팅 업무를 총괄하고 있는 메디테크 스타트업, 모션랩스의 대표 이우진입니다.

지난 5년 간, 모션랩스를 운영하며, 다양한 병의원의 마케팅과 경영에 관련된 업무를 수행하다보니, 자연스럽게 개원을 준비하시는 원장님들의 다양한 고민도 들을 수 있었습니다. 너무나 당연하게도, 개원을 준비하시는 분들은 굉장히 많은 고민을 가지고 계셨고, 굉장히 많은 어려움을 겪고 계시다는 것도 알게 되었습니다. 하지만, 안타깝게도, 개원을 준비하시는 분들이 직접적으로 참고하고 정보를 얻을 수 있는 창구가 없다는 것도 금방 알게 되었습니다.

개원에 대해 고민하시는 정말 많은 예비 원장님들이 계신데, 이 분들이 참고할만한, 그리고 의지하실 수 있는 정보의 창이 없다는 것에 대해서는 저희로서도 항상 아쉬운 부분이었습니다.

그러던 중, 이성근 원장님께서 개원은개고생 프로젝트를 통해, 개원에 대해 고민을 하시는 예비 원장님들께 올바른 정보를 제공하고자 하신다는 점을 알게 되었고, 머지 않아 원장님께서 집필하신, 혹은 집필 중이신 다양한 책을 만나보게 되었습니다.

처음 원장님께 이 책의 추천사를 부탁받고, 책을 살펴보면서 참 많은 것을 느꼈습니다. 책을 읽으며, 단순히 책을 위한 책이 아닌, 실제 개원을 하시는 분들이 궁금해하실만한, 그리고 어려워하실 수 있는 다양한 이야기가 너무나 잘 담겨 있다는 것을 느끼게 되었습니다.

특히, 실제 원장님들이 어려워하실만한, 그리고 고생하실 수 있는 부분에 대해 '증례'라는 테마를 통해 미리 톺아보실 수 있도록 한 부분이 너무나 인상 깊었습니다. 결국, 개원을 실제 준비하시는 원장님들이 궁금해하시는 부분은 바로 이런 부분일테니까요. '이 책은 정말 실무 그 자체이자, 개원 준비하시는 원장님들께는 필독서가 되겠구나.' 하는 생각을 했습니다.

선배 개원의로서, 원장님께서 전개하시는 이번 프로젝트에 저도 추천사로 참여하게 되어 영광입니다. 모쪼록 개원을 고민하시는 모든 분들에게 이 책에 담긴 이성근 원장님, 그리고 전문가분들의 살아있는 이야기와 진심이 잘 전해져 닿기를 바라겠습니다.

더 많은 분들의 개원을 준비하는 과정이, 단순히 힘들고 번거로운 과정이 아니라, 반짝이는 순간으로 가득하기를, 진심으로 바라겠습니다.

모션랩스 대표 이우진

추천사

옛말에 '소 잃고 외양간 고친다.'는 말이 있다. 대책을 세워도 손실이 입기 전에 세우는 게 가장 현명한 방법이란 뜻인데 20년을 인테리어 현장에 있으면서 가장 절실하게 와 닿는 말이기도 하다.
미리 알았더라면 이렇게 고생하진 않았을 텐데 왜 사전에 물어보지 않고 시작했을까 잠깐 전화 한통화만 했더라면 어땠을까 하는 아쉬움에 가슴을 쳐 보지만 이미 손실은 발생한 후이기 때문에 마음만 더 아파 올 뿐이다. 일이 터진 다음에 꼭 들려오는 말들이 있다.

"미리 얘길 하지 그럼 내가 알려줬을 텐데 아쉽네."

"미리 알아보고 좀 하지. 무턱대고 도장부터 찍으면 어떡하나."

호미로 막을 일을 삽으로도 막지 못한다는 일의 시기가 중요하다는 걸 말해준다. 일의 시작점에서 얻는 단순 몇 문장의 정보의 부재는 말 한마디로도 막을 수 있었던 일이 나중에는 전문 변호사가 붙어도 해결하지 못하는 어려운 난관이 돼 버린다. 비슷한 경험이 있는 분이라면 이 책에서 강조 하는 게 무엇인지 쉽게 와 닿을 거라 여겨진다.

책에는 개원을 앞두고 막막하기만 한 분들에 대한 섬세한 배려가 풍부하게 담겨있다. 닥터 개고생의 저자이기도 한 이성근 원장님의 넉넉한 인심과 남에게 베풀기 좋아하는 성품이 책에 그대로 반영되어 있다고 느껴지는 이유다. 이 책을 통해 직접 경험하지 않았으면 얻지 못했을 그의 해안에 놀랐고 오히려 나와 같은 인테리어 전문가마저도 꼭 참고하고 픈 알찬 정보로 가득 채워져 있다.

책을 읽다보면 현학적인 지식의 나열이 아닌 꼭 필요한 정보를 전달하기 위한 노력이 보인다. 나또한 가능한 쉽게 전달하려 노력했다. 난관에 봉착했을 당시의 악몽을 떠올리며 적은 나의 이야기를 통해 단 한명의 피해자라도 줄일 수 있으면 하는 바람으로 진심을 다했다. 아무리 건축법을 공부하고 다양한 시공에 대해 이론으로 공부했다 하더라도 현장에서는 경험을 통해서 얻은 현실적인 데이터가 더 쓸모 있게 다가오기도 한다.

나는 일인 회사를 운영하는 이유로 대부분의 프로젝트를 수주하는 일의 시작부터 끝까지 클라이언트와 쉼 없이 대면하고 소통할 수 있었기에 고객의 심리까지 공감할 수 있었고 당면한 문제를 해결하기 위해 고객과 함께 노력하면서 책에 담지는 못했지만 나름의 노하우도 생겼다. 프로젝트를 진행하는 과정에서는 고객에게 멋진 미사어구 대신 누구나 쉽게 이해되게끔 고객의 언어로 디자인을 설명하려 노력했고 전문 시공에 대한 궁금증을 풀어드리다 보면 어느새 고객들도 일이 끝날 때 쯤 반 인테리어 전문가가 된 것 같다고 얘기 해주시기도하다. 막막했던 인테리어가 이렇게 쉽게 끝나게 된 거에 감사하다는 말씀에 그간 힘들었던 기억이 추억으로 변한다.

책이 되는 과정은 풍부한 경험을 가지신 엉덩이대장 이성근 원장님의 능숙하고 친절한 언어로 이끌어 주셨기에 책이 만들어 지는 긴 여정의 끝자락에나마 즐거운 마음으로 참여할 수 있었고 개원의를 위한 훌륭한 지침서의 작은 파트나마 기여 할 수 있게 되어 영광이었다. 또한 즐기는 자를 이길 수 없다는 말을 몸으로 보여주신 이성근 원장님의 가르침에 감사드리며 개원을 앞둔 모든 개원의 분들의 시작을 함께하는 책으로 기억될 수 있길 바란다.

보머스 디자인 (Vomus Design) 대표 송현석

차 례

머리말 · 02
추천사 · 07

PART I 입지   LOCATION

1. 개원할 때 첫 번째 고민은 '입지' · 018
2. 입지를 고민할때 어떻게 하면 되나요? · 022
3. 좋은 입지란 어떤 곳인가요? · 034
4. 자신에게 맞는 상권인지 어떻게 판단하나요? · 059
5. 상가 결정 시 고려해야 할 점은 무엇인가요? · 084
6. 상가 계약 시 체크해야 할 구체적인 사항은 무엇인가요? · 104
7. 원장들이 알아야 할 부동산 법률지식은 무엇인가요? · 125
8. 좋은 입지 전문가를 만나는 방법은 무엇인가요? · 138

'Dr. 개고생'이 제안하는 개원하는 원장님들을 위한 체크리스트 –입지 파트– · 144

PART II 인테리어   INTERIOR

1. 개원시 두 번째 고민은 '인테리어' · 148
2. 인테리어를 고민할때 제일 먼저 결정해야 하는 것은 무엇입니까? · 161
3. 훌륭한 인테리어 디자인이란 무엇인가요? · 173
4. 인테리어 업체를 선정할 때 좋은 방법은 무엇인가요? · 180
5. 인테리어 공사 시 원장의 역할은 무엇인가요? · 194
6. 인테리어에 대한 소소한 질문 · 200
7. 인테리어는 예술이다. · 208

'Dr. 개고생'이 제안하는 개원하는 원장님들을 위한 체크리스트 –인테리어 파트– · 214

C·O·N·T·E·N·T·S

PART III 입지와 인테리어의 실전   CASE

개원을 하는 원장님들이 알아야 할 '입지' 실전 사례

1. 건물 준공 전 시행사 및 신탁사 소유일 경우 신탁원부 확인 필수 ··· 218
2. 준공 전 미분양 집합건물 병·의원 독점 계약 시 사전 피분양자 동의 확약서 필수 ··· 223
3. 계약 전 관리비 실제 금액 계약서 특약 사항에 반드시 기재 ··· 227
4. 「상가임대차보호법」 범위 외 상가 건물 재계약 시 월 차임 상한률 기재 필수 ··· 231
5. 노후 건물 입점 시 용도변경 및 소방시설 체크 필수 ··· 236
6. 용도변경 인허가 불허 시 계약 해지 및 손해배상 청구 특약 사항 기재 ··· 240
7. 계약 전 인테리어 업자 또는 건축사 동행하여 사전에 실측 ··· 243
8. 병·의원 내부 화장실 설치 시 임대차 계약서 작성 시 특약 사항 기재할 것 ··· 246
9. 병·의원 개원 시 현장 답사 및 인근 경쟁 병·의원 매출 데이터 확인 필수 ··· 249
10. 신도시보다는 구도심 재건축 재개발 입주 단지가 좋은 경우 ··· 253
11. 개원 시 등기부 등본 및 건축물대장, 등기권리증 소유자 동일한지 반드시 확인 ··· 256
12. 개원할 해당 부동산이 임대인 단독 소유 시 다른 임차인 보증금 확인 필수 ··· 259
13. 계약서 작성 시 수도, 전기, 가스 인입 비용 사전에 반드시 체크 ··· 262
14. 준공 전 건물 임대차 계약 시 준공이 늦어져서 개원 시기가 늦춰지는 경우 계약 조건 및 손해배상 청구 ··· 266
15. 폐업 또는 이전 시 원상복구 범위 상세히 사진 첨부 작성 필수 ··· 270
16. 병·의원 개원 시 양도·양수 임대인 동의 반드시 특약 사항 기재 ··· 273

[Dr. 개고생 개원 아카데미] 개원 "입지" 심화편 ··· 276

C·O·N·T·E·N·T·S

개원을 하는 원장님들이 알아야 할 '인테리어' 실전 사례

1. 해당 건물의 용도변경을 반드시 확인 · 280
2. 용도변경을 할 때 장애인시설 설치 가능 여부 등 확인 필수 · 284
3. 도면과 비교해서 건축물 내 불법 사항의 존재 여부 확인 · 293
4. 건물 계약 시 필요한 총 전력량 체크 · 298
5. 인테리어 업체 선정할 때 체크 사항 · 304
6. 건축물대장에 등재된 도면의 체크 · 311
7. 도면 작성 시 반드시 염두에 둬야 할 체크 사항 · 316
8. 인테리어 시공 시 의료장비 업체 등 다양한 업체와 협력해서 진행 · 323
9. 입원실 등이 필요하면 추가 소방시설(스프링클러(sprinkler)) 점검 · 328
10. 상하수도 및 오·배수 배관 설치 가능 여부 점검 · 331
11. 이전 임차인의 계약 전력 체크 · 334
12. 간판 위치에 대한 협의 진행 · 338
13. 임대차 계약할 때 건물주(임대인) 성향 파악 · 341
14. 인테리어 공사가 끝나고 대금을 지불한 후 A/S 체크 필수 · 346
15. 원상복구에 대한 정의는 계약서 쓸 때 반드시 기재할 것 · 350
[Dr. 개고생 개원 아카데미] 개원 "인테리어" 심화편 · 356

별책 부록1　유튜브 채널 『Dr.개고생』 영상 리스트 · 361
별책 부록2　유튜브 채널 『Dr.개고생 개원 아카데미』 영상 리스트 · 387

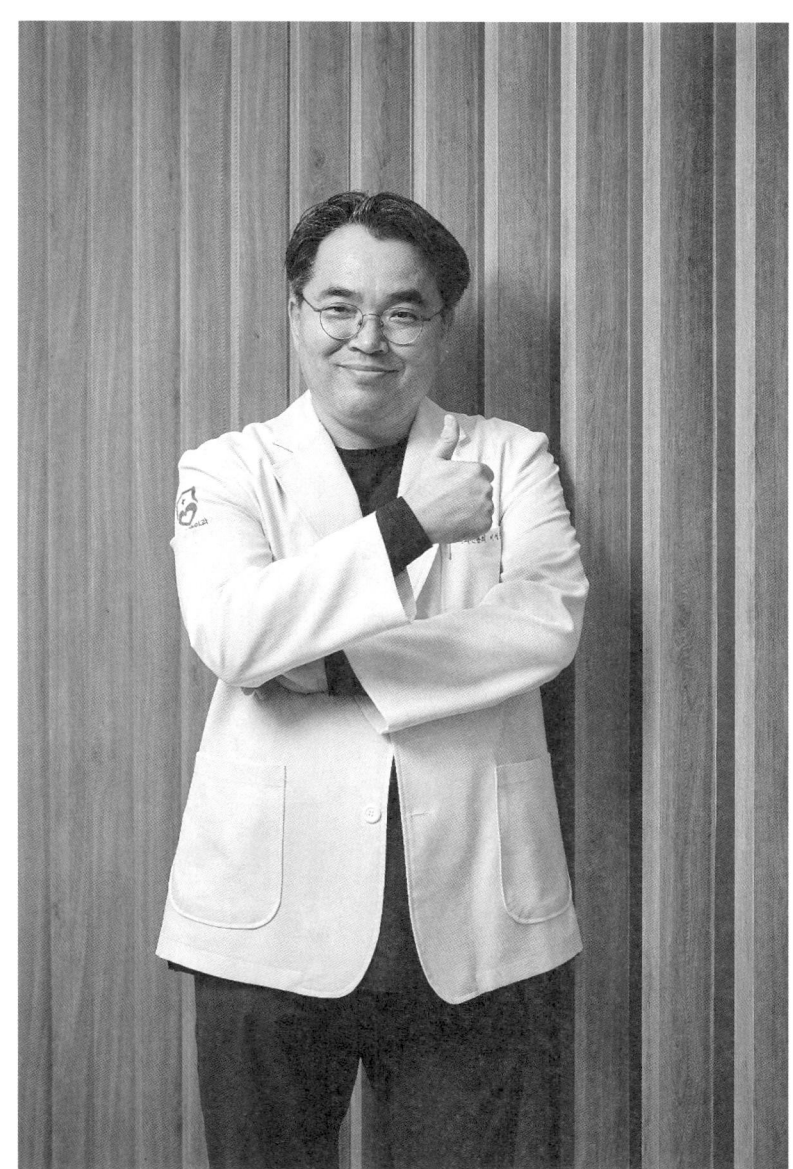

Part

I

입지 LOCATION

1. 개원할 때 첫 번째 고민은 '입지'

2. 입지를 고민할때 어떻게 하면 되나요?

3. 좋은 입지란 어떤 곳인가요?

4. 자신에게 맞는 상권인지 어떻게 판단하나요?

5. 상가 결정 시 고려해야 할 점은 무엇인가요?

6. 상가 계약 시 체크해야 할 구체적인 사항은 무엇인가요?

7. 원장들이 알아야 할 부동산 법률지식은 무엇인가요?

8. 좋은 입지 전문가를 만나는 방법은 무엇인가요?

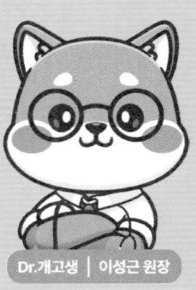

PART I 입지

01 개원할 때 첫 번째 고민은 '입지'

> **Q** 안녕하세요. 이렇게 함께해서 영광입니다.
> 개원 예정 의사가 제일 고민이 되는 게 있다면 입지라고 생각합니다.
> 일단 개원을 할지 말지 고민을 가장 먼저 하겠지만, 개원을 하겠다고 결심한 의사가 가장 먼저 하는 고민 중 하나는 '어디에 개원해야 잘 될까?'입니다.
> 그래서 오늘은 입지 전문가를 모셨습니다.
> 먼저 간단한 자기소개부터 부탁드리겠습니다.

A 안녕하세요. 저는 '부동산 청년들'이라는 병·의원 컨설팅 회사를 운영하는 조준희 이사라고 합니다.
저희 '부동산 청년들'은 원장님들 개원 입지부터 계약 이후에 개원 전까지 전반적인 개원에 필요한 일을 전부 맡아서 도와드리고 있습니다. 한 마디로 개원에 관한 토탈서비스라고 보시면 될 것 같습니다.

Q 수많은 개원 예정의사를 만나보셨을 텐데, 많은 의사 선생님이 제일 먼저 하는 게 입지 고민이라고 생각합니다.
입지 때문에 고민하시는 원장님을 뵈면 이사님은 어떤 느낌이 드세요?

A 비단 병·의원 뿐만 아니라 모든 업종에서 제일 첫 번째로 보는 것이 입지라고 생각합니다. 특히나 병·의원 입장에서는 입지부분이 너무 중요하기 때문에 원장님께서 어떤 고민을 하시는지 십분 이해가 되고, 저희도 중요하게 생각하는게 입지이기 때문에 매번 많은 고민을 하고 있습니다.

보통 원장님들께서 내가 이 입지에 가서 어떻게 진료를 해야 하지, 어떻게 하면 좋을까 등을 고민 하시는데, 저희는 원장님들께 병·의원과 콘셉트에 맞는 입지를 체크해 보시라고 말씀드리고 싶습니다. 물론 출퇴근이나 여러 문제들로 인해 지역을 정하시고 거기에서 입지를 찾으시려는 분들도 있는데, 자신의 병·의원 콘셉트에 맞는 지역인지부터 체크해 보시면 좋을 것 같습니다.

그래서 저희는 원장님과 1차 미팅 때 병·의원 콘셉트에 관련해서 이야기를 많이 나눕니다. 그리고 거기에 맞는 지역을 체크해 드리고 있습니다. '원장님, 이쪽 동네는 이런 데이터가 있으므로 원장님과 어울리는 동네입니다.'라거나 '이쪽 동네는 이런 데이터가 있으므로 원장님과 어울리는 진료 콘셉트가 아닙니다.'라고 말씀드립니다.

그리고 저희는 미팅 이전에 기본적으로 여쭤보는 것이 있습니다. 개원 시

병·의원 개원 프로세스 (예시)

	D-60	D-50	D-45	D-40	D-35	D-30	D-25
예산계획 - 대출신청 및 심사							
세무사 선정		세무사 계약					
인테리어 - 업체 선정		설계 - 평면도, 디자인/계약	시공				
예산계획단계 (임차보증금, 시설비, 장비구입비, 홍보비, 예비 등)		HI작업 - 업체 선정					
인테리어 개원 컨셉에 맞는 개원시설 인테리어, 냉·난방, 가구집기, 간판						외부간판 - 계약/발주/인허가	HI작업 명함, 소봉투, 대봉투 네임카드, 문서, 배너 등
		의료장비 - 목록 작성	업체비교 분석	견적 비교 검토	견적 비교 검토		
		인력 계획 - 인력 계획 인원 산출	급여 및 교정 계획		모집공고 및 의뢰/면접계획	면접 심사항목 작업/면접	
		HI작업 병·의원의 전반적인 브랜드 이미지 로고타입, 색상 등 대표 이미지 설정	의료장비/기기 신품, 중고, 리스할부 개원 컨셉에 맞는 필요 목록 수량 설정	홍보/마케팅 - 홍보컨셉 설정	홍보/마케팅 - 홍보컨셉 설정	홍보방법 구체화	홍보물 제작
			직원채용 공고, 면접, 채용, 근로 계약서, 업무 고정	홍보/마케팅 인쇄물, 판촉물, 홈페이지, 블로그, 바이럴, 지역 등 온-오프라인 마케팅/의료광고 심의		전산 계획 - 업체 선정/계약	
						린넨/유니폼	
				전화 및 통신			

☐ 홍보물 제작   ☐ 세무사   ☐ 인테리어   ☐ HI작업   ☐ 내/외부 간판   ☐ 의료장비

기, 콘셉트, 원하는 평수, 보증금, 월세, 선호하는 지역 등을 간략하게 여쭤보는데, 그것에 대해 어느 정도 고민을 하신 분이 있고, '저는 아무것도 모르겠습니다. 어떻게 해야 하죠?'라고 하시는 분이 있습니다. 이 중 후자처럼 원장님께서 아무 생각이 없으시면 저희가 미팅을 하더라도 오랜 시간이 소요될 수도 있고, 기준이 없어 입지 선정에 어려움이 있을 수 있습니다.

제일 쉽게 나와 맞는 병·의원이 어떤건지 체크하기 위해서는 지금 근무하고 계신 병·의원을 생각해 보시면 될 것 같습니다. 저희가 미팅을 하

	D-20	D-15	D-10	D-5	D-3	D day	D+5
			하자보수 확인 - 하자목록 및 보수일정 작성				
			하자보수 이행 증권 발급			개원 환자 모니터링, 직원 모니터링 내부 시스템 점검 후 외부 마케팅 전략 수립 내부 경영 안정화	개원 이후 병·의원 내방 경로 파악 병·의원 이용수단 파악 진료 만족도 파악
	내부사인 - 디자인			내부사인 - 설치			
	실내 표찰, 그래픽사인, 이미지월 그래픽, 로고, 실내간판		입고/시운전 하자 확인	장비사용 교육/하자보수 확인	예비 소모품 확인		
	채용	직원 교육 내용 기획, 일정계획	직무교육, 서비스 교육				
	홍보물 제작	홍보 시작				온-오프라인 홍보	
	LAN공사, 배치 확인			사용자 교육 및 시운전			
	변동사항 수정 / 제작 검토			납품하자 및 수량 확인			
			허가 업무				
			개설신고, 요양기관 현황신고, 공인인증서 신청				

☐ 인력 계획 ☐ 홍보/마케팅 ☐ 전산 계획 ☐ 린넨/유니폼 ☐ 전화 및 통신 ☐ 인허가

다보면 그래도 기존에 근무하셨던 병·의원의 콘셉트가 어느 정도는 반영되기 때문에 지금 현 근무지를 토대를 기준으로 잡아보시는 것도 좋은 방법일 것 같습니다.

▸▸ **개원 콘셉트**
단독, 공동, 보험, 비보험, 신도시, 구도심 등의 콘셉트를 선정합니다.

▸▸ **입지정보 수집**
환자 타겟 등의 인구분석, 교통상황, 경쟁 병·의원 등의 입지관련 데이터를 분석합니다.

▸▸ **개원 예산**
임차보증금, 시설비, 장비 구입비, 홍보비, 예비비 등 개원에 필요한 비용에 대한 자금 관련 업무도 도움을 드릴 수 있습니다.

▸▸ **입지선정 및 계약서 작성**
선정한 입지, 건물 등에 대한 정보를 확인하고 특약사항 등까지 꼼꼼하게 확인하여 전문 공인중개사가 함께 진행합니다.

PART I 입지

02 입지를 고민할때 어떻게 하면 되나요?

Q 입지는 너무 고민할 게 많은데요. 일단 개원을 해야겠다는 생각만 가지고 어느 입지가 좋을지 고민하는 원장님이 찾아왔다면 어떻게 조언해 주시나요?

A 전문과별로 특성이 다릅니다. 환자 연령대, 진료 스타일, 선호 지역 등을 고려하여 원장님과 많은 이야기를 나누면서 거기에 최대한 맞춰 말씀을 드리고 있습니다.

일단 첫 번째로는 진료 환자 연령대를 체크하고 있습니다.
'소아환자는 보기 힘들고, 연령대가 높은 환자만 보고 싶다.'는 분도 계시고, '직장인 검진 위주로 하고 싶다거나, 수술을 하고 싶다거나, 감기 진료만 보고 싶다.'는 식으로 원장님마다 콘셉트가 다르므로 일단 1차

부동산	개원 자금	세무
· 임대차계약	· 은행 대출 상담	· 사업자등록증 발급

인테리어	간판/사인	보안 업체
· 업체선정/계약 · 설계도면 확정 · 가구 및 집기 선정	· 디자인업체 선정 · 간판위치 선정 · 설치(안)작성/신고	· 업체 선정 · CCTV설치(안)작성

냉·난방 업체	네트워크 및 통신	의료장비
· 인테리어도면 확정 · 업체 선정	· 전화/팩스 신청 · TV/인터넷 신청 · 네트워크 설치 · 카드단말기 설치	· 대/소 의료장비 · 목록작성/업체 선정 · 재료/기구업체 선정

광고/홍보	인력계획	전자제품
· 대상지역 선정 및 계획 수립 · 매체 선정/예산 편성 · 홍보물 제작 및 배포	· 인력계획 수립 · 모집공고 및 면접 · 연봉협상/근로계약서 작성 · 인력현황 신고	· TV/태블릿 · 세탁기, 가습기, 공기청정기, 냉장고 등 · PC 및 전화/FAX

기타 관련 업체	인허가사업
· 의약품 폐기물 업체 · 정수기/정수시스템 · 전자차트, 청소업체 등	· 보건소 개설신고 · 방사선/장비 신고 · 건강보험공단/심평원 등록 신고 · 건강검진 신청 등

적으로 그 콘셉트를 체크합니다.

그리고 두 번째로 만약 특별한 콘셉트가 없고 고민 중이라고 하시면, 현재 근무하고 계시는 곳의 스타일을 많이 여쭤봅니다. 대부분 원장님께서 개원을 준비하는 과정에서 전에 일하셨던 병·의원의 콘셉트를 따라가는 경우가 많기 때문입니다. 즉, 본인이 특정 병·의원에서 근무하고 있다는 것은 나도 그와 같은 진료를 하고 싶기 때문에 그 병·의원에서 근무하고 계실 확률이 높다고 보시면 되겠습니다. 그러므로 만약 콘셉트에 대한 고민이 있다고 한다면, 지금 자신이 근무하고 있는 병·의원의 스타일을 체크하면 좋을 거라 생각합니다.

그리고 세 번째로 중요한 것은 시기입니다.
원장님께서 입지를 확인하고 있는 상황이 내가 원하는 병·의원 개원 시기와 맞아떨어지는지, 아니면 너무 일찍 찾아보고 있거나 너무 늦게 알아보고 있는 것인지, 또는 시기를 뒤로 미뤄야 하는 경우도 있을 수 있습니다. 그러면 저희는 그와 관련해서 '지금은 이런 상황이므로 지금부터 입지를 보셔도 된다.' 또는 '시기를 당겨야 한다거나 미뤄야 한다.', '추후 더 확인해야 한다.'고 말씀 드립니다.
통상적으로 계약을 하면 계약일부터 잔금일까지 한달정도 기간이 소요가 됩니다. 그리고 잔금일부터 인테리어를 시작해서 개원일까지 2~3달정도 기간이 소요됩니다. 물론 인테리어 평수에 따라 기간은 차이 날수 있습니다. 따라서 계약일로부터 대략 3~4달 정도의 기간이 소요된다고 보시고, 내가 원하는 개원 시기와 맞는지 체크해보시면 좋을 것 같습니다.

네 번째로 중요한 것은 거주지에서 병·의원까지의 출퇴근 시간입니다.
저희는 자차 출근 1시간 이내가 적정한 거리라고 말씀을 드리는데, 그 이상이 되면 출퇴근만으로도 지칠 수 있기 때문입니다. 병·의원이라는 것이 1~2년 하다가 그만두는 것이 아니기 때문입니다. 그리고 선호하는 지역이 있다면 그쪽으로 이사를 할 수 있는지 등도 체크를 합니다.

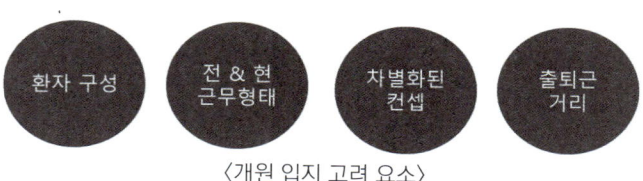

〈개원 입지 고려 요소〉

> **Q** 개원을 고민하던 원장님이 결국 개원을 포기하는 경우도 제법 있다고 들었습니다. 어떤가요?

A 원장님들을 만나뵈면 개원을 고민만 하다가 접는 분들도 상당수 계십니다. '내가 너무 일을 벌리는 게 아닌가?'라고 생각하시거나 시기가 안 맞아서 고민하는 경우도 있습니다. 저희를 찾아왔다가 포기하는 분 중 가장 많은 케이스가 바로 '너무 많은 고민을 한 경우'입니다.
물론 병·의원 개원이라는 것이 대사(大事)이기 때문에 많은 고민을 하는 것은 당연합니다. 하지만 굳이 안하셔도 되는 고민들이 쌓여서 스노우볼(snowball)처럼 커지게 되면, 정작 중요한 것이 안보이는 경우들이 있어서 저희도 안타까운 경우가 많습니다.

3년 정도 입지만 보신 분도 있는데, 저희는 그런 분을 '입지 쇼핑을 하러 다닌다.'라고 이야기합니다. 그렇게 돌아다니면 결국 본인도 지치시는 겁니다. '1년 전에 봤던 입지를 할까? 또 새로운 자리가 나오지 않을까?'라고 생각만 하다가 제풀에 지쳐 포기하는 겁니다.

그래서 저희는 원장님에게 '100% 나한테 맞는 입지는 찾기 힘들다. 70~80% 정도의 입지를 찾아서 나머지 20~30%를 스스로 채워가는 것이 맞다.'라고 말씀드립니다.

그리고 입지를 보실 때 3~6개월 이상이 되면 한 타임 쉬고 가시라고도 말씀드립니다. 그 이유는 전에 봤던 입지를 잊지 못하기 때문입니다. 그러므로 한 번 쉬었다가 입지를 보는 것이 좋은 방법일 수 있습니다.

> **Q** 저는 입지 선택이 개원의 성공과 실패를 가르는 결정적인 키워드가 된다고 생각합니다.
> 어떤 분은 '입지가 전부다.' 또는 '입지가 개원에 차지하는 비율이 80%다.'라고 이야기를 하시는 분도 계시는데, 동의하시나요?

A 저도 입지가 중요하다고 생각은 하지만, 입지가 개원의 전부라고는 생각하지 않습니다. 굳이 보자면 '반반'이라고 생각합니다. 입지가 중요하지 않은 건 아니지만 원장님의 성향도 중요하기 때문입니다.

아무리 입지가 좋은 곳에 간다 한들 원장님의 진료 스타일, 환자를 대하는 태도 등도 병·의원의 흥행을 좌우합니다. 물론, 원장님 콘셉트에 맞지않은 입지에 들어가는 것도 문제가 될 것입니다.

예를 들면, '이 개원지는 B급이다.'라고 판단되는 곳에 가도 환자를 끌어 모으는 원장님이 있습니다. 물론 그 반대의 경우도 있습니다. 그러므로 '입지가 80% 중요하다. 100% 중요하다.'를 따지기보다 원장님과 입지가 서로 잘 맞아야 병·의원이 성공할 수 있다고 봅니다.

또한, 무조건 A급 자리에 간다고 해서 문제점이 없는 게 아닙니다. 그런 곳은 월세나 보증금, 관리비가 비싸집니다. 그리고 내가 원하는 평수를 사용하지 못할 수도 있습니다.
이런 장단점이 있으므로 그런 점을 잘 고민하고, 자신의 성향과 스타일도 고민해보고 결정해야 합니다.

제 생각에는 입지가 50%, 원장님의 병·의원 운영 실력이 50%로 이 둘이 잘 어울려야 하는데, 굳이 조금 더 중요한 것을 따지자면 입지에 힘을 실어주고 싶습니다.

Q 좋습니다. 제가 만나본 입지 전문가 중에 가장 퍼센티지(percentage)가 낮았습니다.
지금까지 제가 입지 전문가를 여럿 만났는데 80%, 100%를 이야기하시는 분도 계셨거든요.

이제 총론적인 개념으로 입지에 대한 질문을 드리고 싶은데요.
저는 개인적으로 입지를 정할 때 지역을 먼저 정하고, 그 지역에서 가장 괜찮은 상권을 정하고, 그 상권에서 괜찮은 상가를 정하는 순으로 진행했습니다. 『개원은 개고생』이라는 유튜브 채널에서도 그런 식으로 이야기를 많이 드렸는데 입지를 정하는 프로세스(process)를 주로 어떻게 진행하시나요?

A 일단은 원장님의 진료 콘셉트를 따집니다.
크게 '상권'이라고 하는 것을 4가지로 나눌 수 있는데요. 이 4가지는 재래시장 상권, 아파트 대단지 상권, 오피스 상권, 역세권 상권입니다. 각 상권마다 진료 콘셉트가 달라지기 때문에 원장님이 콘셉트를 토대로 상권을 크게 나누어 봅니다.

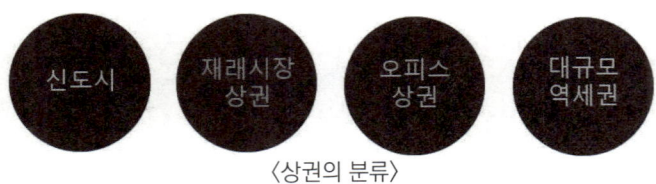

〈상권의 분류〉

그다음 본인 자택에서 출퇴근 거리가 1시간 이내인 곳으로 동서남북 철저한 체크를 합니다. 그리고 그중에 원장님이 선호하는 지역이 있는지 확인합니다. 예를 들어, 서울 종로를 중심으로 한다면 '나는 강남과 강서는 마음에 안 든다. 강동과 강북 쪽으로 체크해 달라.'라고 말씀하시는 분이 있습니다.

이렇게 지역이 체크됐으면, 이제 처음에 체크했던 콘셉트에 맞는 상권이 있는 곳을 검토합니다.
그리고 원장님께서 원하시는 평수, 보증금, 월세, 건물 컨디션, 조건 등을 감안하여 상권안에서 건물을 검토합니다.

저희가 입지를 찾을때 원장님께서 사전에 입지를 체크해보셔서 '나는 이 지역에 가고 싶다.'라고 하면 입지를 체크하기가 수월합니다. 그 지역에서만 좋은 상권을 체크해서 건물을 찾으면 되는데, 대부분 원장님은 그렇게 이야기하는 분이 몇 없습니다.

왜냐하면, 거기에 대한 확실성이 없고, 지역에 대한 공부가 부족한 분이 많기 때문입니다. 그리고 대부분 저희를 찾아오시는 원장님께서는 '너희가 좋은 상권을 찾아줬으면 좋겠다.'라거나 '나는 이러이러한 콘셉트인데 좀 도와달라.'라고 하는 분이 대부분이시기 때문입니다.
따라서 저희는 출퇴근이 가능한 지역, 콘셉트에 맞는 상권, 거기에 맞는 건물 순으로 체크를 해드립니다.

반대로 '나는 어느 지역이든 상관없다. 어디든 옮겨갈 수 있다.'라고 하시면 제일 첫 번째로 원장님의 진료 콘셉트 및 과별 특성을 고려해서 확인합니다. 예를 들어, 소아과 같은 경우는 재래시장 상권에 들어갈 수 없습니다. 그래서 저희가 아파트 대단지 상권을 들며 '원장님, 이런 곳이 있습니다. 이런 곳에 들어가면 매출이 어느 정도 오를 것 같습니다.'라고 말씀드립니다. 만약 고령환자 위주로 도수치료, 물리치료 등을 하고 싶은 정형외과 원장님이 오시면 재래시장 상권과 구도심 상권을 체크해주며 알려드립니다.

정리하자면, 거주지를 옮길 수 없는 상황이라면 출퇴근 1시간 이내 지역, 콘셉트 및 과목에 맞는 상권, 건물 순서대로 확인하고, 거주지를 얼마든지 옮길 수 있는 상황이라면 최대한 콘셉트에 맞춰서 진행을 합니다.

Q 그렇다면, 평균적으로 개원 입지 결정까지 시간은 얼마나 걸리나요? 원장님이 개원하겠다고 결심하고 나서 입지 선정까지 보통 어느 정도 시간이 걸리는지 궁금합니다.

A 저희는 원장님을 만나 뵙고, 자리를 보여드리고, 임대차계약을 하는 날까지 평균 3개월 정도 걸린다고 말씀드리고 있습니다.

그 이유는 앞서 말씀드렸듯 개원 전까지 3개월 이상의 시간을 보내면 입지를 보는데 있어서 원장님이 지치기 때문입니다. '전에 본 그 매물이 더 좋을 것 같은데.'라고 생각했는데 그 자리는 이미 계약해서 나가는 경우도 생기고, 매물을 보여드리면 보여드릴수록 많이 헷갈리십니다. 그러므로 저희는 입지를 보는데 3개월 정도의 시간이 제일 적당하다고 생각합니다.

만약 그 이상의 시간이 걸린다면 앞서 말씀드렸듯 '좀 쉬었다가 다시 보는 것이 맞다.'고 말씀드립니다. 저희는 2~3개월, 최장 6개월 정도를 잡는데 이걸 역산해서 자신의 개원 시기를 유추해 볼 수도 있습니다.

만약 지금부터 3개월 내에 임대차계약을 한다고 하면 평수에 따라 변동이 있겠지만 인테리어가 평균 2달 정도이고, 행정 업무까지 하면 대략 입지선정부터 개원까지 5~6개월정도의 시간이 걸립니다. 그러면 '이때 개원 시기가 되겠구나.'라고 생각해 볼 수 있습니다.

아니면 반대로 개원 시기를 정해놓고 거기에 맞춰 입지를 알아보면 되겠다고 판단할 수 있는데, 전반적으로 입지 계약까지는 3개월 정도, 개원까지는 5~6개월 정도를 보고 있습니다.

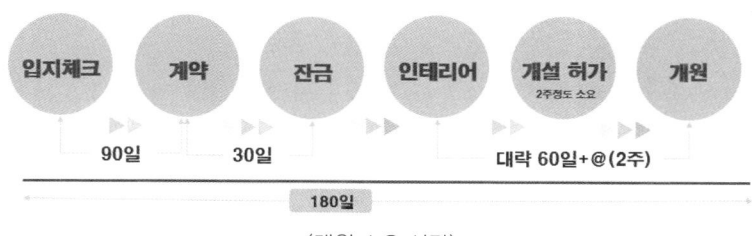

〈개원 소요 시간〉

Q 제가 개원 고민을 많이 하면서 입지에 대해 느낀 점은 철저한 계획, 준비, 사전 조사도 중요하지만, 운도 약간 따라야 한다는 것입니다.
과학적인 공부를 하는 의학도가 말하기에는 조금 어불성설(語不成說)이긴 하지만 운도 중요하죠? 전문가는 어떻게 생각하십니까?

A 운도 중요하다고 생각됩니다. 부동산 계약은 타이밍이기 때문입니다. 어떤 원장님은 아무리 돌아다녔어도 그 지역에 원하는 상가가 나오지 않습니다. 하지만 어떤 원장님은 그 타이밍에 다른 업종이 빠져서 원하는 상가에 들어가는 경우가 있습니다. 또는, 건물주가 바뀌어서 '이 건물을 병·의원 상가로 바꾸겠다.'라고 생각한 곳에 들어가는 원장님도 있습니다. 이렇게 여러 가지 경우의 수가 있으므로 운도 무시하지 못합니다.
어떤 원장님은 한 지역을 계속 찾아봤는데도 물건이 안 나와서 거래가 되지 않았지만, 어떤 원장님은 '난 이 지역에 하고 싶어.'라고 생각하고 찾아보니 손쉽게 물건이 나오는 경우도 있으므로 운을 무시할 수는 없습니다.

다른 부분으로는 인복도 중요한 부분인 것 같습니다. 마음에 드는 입지가 나와도 건물주 분의 성향 문제나 계약서 작성상의 의견대립 문제로 인해 계약을 진행 못하는 경우들도 많습니다. 좋은 건물주를 만나는 것도 하나의 운이라고 할 수 있을 것 같습니다.

Q 같은 물건이라 하더라도 보는 원장님에 따라 만족도가 조금씩 다릅니다. 장편한외과도 대장항문 의사가 5명 정도 보고 간 자리인데 다들 별로라고 생각해서 계약하지 않았지만, 저는 굉장히 좋은 자리라고 생각해서 계약을 했고, 지금 굉장히 만족하고 있습니다. 그러므로 의사마다 보는 관점의 차이, 우선순위의 중요도 차이가 크다고 생각합니다.

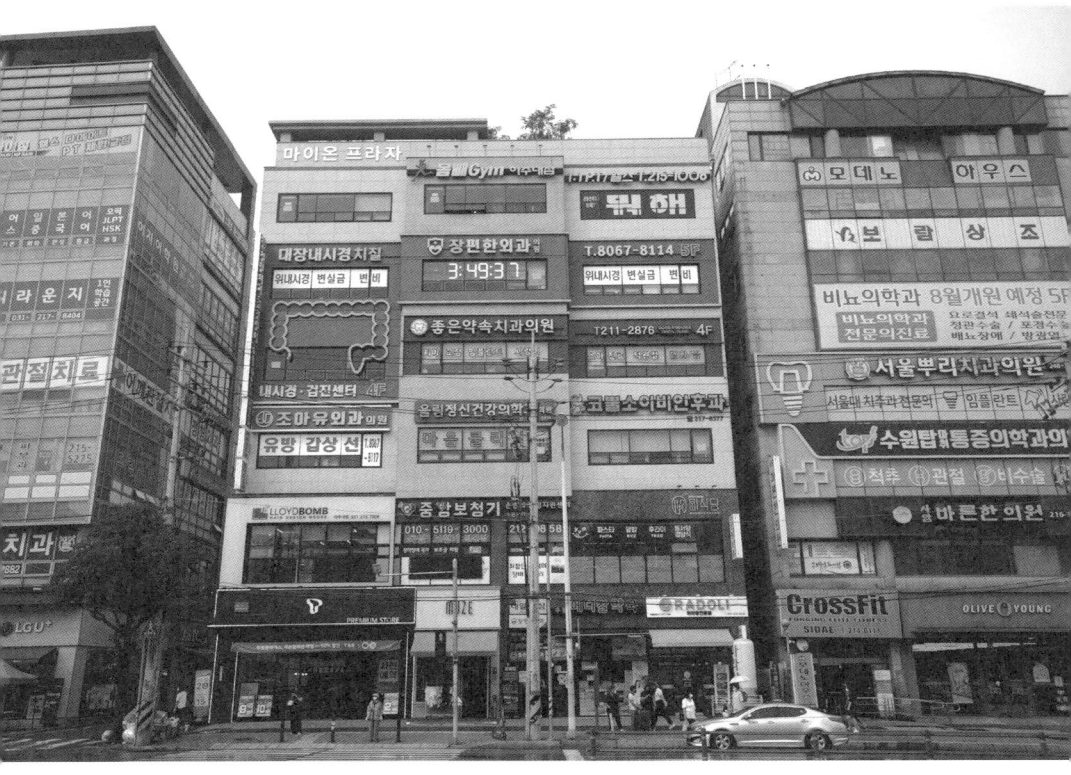

PART I 입지

03 좋은 입지란 어떤 곳인가요?

> Q 이 책을 읽으시는 분들께서 가장 궁금해할 질문을 우선 하나 드리겠습니다. 좋은 입지란 무엇인가요? 좋은 입지의 필수 요건이 무엇이라고 생각하시나요?

A '좋은 입지란 무엇인가요? 어딘가요?'라는 질문을 많이 받는데요. 이에대한 정답은 정해져 있다고 봅니다. 원장님의 진료 콘셉트에 맞는 상권, 건물의 컨디션, 적은 경쟁 등 모든 것이 맞아떨어지는 곳이 좋은 입지입니다. 하지만 아쉽게도 지금 개원시장을 봤을 때 모든 조건에 맞는 입지는 없습니다.

그럼에도 불구하고 원장님의 과목별 콘셉트와 상관없이 '그냥 좋은 입지가 어디냐?'라고 물어보신다면, 저희는 '기본적인 세대수가 받쳐주는 곳'이라고 말씀드리고 있습니다. 기본적인 세대수라고 하면 주변 반경 500m~1km 이내에 5천 세대 정도로 판단합니다. 그 이유는 환자 발병률 때문입니다.

환자 발병률이라고 하면 병·의원을 오픈했을 때 주변에 환자가 얼마만큼 생길지에 대한 부분인데, 2~3천 세대에서도 환자 발병률이 많이 생길 수 있지만, 기본적인 평균 환자 발병률이 나오려면 최소 5천 세대를 보아야 한다고 말씀드릴 수 있습니다.

거기에 부수적으로 재래시장이냐, 역세권이냐 하는 것은 콘셉트에 따라 달라지는 것이므로 일단은 세대수만 봐주시면 좋겠습니다.

두 번째는 건물에 대한 것인데, 한개 층에서 내가 원하는 평수를 사용할 수 있는 건물이 좋은 건물입니다. 요즘은 원체 건물이 없어서 위아래 층을 쓰는 분도 계시는데, 그런 경우에는 인건비, 인테리어 비용이 대략 1.5배 정도 늘어납니다. 직원을 3명만 써도 됐는데, 4~5명을 써야 할 수도 있습니다. 제일 큰 문제는 환자가 위아래층을 올라갔다 해야 한다는 불편함입니다. 그러므로 한 층을 쓸 수 있는 건물이 제일 베스트입니다.

그리고 그 지역 입지에 내가 원하는 콘셉트와 내가 원하는 환자군이 포진된 곳이 좋은 입지이고, 거기에 건물까지 내가 원하는 곳이라면 좋은 입지라고 할 수 있습니다.

하지만 서두에 말씀드렸던 것처럼 모든 것을 충족하기는 어려운 것이 현실입니다. 이중에 내 콘셉트와 환자군이 맞아떨어지는 곳이 있다면 우선순위 입지로 생각하고, 나머지 모자르는 부분은 채워가시면 좋을 것 같습니다.

나와 100% 맞는 입지를 찾기는 어려움이 있습니다. 70~80%정도의 상황들만 맞으면 나머지 20~30%는 채워 가신다고 생각하시면 좋을 것 같습니다.

> **Q** 반복적으로 진료 콘셉트, 진료 대상자의 연령대와 배후세대 인구수 등을 강조하였습니다. 저는 경쟁 병·의원도 중요하다고 생각하고, 접근성, 시장성, 생산성, 인구 특성, 상권 분위기, 지역 주민 성향 등도 중요하다고 생각합니다. 이 모든 것을 전부 확인 해야겠지요?

A 네. 저희는 처음에 원장님을 만나뵈었을 때, 상담을 오래 합니다. 1~2시간 정도 상담을 하며 원장님이 어떤 성향인지, 어떤 콘셉트인지부터 시작해서 거기에 맞는 지역을 찾아드리려 합니다. 그리고 원장님을 자주 만나 뵈며 '이 원장님은 이런 느낌이 있구나.'라는 것을 알아내고, 그에 걸맞게 병·의원을 오픈하는 데 도움을 드립니다.

그리고 말씀해주셨던 경쟁 의원에 대해서도 당연히 체크를 안할 수 없습니다. 주변에 이름있는 병·의원이 있는지, 우리 콘셉트와 겹치는 병·

의원이 있는지, 운영시간은 몇 시부터 몇 시까지인지, 개원연수는 얼마나 되었는지, 환자는 얼마나 있는지까지 최대한 파악하려고 노력하고 있습니다.

그리고 경쟁이 심한 지역에 맞는 원장님들이 있는 반면 그렇지 않은 분들도 계십니다. 그렇기 때문에 입지에 있어서 경쟁 의원을 체크하는건 너무 중요한 사항입니다. 다만, 지역, 상권 등이 정해지고 난 이후의 과정이기 때문에 지역, 상권을 체크하는 것에 좀 더 집중을 하고 있습니다.

Q 입지 선정에서 봉직의 시절의 경험이 중요하다고 하셨는데, 구체적으로 설명해 주세요.

A 봉직의 시절이 중요하다고 말씀드렸던 이유는 원장님들의 진료 스타일, 콘셉트, 병·의원의 규모 등과 같은 어느정도의 기준점이 될 수 있기 때문입니다. 입지를 선정하실때 보통 전에 근무하셨던 병·의원 스타일대로 가는 경우가 정말 많습니다.

특히 소아과 원장님은 전에 근무하셨던 소아과 스타일을 많이 따라갑니다. 어떤 원장님은 인테리어까지 비슷하게 하는 경우도 있습니다. 왜냐하면, 봉직의가 근무할 정도의 병·의원이면 성공한 케이스이기 때문에, 그걸 벤치마킹(bench-marking)하는 것입니다. 그래서 아예 지역까지 비슷한 곳을 선호하는 분도 계십니다.

이처럼 기준점이 될 수 있기 때문에 고민을 덜할 수 있습니다. 자신이 몇 년간 근무한 곳이니만큼 지역 선정, 인테리어 콘셉트 설정 등에 있어서 어려움 없이 진행할 수 있습니다.

> **Q** 저는 지역 선정은 원장님이 하시고, 그 지역에서 좋은 상권과 상가를 선정하는 것은 부동산 전문가의 도움을 받는 것이 괜찮다고 생각합니다.
> 앞서 원장님 거주지에서 출퇴근 시간이 1시간 이내가 되어야 한다고 하셨고, 이사를 할 수 있는지도 여쭤본다고 하셨는데 이 점을 조금 더 구체적으로 설명해 주세요.

A 네. 출퇴근와 지역을 옮길수 있는지에 대한 부분은 중요합니다.
젊은 원장님들 같은 경우는 지역 이동이 편합니다. 원장님이 젊으시면 미혼이시기도하고 아직 자녀가 없거나 어리기 때문에 이동하기가 편하지만, 자녀가 어느 정도 나이가 있어서 학교를 다니면 이동하기가 어렵습니다.

지역을 옮길 수 있다면 내가 원하는 콘셉트의 병·의원을 개원하기에 이점이 많습니다. 지역이 한정적이지 않기 때문에 나에게 최대한 맞는 지역 입지를 체크해볼 수 있습니다.

출퇴근 거리 또한 중요하게 체크하는 편입니다. 한 번은 출퇴근 거리가

1시간 30분 이상 걸리는 원장님이 계셨습니다. 그래서 원장님에게 이곳은 고민을 좀 많이 하셔야 한다고 말씀드렸는데, 자신은 자가용이어서 괜찮다고 하셨습니다. 결국 2년 정도 운영하시다가 힘들다고 저희에게 거꾸로 양도·양수 이야기를 하셨습니다.

3시간 정도 왔다 갔다 하는 것이 뭐 어떻냐고 생각하시는 분도 계시지만, 1년이 되고 2년이 되고 3년이 되면 피로도가 쌓입니다. 처음에 병·의원이 자리잡기 전까지는 근무 강도가 약하므로 가능할 수도 있지만, 병·의원이 자리를 잡아서 환자가 많아질 경우에는 결국 원장님도 지치게 됩니다.

편도가 1시간 반이라는 것은 왕복으로 3시간이라는 의미입니다. 이는 저희가 보기엔 조금 불편한 상황이 될 수 있는 일이므로, 1시간 이내 거리를 추천합니다. 그런데 대부분 원장님께서 자녀 교육 문제 때문에 강남에 거주하는 경우가 많아서, 강남 거리에서 편도 1시간 거리는 한정적이므로 거주 부분에 대한 것도 고민을 많이 하는 것이 좋습니다.

물론 출퇴근을 무조건 1시간 내로 해야된다는 것은 아닙니다. 그 이상 걸리는 거리도 충분히 출퇴근 하시는 분들도 계십니다. 저희가 생각하는 최선은 1시간 이내라고 보고 있고, 거주지를 기준으로 자신이 가능한 지역을 체크해볼 수도 있습니다.

개원을 고민하는 원장님들께서 처음에 입지 부분에서 쉽게 방향성을 잡지 못하는 이유가 기준점이 없기 때문이라고 생각됩니다.

> **Q** 그렇다면 그 기준점은 어떻게 잡아야 할까요?

A 출퇴근 거리를 기준으로 생각해보실 수도 있고, 병·의원 콘셉트에 맞춰서 체크해볼 수도 있겠습니다. 이런 기준이 없이 입지나 지역 등을 너무 가볍게 생각하고 오시는 분은 저희가 상담을 많이 해드리긴 하지만, 지역을 선정하기가 참 어렵습니다. 예를 들어, 강북 지역도 체크해드리고, 강동 지역도 체크해드리고, 인천 지역도 체크해드리고 나면, 다 보고 나서 괜찮다고 하시면서도 결국은 선정하지 못합니다. 가장 큰 이유는 정보가 부족하다는 것입니다. 그렇기에 컨설턴트(consultant)나 부동산 입지를 체크해 주는 분과 대화를 많이 해봐야 합니다.

콘셉트를 명료히 하거나 대화를 통해 위치를 선정해야 하는데, 처음 미팅 때 그런 곳을 정해놓지 않으면 지역을 보여드렸을 때 피드백이 없는 경우가 많습니다. 그 이유는 바쁘신 것도 있겠지만, 지역의 장단점을 모르기 때문도 있습니다. 그래서 저희는 원장님을 모시고 한 번 현장을 찾아갑니다. 이렇게 현장을 보시면 현장에서 보는 느낌도 많이 다르기 때문에 결정하시는데 훨씬 도움이 되기 때문입니다.

그리고 원장님께서도 어느 정도 그 지역에 대한 공부를 하셔야 합니다. 그래서 저희가 입지 자료를 드릴 때 '원장님, 이쪽 지역이 생소할 수는 있지만 이런 특성이 있으니 한 번 체크해 보세요.', '원장님, 괜찮으시면 현장 가서 같이 한 번 보시죠.'라고 말씀드립니다. 원장님도 서류나 온라인만으로 입지를 선정하려 하지 마시고, 직접 발로 뛰셔야 합니다.

> **Q** 지역을 선정할 때 중요한 요소 중 하나는 해당 지역에서 원장님이 경쟁력을 가질 수 있는지에 대한 판단이라고 생각합니다. 예를 들어, 해당 지역에 자신과 똑같은 진료과가 3~4개가 몰려 있으면 당연히 거기에 가면 안 된다고 생각합니다. 그래서 그 지역에 자신이 들어갔을 때 경쟁력이 있는지 판단하는 것이 매우 중요할 것 같은데, 이건 판단하기가 상당히 어렵습니다. 이런 어려움에 직면한 원장님에게는 어떤 조언을 하십니까?

A 요즘은 어느 과든 경쟁이 없는 입지가 없습니다.
따라서 경쟁 자체가 일어나지 않는 입지를 찾기보다, 경쟁 빈도나 자신이 경쟁에서 몇 위를 할 수 있는지를 따져봐야 합니다.
그래서 저희가 원장님에게 보고서 형식으로 파일을 드릴 때, 경쟁 병·의원을 체크해 드리는데 제일 첫 번째로 체크하는 것이 경쟁 병·의원의 오픈 연도입니다. 내가 개원할 시기랑 경쟁 병·의원이 오픈한 시기의 차이가 너무 크다면 환자를 끌어오기가 수월한 편입니다. 요즘은 환자가 인터넷을 통해 병·의원에 대한 정보를 거의 다 알 수 있는데, 오래된 곳보다는 최근에 오픈한 곳을 많이 선호하고, 한 번씩 찾아가 보기 때문입니다.

두 번째는 인테리어가 중요합니다. 평수와 인테리어는 저희가 그나마

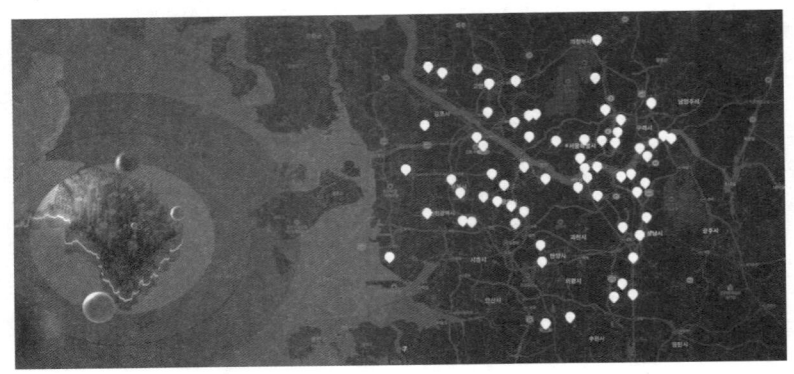

제일 손쉽게 경쟁력을 가질 수 있는 부분입니다. 다른 경쟁 의원보다 넓은 평수, 쾌적한 대기 공간, 쾌적한 진료실 등을 만들면 더 좋습니다. 그래서 요즘 병·의원들을 보면 평수들이 많이 커졌습니다. 경쟁 의원들보다 우위에 서기위해서, 환자들에게 쾌적한 공간을 제공하기 위한 부분일 수 있겠습니다. 아무래도 환자들 입장에서 바로 느껴질 수 있는 부분이기도 합니다.

세 번째는 운영 시간입니다. 대부분 병·의원은 오전 9시부터 오후 6시, 또는 오후 7시까지 운영하는데 야간 진료를 좀 더 한다거나 일요일까지 운영하면 경쟁 병·의원보다 환자들이 찾기가 수월할 것이라 생각이 됩니다. 최근 저희가 오픈까지 도와드린 원장님은 수요일에 야간 진료를 하고, 일요일까지 365일 운영을 합니다. 경쟁 소아과가 3개 있었지만 셋 다 365 진료를 하지 않았습니다. 아기를 키워본 분은 알겠지만, 일요일에 아기가 아픈 경우가 참 많습니다. 그 환자를 자신의 환자로

<치과>

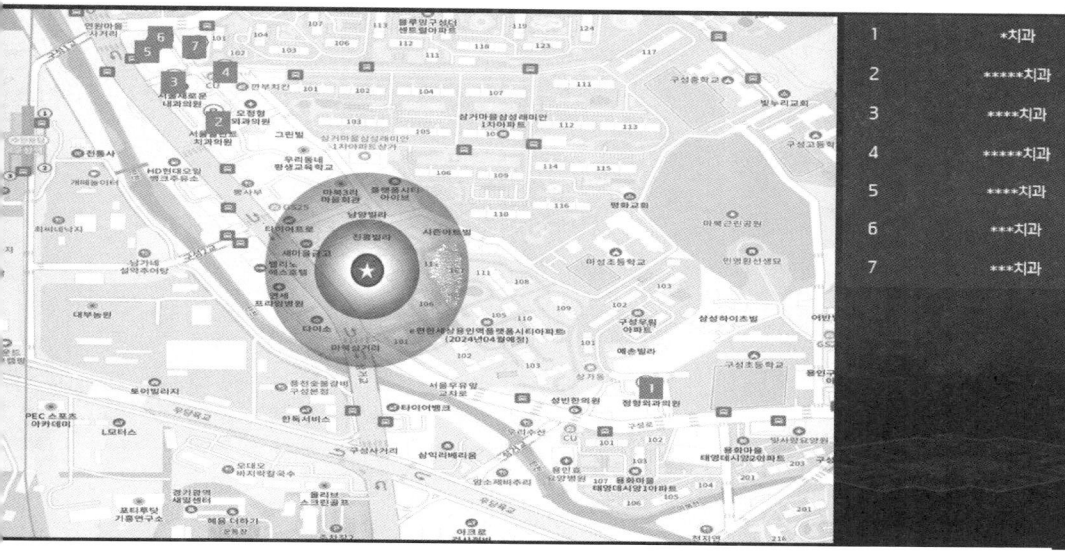

병원명		*치과	*****치과	****치과	*****치과	****치과	***치과	***치과
	장비	콘빔CT	콘빔CT	콘빔CT	콘빔CT	콘빔CT	콘빔CT	콘빔CT
	설립시기	2002.02.21.	2022.03.08.	2006.11.06.	2001.04.27.	2023.05.19.	2000.11.02.	2006.04.21.
	개원연차	21	1	17	22	-	23	17
현황	진료시간	월~금 09:30~18:30 토 09:30~13:00	월,수,목,금 10:00~18:30 화 10:00~20:00 토 10:00~14:00	월~금 09:30~18:30 토 09:30~14:00	월~화 09:30~18:30 수 09:30~19:00 목~금 09:30~18:30 토 09:30~14:00	월~금 09:30~18:30 토 09:30~13:00	월 09:30~18:30 화 09:30~17:30 수 09:30~18:30 목 09:30~17:30 금 09:30~18:30 토 09:30~13:30	월~금 09:30~18:30 토 09:30~14:00
	인력현황	일반의 1	구강악안면외과 1	일반의 1	일반의 1	구강병리과 1	일반의 1	일반의 1
	홈페이지	X	O	X	X	X	X	X
라인 현황	키워드 광고	X	X	X	X	X	X	X
	플레이스 광고	X	O	X	X	X	X	X
	네이버 예약	X	O	X	X	X	X	X

〈치과〉

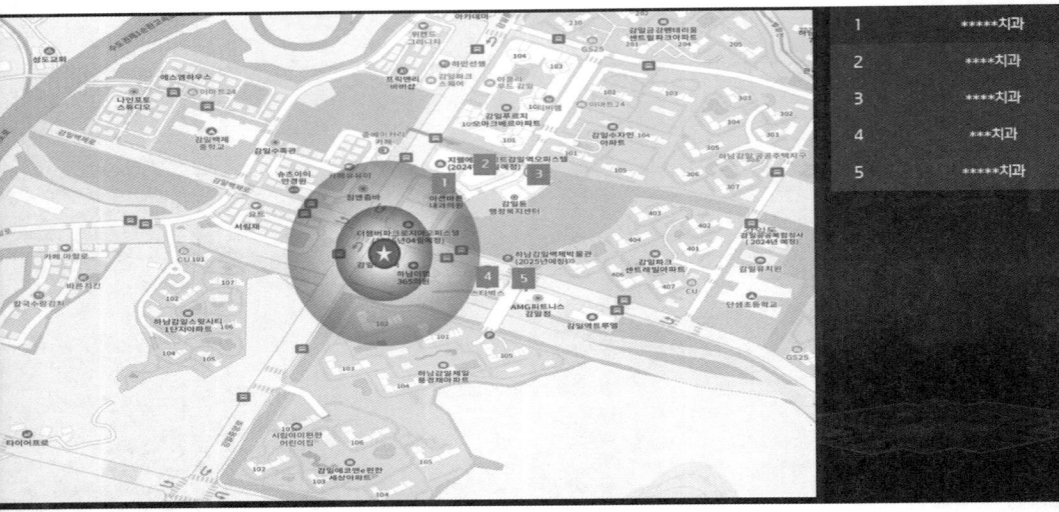

병원명		*****치과	****치과	****치과	***치과	*****치과
영업 현황	장비	콘빔CT	콘빔CT	콘빔CT	콘빔CT	콘빔CT
	설립시기	2021.10.27.	2022.12.27.	2022.09.07.	2023.08.23.	2023.08.31.
	개원연차	3	2	2	1	1
	진료 시간	월-금 10:00~18:00	월-금 09:00~18:00 토 09:00~13:00	월-금 09:00~18:00 토 09:00~13:00	월-금 09:00~18:00 토 09:00~13:00	월-금 09:00~18:00 토 09:00~13:00
	인력 현황	구강악안면외과 1 통합치의학과 1	통합치의학과 1	통합치의학과 1	일반의 1	일반의 2
온라인 운영 현황	홈페이지	O	O	O	O	O
	키워드 광고	X	X	X	O	O
	플레이스 광고	X	X	X	X	X
	네이버 예약	O	O	O	O	O

〈내과〉

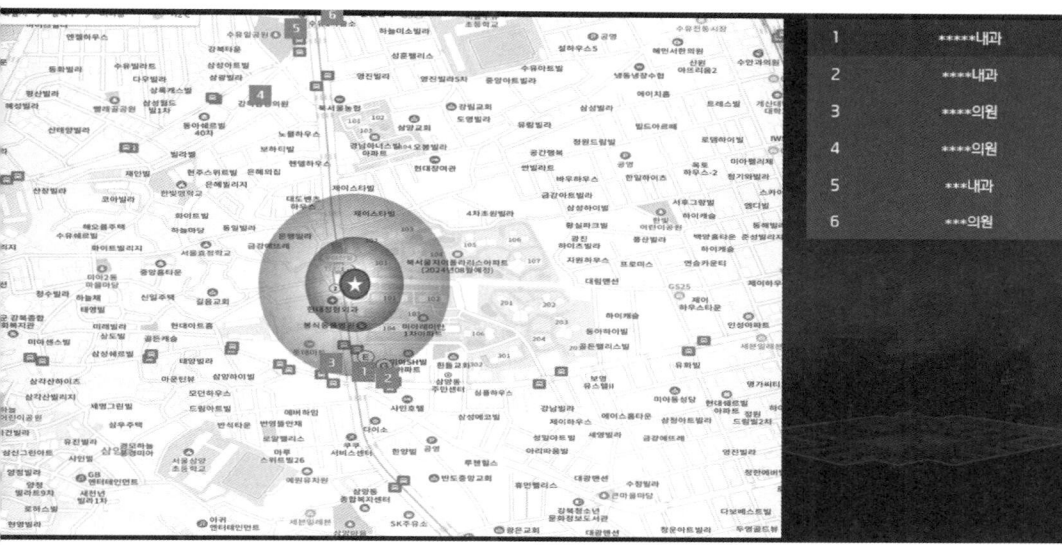

	병원명	****내과	***내과	*****의원	*****의원	***내과	***의원
	장비	초음파영상진단기 2	골밀도검사기 초음파영상진단기	유방촬영장치 초음파영상진단기	골밀도검사기 초음파영상진단기	골밀도검사기 2 초음파영상진단기	초음파영상진단기
	설립시기	1991.05.04.	1994.09.01.	2014.03.17.	1998.12.12.	2009.02.09.	2022.07.14.
	개원연차	32	29	9	25	14	1
영업 현황	진료 시간	월 08:30-18:00 화 08:30-12:30 수 08:30-18:00 목 08:30-12:30 금 08:30-18:00 토 08:30-12:30	월-화 09:00-18:00 수 09:00-13:00 목-금 09:00-18:00 토 09:00-13:00	월-수 09:00-18:30 목-금 09:00-18:00 토 09:00-13:30 일 09:00-13:00 공휴일 09:00-13:00	월-금 09:00-18:30 토 09:00-14:00	월-화 08:30-18:00 수 08:30-13:00 목-금 08:30-18:00 토 08:30-13:00	월 09:00-19:00 화 09:00-21:00 수 09:00-19:00 목 09:00-21:00 금 09:00-19:00 토 09:00-14:00
	인력 현황	내과 1 비뇨의학과 1	전문의 1	가정의학과 2	외과 전문의 1	전문의 1	가정의학과 1
온라인 운영 현황	홈페이지	O	X	X	O	X	O
	키워드 광고	X	X	X	X	X	O
	플레이스 광고	X	X	X	X	X	O
	네이버 예약	X	X	X	X	X	X

1	****내과
2	***내과
3	*****의원
4	*****의원
5	***내과
6	***의원

〈내과〉

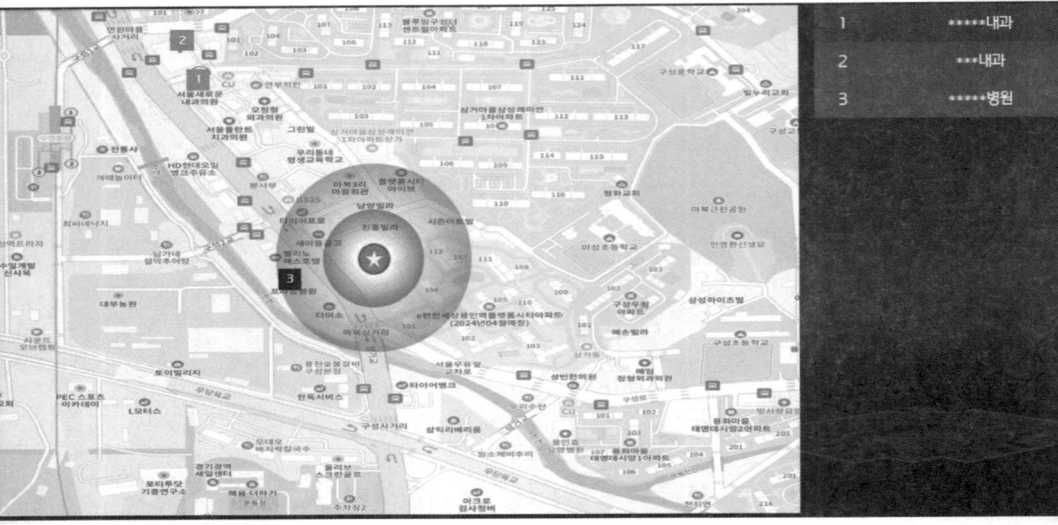

병원명		*****내과	***내과
영업 현황	장비	유방촬영장치 골밀도검사기 초음파영상진단기	유방촬영장치 골밀도검사기 2 초음파영상진단기 2
	설립시기	2008.02.11.	2000.10.25.
	개원연차	15	23
	진료 시간	월~금 08:30~18:30 토 08:30~15:00	월~금 09:00~18:30 토 09:00~15:00
	인력 현황	전문의 2	전문의 2
온라인 운영 현황	홈페이지	X	X
	키워드 광고	X	X
	플레이스 광고	X	X
	네이버 예약	X	X

<이비인후과>

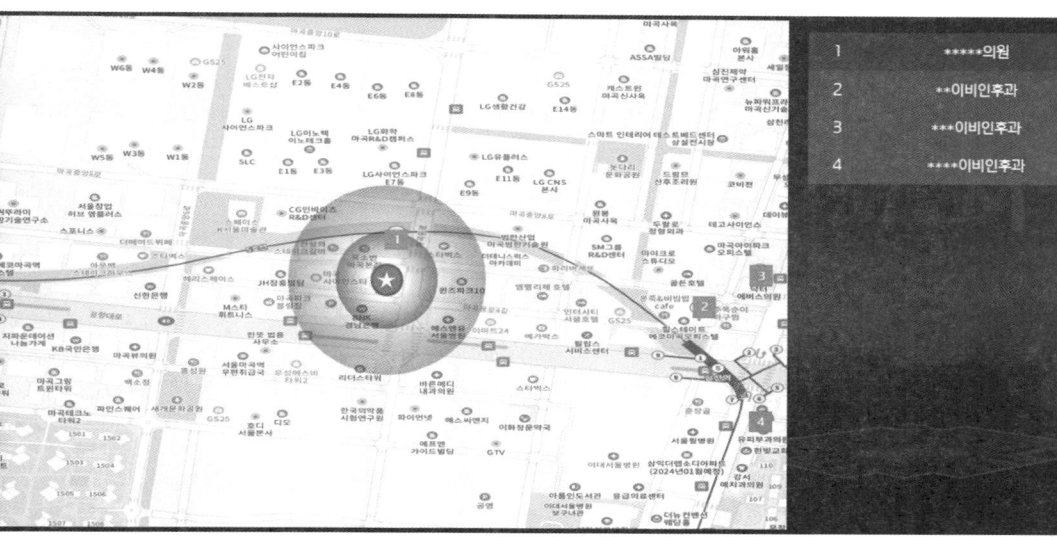

	병원명	****의원	**이비인후과	***이비인후과	****이비인후과
영업 현황	장비	-	콘빔CT	콘빔CT	
	설립시기	2016.03.08.	2017.05.16.	2018.02.21.	2012.03.02.
	개원연차	7	6	5	11
	진료 시간	월-금 08:30-19:00 토 09:30-13:30	월-금 09:00-19:00 토 09:30-14:00	월-금 09:00-19:00 토-일 09:00-14:00 공휴일 09:00-14:00	월-금 09:00-18:00 토 09:00-13:00
	인력 현황	가정의학과 1	전문의 1	전문의 2	전문의 1
온라인 운영 현황	홈페이지	모두홈페이지	X	O	모두홈페이지
	키워드 광고	X	O	X	X
	플레이스 광고	X	X	X	X
	네이버 예약	X	X	X	X

〈이비인후과〉

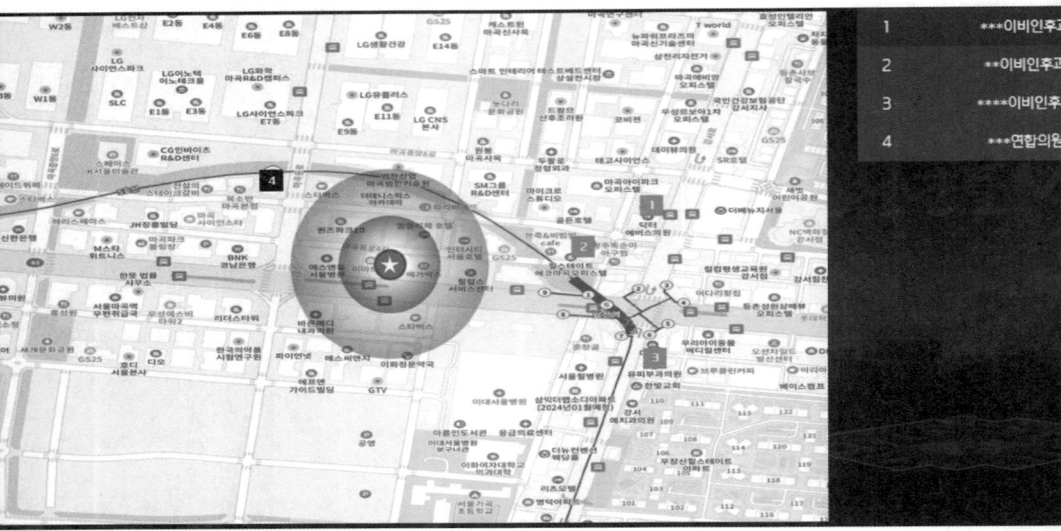

병원명		***이비인후과	**이비인후과	***이비인후과	***연합의원
영업 현황	장비	콘빔CT	콘빔CT	-	-
	설립시기	2018.02.21.	2017.05.16.	2012.03.02.	2016.03.08.
	개원연차	5	6	11	7
	진료 시간	월-금 09:00~19:00 토-일 09:00~14:00 공휴일 09:00~14:00	월-금 09:00~19:00 토 09:30~14:00	월-금 09:00~18:00 토 09:00~13:00	월-금 08:30~19:00 토 09:30~13:30
	인력 현황	전문의 2	전문의 1	전문의 1	가정의학과 1
온라인 운영 현황	홈페이지	O	X	모두홈페이지	모두홈페이지
	키워드 광고	X	O	X	X
	플레이스 광고	X	X	X	X
	네이버 예약	X	X	X	X

〈정형외과〉

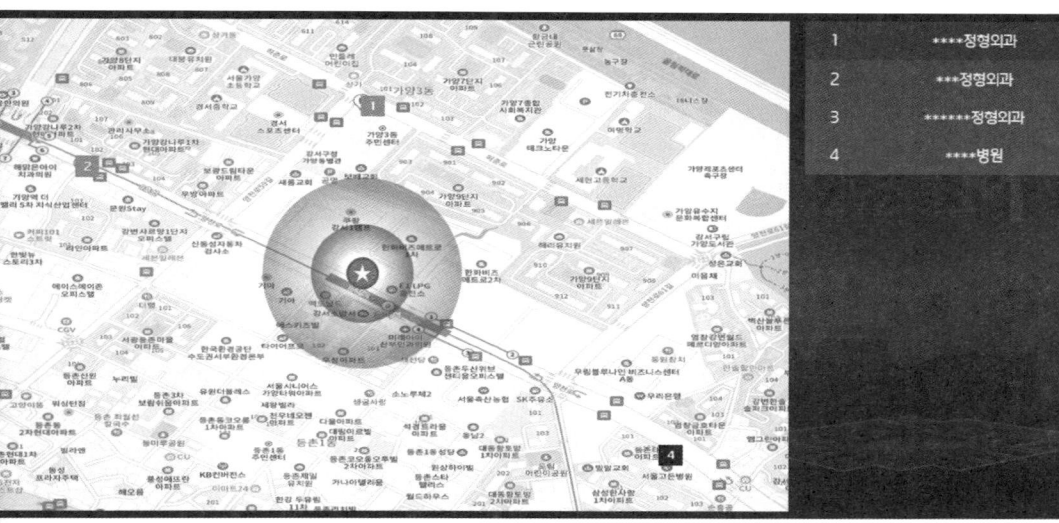

병원명		****정형외과	***정형외과	*****정형외과
영업 현황	장비	골밀도검사기 초음파영상진단기	초음파영상진단기	초음파영상진단기
	설립시기	2005.11.23.	1999.06.21.	2021.12.14.
	개원연차	19	25	3
	진료 시간	월-금 09:00~18:00 토 09:00~13:30	월 09:45~17:30 화 09:45~18:40 목-금 09:45~17:40 토 09:30~12:50	월 09:00~20:00 화-수 09:00~19:00 목 09:00~20:00 금 09:00~19:00 토 09:00~14:00
	인력 현황	신경외과 1 물리치료실 9 물리치료사 2	전문의 1 -	정형외과 1 재활의학과 1 물리치료실 10 물리치료사 4
온라인 운영 현황	홈페이지	X	모두홈페이지	O
	키워드 광고	X	X	X
	플레이스 광고	X	X	O
	네이버 예약	X	X	X

<정형외과>

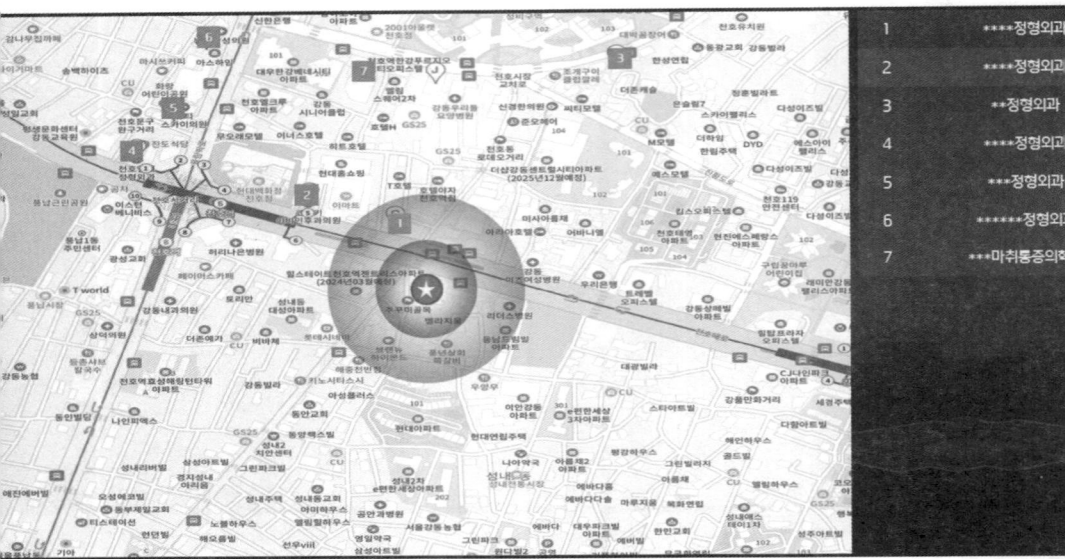

병원명		****정형외과	****정형외과	**정형외과	****정형외과	***정형외과	*****정형외과	***마취통증의학
영업 현황	장비	초음파영상진단기	-	-	골밀도검사기 1	초음파영상진단기	초음파영상진단기	초음파영상진단기
	설립시기	2017.10.24.	2013.05.07.	2004.06.30.	1985.02.13.	2020.10.30.	2021.11.16.	2016.06.21.
	개원연차	6	10	19	38	3	2	7
	진료 시간	월-목 09:00-20:00 금 09:00-19:00 토 09:00-13:00	월 09:00-20:00 화-수 09:00-19:00 목 09:00-20:00 금 09:00-19:00 토 09:00-13:00	월-금 09:00-19:00 토 09:00-14:00	월-금 09:00-18:00 토 09:00-13:00	월-화 09:30-19:00 수 09:00-20:00 목-금 09:30-19:00 토 09:00-14:00	월-금 09:00-19:00 토 09:00-14:00	월-수 09:00-20 목 09:00-13:0 금 09:00-20:0 토 09:00-14:
	인력 현황	정형외과 1 / 마취통증의학과 1 물리치료실 12 / 물리치료사 8	전문의 1 물리치료실 12 / 물리치료사 3	전문의 1 물리치료실 16 / 물리치료사 _	전문의 1 물리치료실 23 / 물리치료사 2	전문의 1 물리치료실 12 / 물리치료사 4	전문의 1 물리치료실 10 / 물리치료사 4	전문의 1 물리치료실 1 물리치료사 5
온라인 운영 현황	홈페이지	O	O	X	X	O	모두홈페이지	O
	키워드 광고	X	X	X	X	X	X	X
	플레이스 광고	O	O	X	X	O	O	O
	네이버 예약	O	O	X	X	O	X	X

〈소아과〉

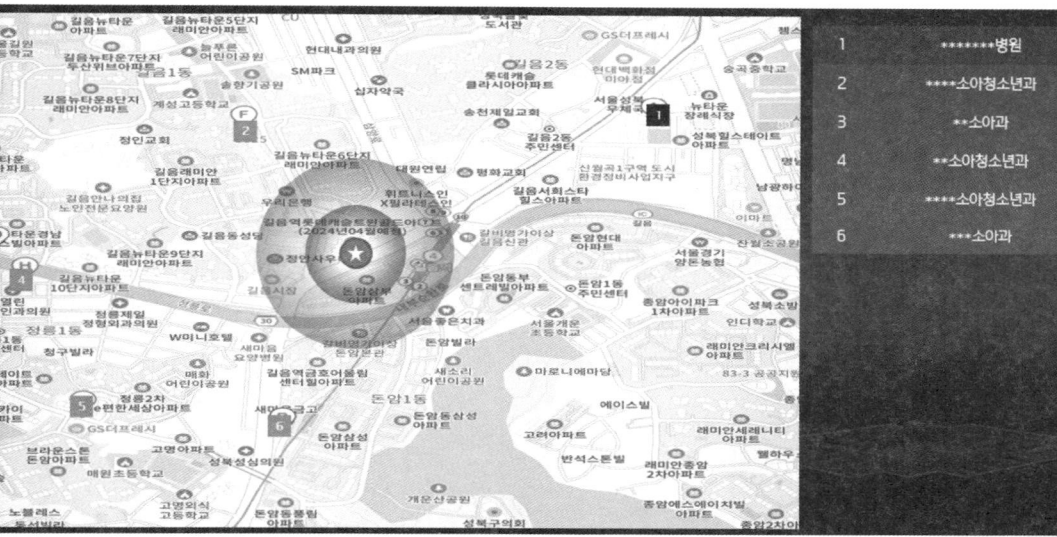

1	*******병원
2	****소아청소년과
3	**소아과
4	**소아청소년과
5	****소아청소년과
6	***소아과

	병원명	****소아청소년과	**소아과	**소아청소년과	****소아청소년과	***소아과
영업 현황	장비	-	-	-	-	-
	설립시기	2010.08.09.	2006.10.13.	2020.06.22.	2007.11.14.	2002.03.09.
	개원연차	14	18	4	17	22
	진료시간	월-금 09:00~18:00 토 09:00~13:00 공휴일 09:00~12:00	월-화 09:00~18:00 수 09:00~12:30 목-금 09:00~18:00 토 09:00~12:00	월-금 09:00~18:00 토 09:00~13:00	월-금 09:00~17:30	월~화 08:10~18:30 수 08:10~12:30 목 08:10~19:30 금 08:10~18:00 토 08:10~13:30 일 08:10~11:00 공휴일 08:10~11:00
	인력현황	전문의 1	전문의 1	전문의 1	전문의 1	전문의 1
온라인 운영현황	홈페이지	X	X	X	X	X
	키워드 광고	X	X	X	X	X
	플레이스 광고	X	X	X	X	X
	네이버 예약	X	X	X	X	X

<소아과>

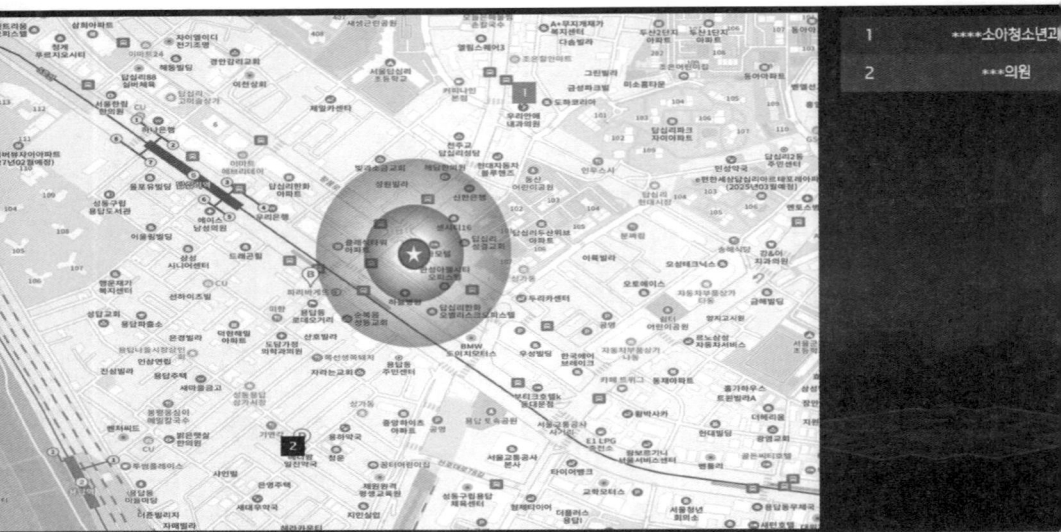

병원명		****소아청소년과	***의원
영업 현황	장비	초음파영상진단기 2	-
	설립시기	2018.12.17.	2006.02.27.
	개원연차	6	17
	진료 시간	월 09:00~12:30 화~수 09:00~18:30 목 09:00~12:30 금 09:00~18:30 토 09:00~12:30	월~목 09:00~18:30 금 09:00~18:00 일 09:00~15:00
	인력 현황	전문의 1	일반의 1
온라인 운영 현황	홈페이지	X	X
	키워드 광고	X	X
	플레이스 광고	X	X
	네이버 예약	X	X

〈피부과〉

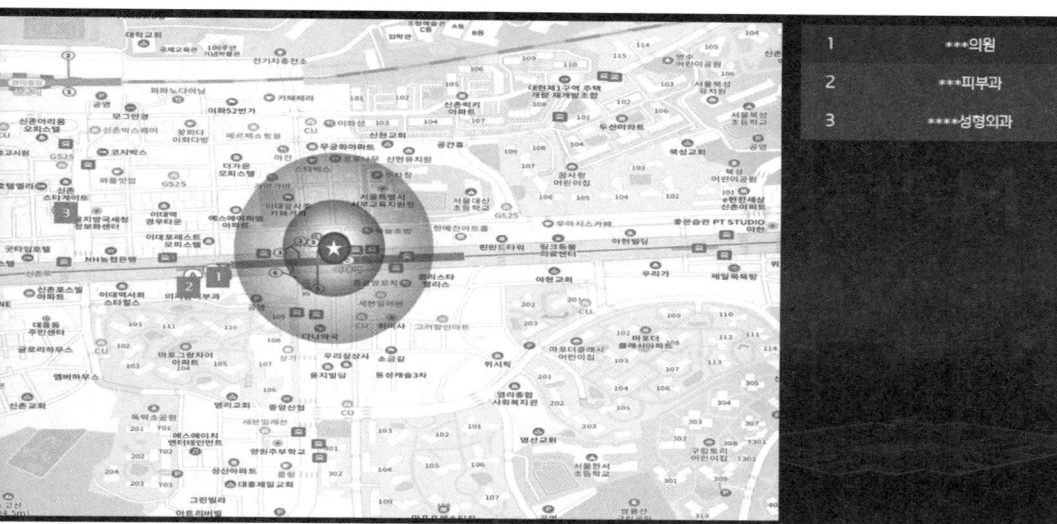

병원명		***의원	***피부과	***성형외과
영업 현황	장비	-	-	-
	설립시기	2008.09.09.	1994.08.13.	2019.05.29.
	개원연차	16	30	5
	진료시간	월 09:30~18:00 화 09:30~19:30 수 09:30~18:00 목 09:30~19:30 금 09:30~18:00 토 09:30~14:30	월~금 10:30~19:30 토 10:00~15:00	월 07:30~21:00 화~수 07:30~20:00 목 08:00~21:00 금 07:30~21:00 토 07:30~16:00
	인력 현황	일반의 1	피부과 전문의 2	성형외과 전문의 1
온라인 운영 현황	홈페이지	O	O	O
	키워드 광고	X	X	X
	플레이스 광고	X	X	X
	네이버 예약	O	X	O

〈피부과〉

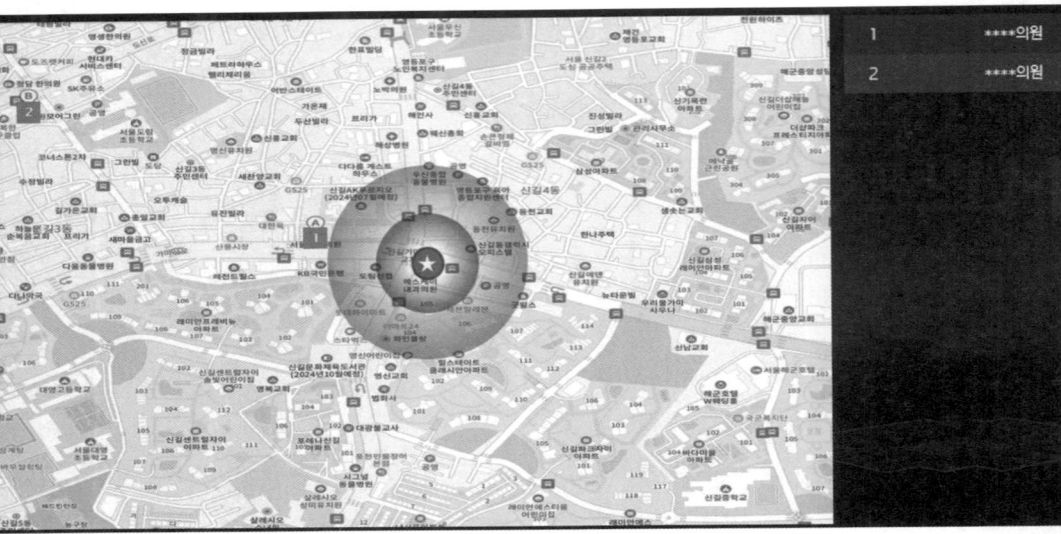

병원명		****의원	****의원
영업 현황	장비	초음파영상진단기	-
	설립시기	2019.05.24.	2017.02.28.
	개원연차	5	7
	진료 시간	월 09:30~19:00 화 09:30~18:00 수 09:30~13:00 목 09:30~19:00 금 09:30~18:00 토 09:30~13:00	월~금 09:30~19:00 토 09:30~16:00
	인력 현황	비뇨의학과 1	전문의 1
온라인 운영 현황	홈페이지	O	X
	키워드 광고	X	X
	플레이스 광고	X	X
	네이버 예약	X	X

잡으면 추후 평일에도 신규 환자가 늘어날 수 있고, 충성 고객이 생길 수 있습니다.

이렇게 경쟁 의원에 대한 것을 체크해서 자신이 어느 부분에 이점이 있는지 확인해야 됩니다. 예를 들어, 여기에는 오래된 의원이 많으니 내가 후발주자여도 치고 올라갈 수 있다거나, 여기에는 야간 진료를 하는 곳이 없으니 내가 야간 진료를 하면 환자를 끌어올 수 있다거나, 여기에는 노후화된 병·의원이 많으니 좋은 인테리어를 도입하면 환자를 끌어오겠다는 식으로 기준을 잡으면 경쟁 병·의원이 있다고 해도 충분히 운영할 수 있습니다.

경쟁 의원이 없는 곳은 없습니다. 그곳에서 내가 충분히 경쟁이 될만한 의원으로 만들 수 있고, 그렇게 되게 도와주실 분이 있다면 원장님의 능력과 판단을 믿으시고 진행해보셔도 될 것 같습니다.

> **Q** 만약 아무리 찾아봐도 마땅한 자리가 없다고 판단되면 어떻게 해야 할까요?

A 저희가 원장님을 만나 뵐 때 3개월의 기한을 두는 것은 3개월 동안 최대 10군데 정도의 입지를 보기 때문입니다. 그럼 그중 내 마음에 드는 입지가 있을 수 있고, 아니면 생뚱맞은 입지가 있을 수도 있습니다.

나와 맞는 입지가 있어서 잘 선택이 되면 좋지만, 그렇지 못한 경우는 3개월 정도가 경과되면 입지 보시는 것을 좀 쉬시라고 말씀드립니다.
저희가 말씀드리는 3개월은 저희가 생각했을 때 개원지를 보고 계약까지 진행되는 평균 개월 수입니다. 반드시 3개월 안에 모든 것을 결정하라는 의미는 아닙니다. 분명 여러 업체들과 개원 입지를 비교하실텐데 너무 많은 입지를 보시다보면 역으로 결정이 어려워질수 있으니 어느 정도 시간 간격을 두고 보는 것도 하나에 방법인 것 같습니다.

개원 입지에 관해서 오랫동안 보고, 공부도 많이 하고, 지역에 대해 많이 고민해보는 것도 방법입니다. 그리고 꾸준히 입지를 봤는데 정말 '내가 원하는 개원지가 없다.'라고 판단된다면 차라리 1~2년 더 근무를 하고 천천히 보는 게 맞습니다.
원장님께서 '저는 한 1년 정도 봤으니 이제는 결정해야 할 것 같아요.'라고 말씀하시면, 저는 그게 제일 위험하다고 말씀드립니다. 그건 시간에 쫓겨서 결정하는 것밖에 되지 않으므로, 좀 쉬시라고 조언합니다. 지쳤을 때 판단을 내리면 결코 좋은 방향으로 흘러가지 않습니다. 지쳤을 때는 생각보다 눈에 안 보이는 것이 많기 때문입니다. 그러니 잠깐 휴식한 뒤에 다시 보는 것이 맞다고 생각합니다.
그리고 '내 동기는 벌써 오픈해서 운영하고 있는데 나는 왜 아직도 못하고 있냐?'고 자책할 필요는 없습니다. 결국 나한테 맞는 개원 입지는 다 나타나게 되어 있습니다.

Q 이제 결정을 하려고 하는데 '이거 너무 급하게 결정하는 거 아닌가?'라는 걱정이 올라온다면 이때는 어떻게 해야 할까요? 꼭 확인해야 하거나 주의할 점이 있을까요?

A 언제 한 번은 치과 원장님과 미팅을 한 적이 있습니다. 그래서 저희가 미팅한 날에 그분에게 한 자리를 보여드렸는데, 다음 날 원장님께서 혼자 현장에 가셨습니다. 그리고 '나 이 자리에 개원하고 싶다.'라고 말씀하셔서 계약하셔도 좋다고 말씀드렸습니다. 그 이유는 이분은 기존에 비교 대상 입지가 있으셨던 분이셨습니다. 그래서 결정을 하실 수 있었지만 혹여나 비교 입지가 없으셨다면 만류했을 겁니다.

개원 입지를 보신 분들은 아시겠지만 어느 입지를 봤을 때 '딱 맞겠다.' 싶은 곳이 종종 생길겁니다. 이때 잘 판단해서 바로 계약을 하시는 분이 있으신 반면, 그렇지 못하시고 고민하시는 분이 있는데 이 부분은 바로 비교군이 적기 때문이지 않을까 생각합니다.

Q 3개월 동안 대략 10군데는 본다고 했는데 상당히 많네요.

A 저희 목표는 1개월에 2~3개 정도의 개원지를 체크해드리는게 목표입니다. 하지만 과별 특성이나 지역 특성상 그렇지 못한 경우도 생기는데, 그런 경우들을 제외하고는 저희가 목표한 개수에 맞게 개원 입지를

비교해 드리려고 노력하고 있습니다.

일반적으로 처음에 비교군을 보여 드립니다. 예를 들어, '지역을 잘 모르겠다.'라고 하는 원장님에게는 지역에 관한 비교군을 드리고, 지역이 선정되면 이번에는 상권에 대한 비교군을 드립니다. 이렇게 범위를 좁혀갑니다.
비교군은 당연히 있어야 합니다. 같은 상권이어도 건물이 다른 경우가 있습니다. 주차장 유무, 월세 보증금 단위, 평수 단위, 간판을 달 위치 등 비교는 반드시 해야 합니다.

이렇게 비교를 하며 원장님의 니즈를 파악하다보면 눈에 띄는 입지들이 있습니다. 그럼 거기에서 디테일한 조율을 해보고 마음에 드는 입지를 체크해보시면 됩니다.

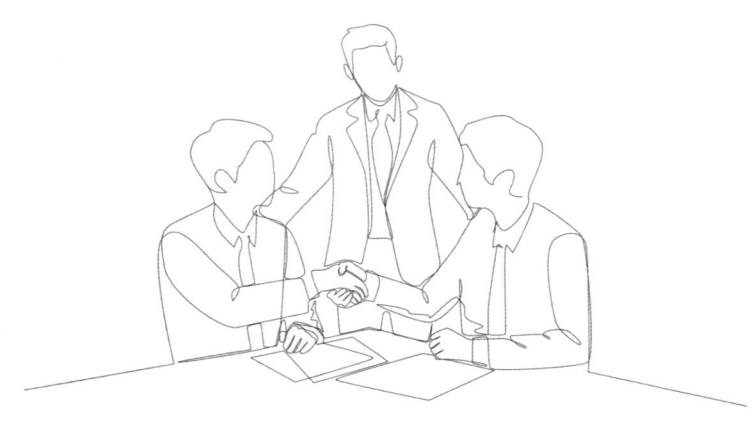

PART I 입지

04 자신에게 맞는 상권인지 어떻게 판단하나요?

Q 앞서 4개의 상권을 말씀하셨습니다. 아파트 대단지 상권, 재래시장 상권, 오피스 상권, 역세권 상권들에 대한 소개를 부탁드립니다.

A 우선, 아파트 대단지 상권은 쉽게 신도시라고 생각하시면 됩니다. 지역으로 따지자면 최근에 생긴 검단 신도시 같은 대단지 아파트가 들어서는 곳입니다. 이런 신도시는 평균 세대가 1만 세대 이상입니다. 여기는 신혼부부, 소아 환자, 연령대가 있는 분까지 두루두루 있는 편이지만, 그 중에서도 신혼부부의 비율이 상대적으로 높습니다. 그래서 모든 과가 두루 어

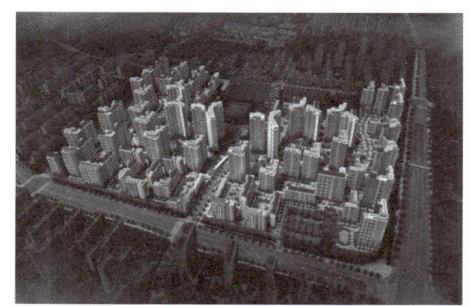

울리긴 하지만, 그중에서는 젊은층의 환자를 진료하는 과목에 좀 더 맞는 입지일 것입니다.

이곳의 장점은 안정적인 매출 보장입니다. 기본적인 상권이 1만 세대 이상이어서 환자군에 대한 것은 크게 걱정할 것이 없습니다. 기본적인 세대수가 갖춰져 있기 때문에 환자발병률 또한 기본적으로 높은 지역이기도 합니다. 그리고 신도시이기 때문에 건물도 신축이 대부분입니다. 그런 부분도 장점이 될 수 있습니다.

단점이라면 추후 매출을 계속 올리고 싶다고 생각하는 원장님에게는 맞지 않을 수 있습니다. 외부에서 유입되는 인구 유무에 달려 있는데, 이건 지역적인 특성을 고려해야 합니다. 일례로 향동지구 같은 경우는 7~8천 세대 정도 되는데, 이곳은 외부에서 유입되기가 어렵습니다. 그러면 그 안에서 어느 정도 매출이 올라간 이후에는 그 이상으로 매출을 올리기가 어렵습니다.

그리고 자신이 먼저 선점했다고 하더라고 경쟁 병·의원이 치고 들어올 수도 있습니다. 세대 수가 한정적이기 때문에 경쟁 병·의원이 들어오면 타격을 받을 수 있습니다. 또한, 신도시 같은 경우에는 상상 이상으로 월세가 높습니다. 최근 부동산 시장이 많이 오르기도 해서 월세도 많이 올랐기에, 신축 건물 같은 경우에는 건물이 좋지만 월세나 관리비가 부담될 수 있습니다.

〈검단 신도시〉

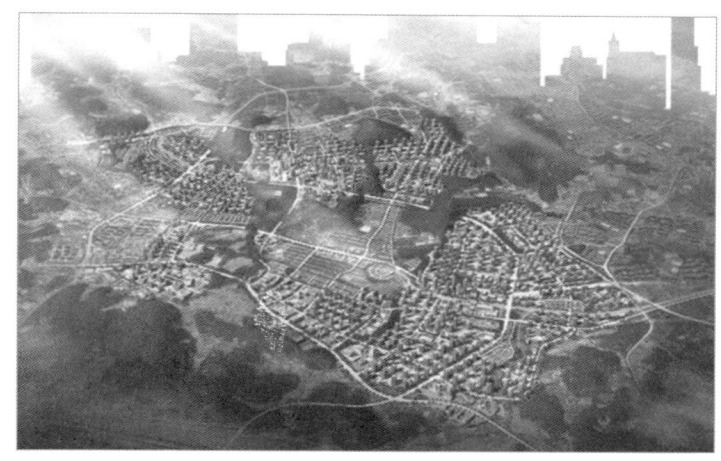

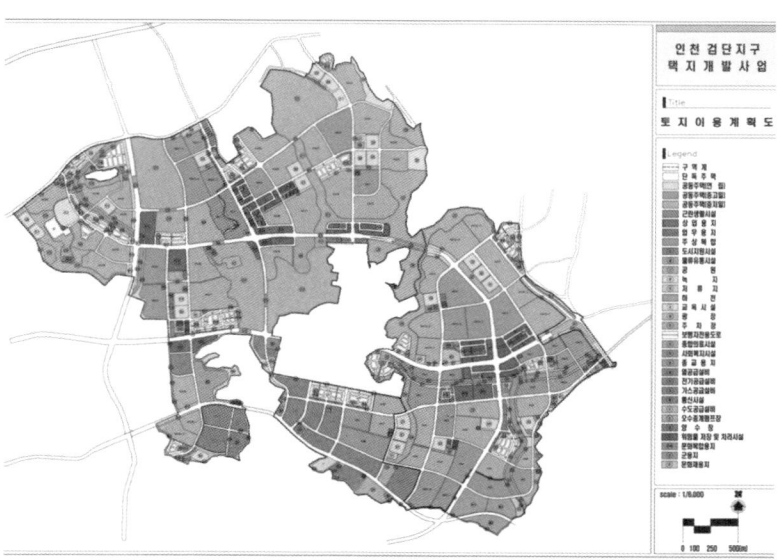

〈다산 신도시1〉

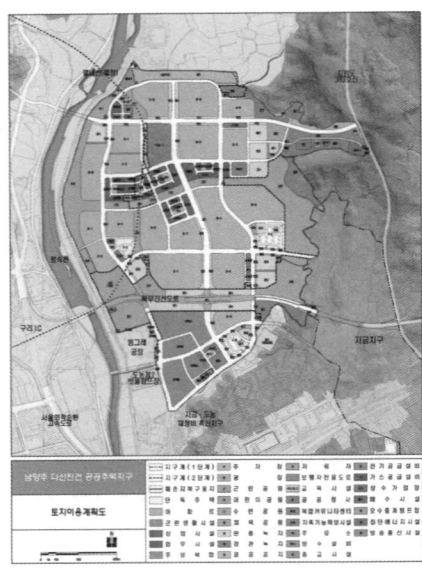

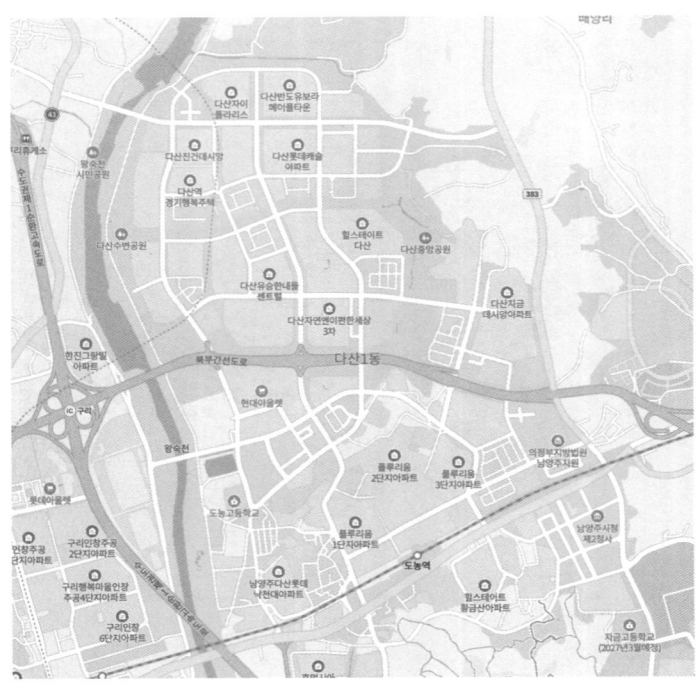

〈다산 신도시2〉

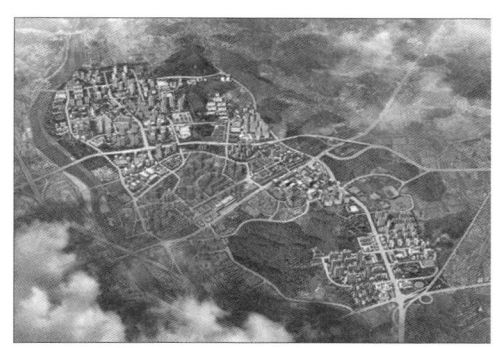

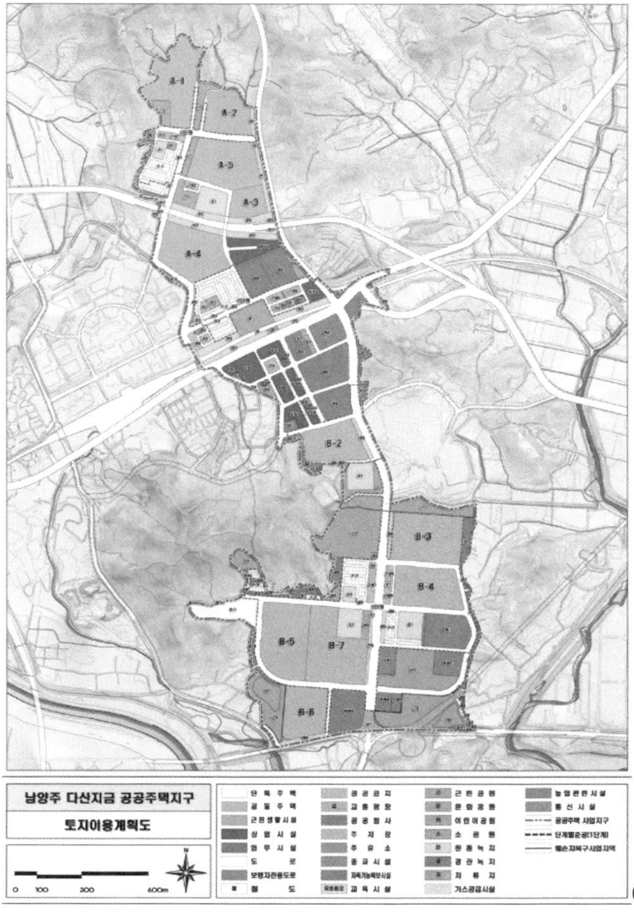
A-1
A-2
A-5
A-3
A-4
B-2
B-3
B-4
B-5
B-7
B-6
남양주 다산지금 공공주택지구
토지이용계획도
0 100 300 600m
N
단독주택
공동주택
근린생활시설
상업시설
업무시설
도로
보행자전용도로
철도
공공공지
교통광장
공공청사
주차장
주유소
종교시설
교육시설
근린공원
문화공원
어린이공원
소공원
완충녹지
경관녹지
저류지
가스공급시설
농업관련시설
통신시설
공공주택 사업지구
단계별준공(1단계)

〈미사강변 신도시〉

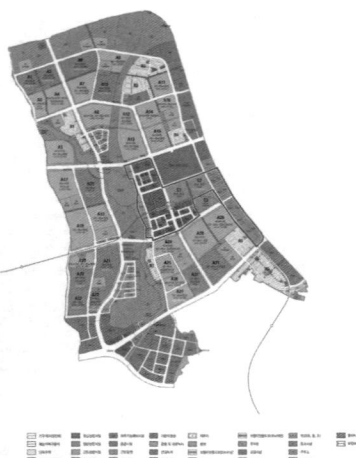

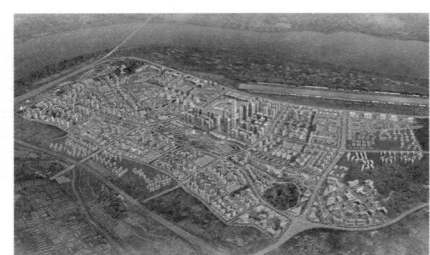

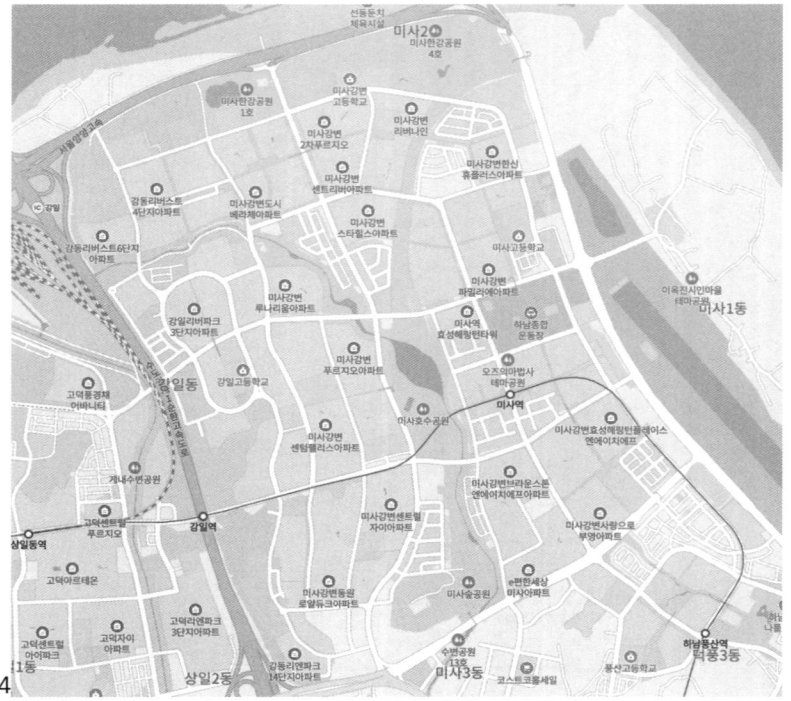

〈옥정 신도시〉

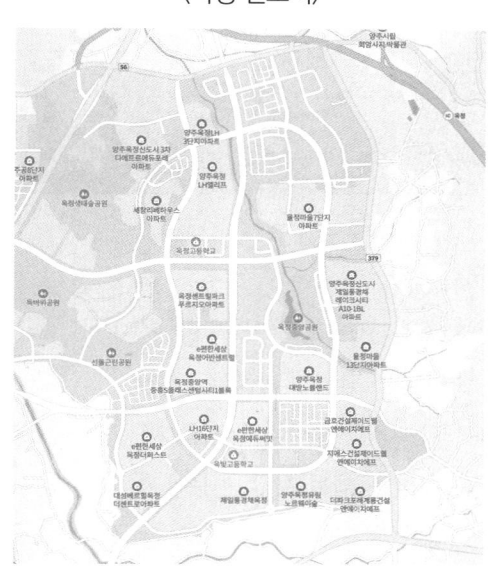

〈위례 신도시〉

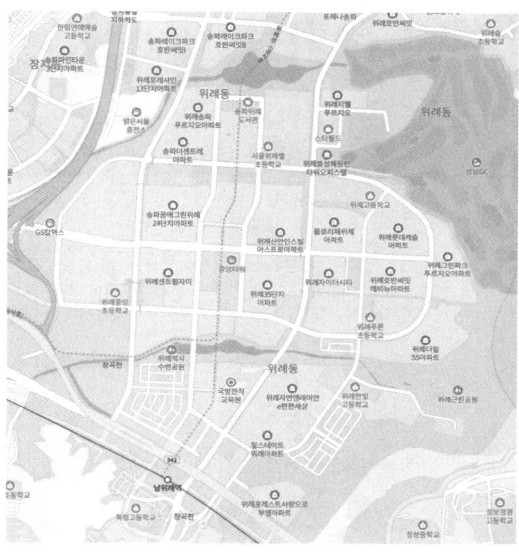

〈고양덕은 신도시〉

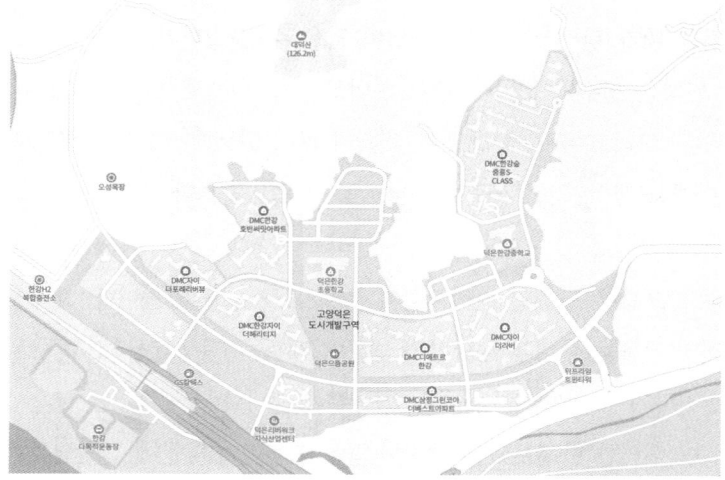

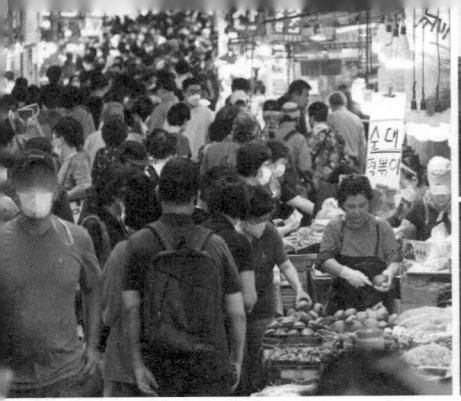
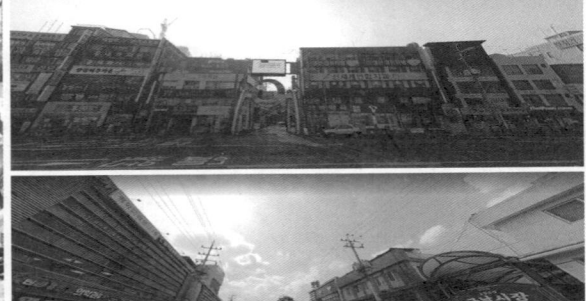

두 번째, 재래시장 상권은 구도심 상권이라고 할 수 있는데, 이곳은 연령대가 높습니다. 40대 이상부터 시작해서 60대, 70대도 많이 포진되어 있기에 이곳은 진료과가 한정적입니다. 소아과는 당연히 배제되고, 소아를 타깃으로 한 치과도 적절하지 않습니다. 내과, 정형외과 계열, 이비인후과, 비뇨기과 중에서 연령대가 높은 분을 콘셉트로 잡은 분에게는 선호 지역이 될 수 있습니다. 그리고 이곳은 월세가 저렴한 곳도 상당수 있습니다.

단점은 내가 원하는 건물 스타일이 없을 수 있습니다. 주차가 어렵거나, 원하는 평수가 없거나, 건물이 너무 낡아서 애로사항이 생길 수 있습니다. 그리고 주변에 경쟁 병·의원이 많이 있는데, 내가 들어갈 건물이 다른 경쟁 병·의원 건물보다 낡았을 수도 있습니다.

그리고 요즘은 장애인 관련시설이 문제가 될 수도 있습니다. 재래시장 상권의 건물들은 대부분 낡았기 때문에 제1종근린생활시설(의원)로 용도변경하기가 어려운 건물들도 있을 수 있습니다.
하지만 이러한 단점보다는 장점이 많은 지역이기 때문에 원장님들께서 많이 선호하시는 지역이기는 합니다.

〈구리전통시장〉

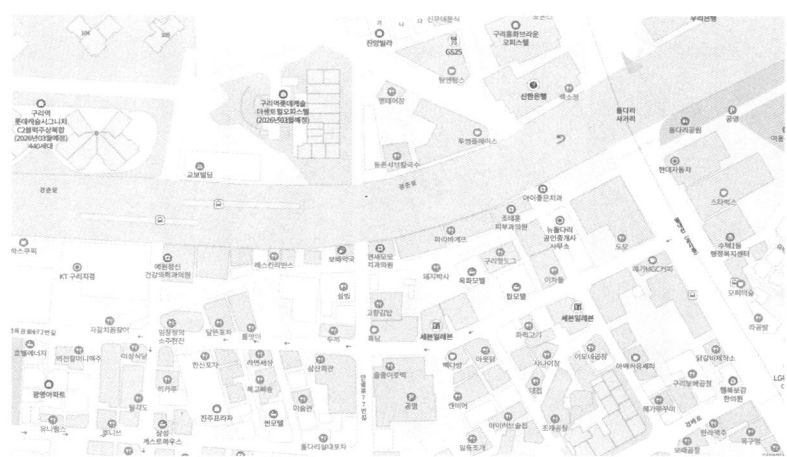

〈금난시장〉

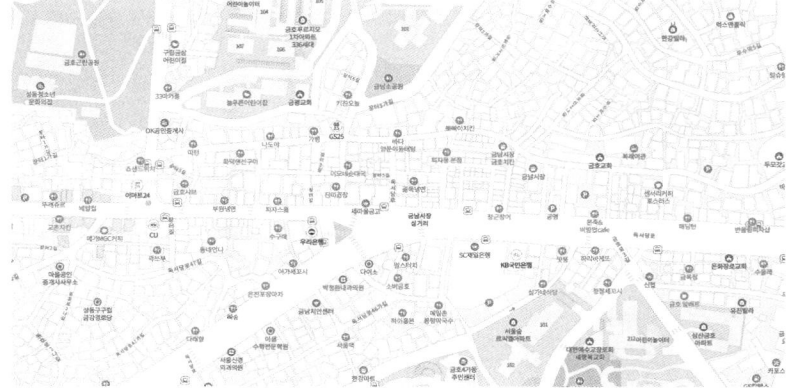

⟨대조시장⟩

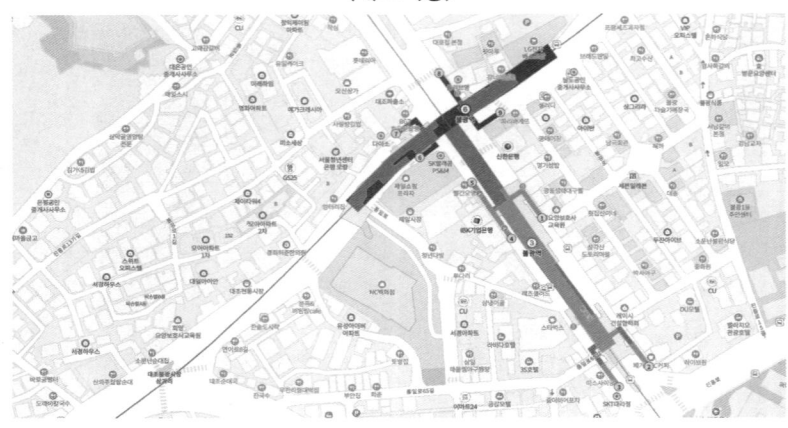

⟨삼미시장⟩

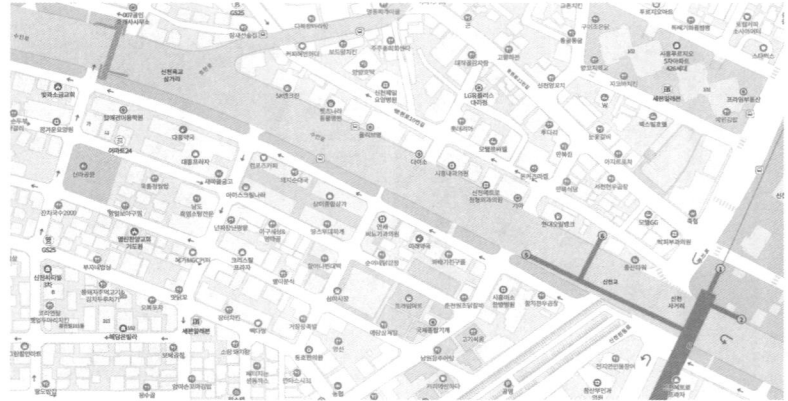

〈성남모란시장〉

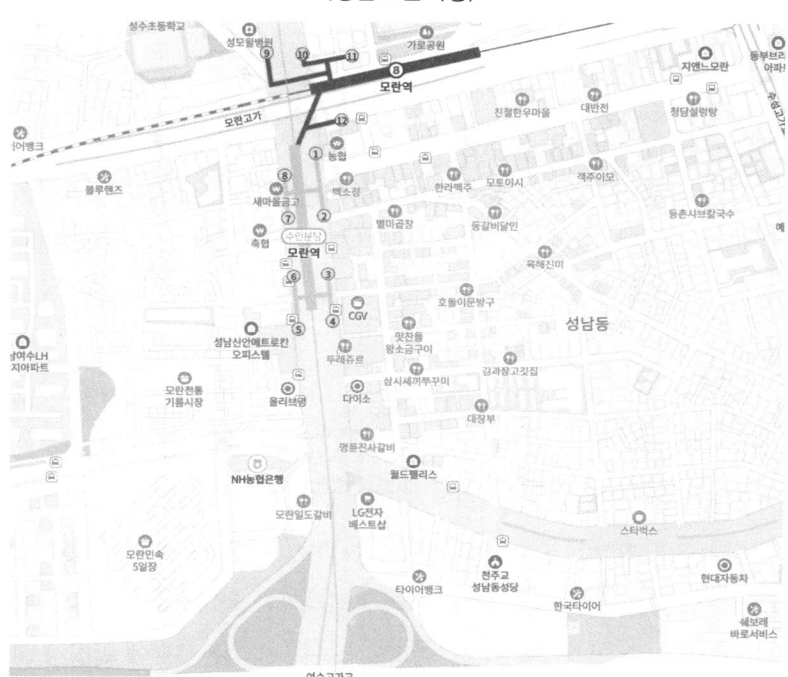

〈청량리종합시장〉

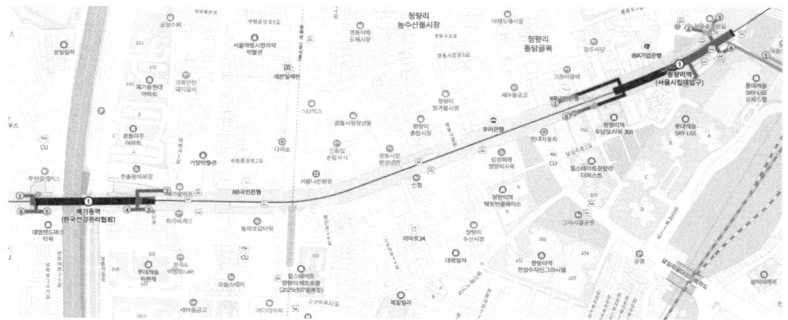

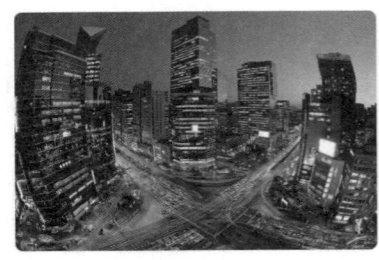 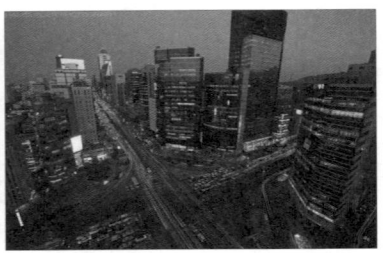

세 번째, 오피스 상권은 젊은 회사원이 많고 소비력이 높은 곳입니다. 직장인이 많다 보니 소비력이 있으므로 그 콘셉트에 맞는 원장님께서 들어가기에 좋은 곳입니다.

그리고 이곳은 주말 휴무도 가능합니다. 오피스 상권은 직장인이 많은 특성상 월~금요일까지의 인원이 많고, 주말은 인원이 적은 편이므로 워라밸을 중시하는 원장님에게 맞습니다. 그리고 소비력이 높으므로 일반적인 지역의 진료 콘셉트나 스타일보다 조금 금액대가 높아도 충분히 환자를 볼 수 있습니다. 그래서 피부과나 치과, 미용 관련 원장님에게 맞을 수 있습니다. 또한, 이비인후과도 진료 콘셉트에 맞춰서 체크해 볼 수 있습니다.

〈테헤란로〉

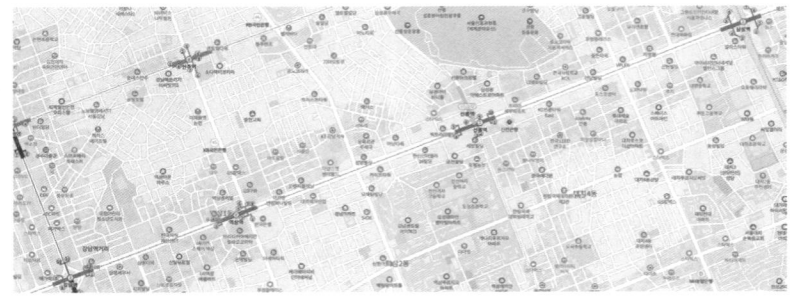

〈공덕역〉

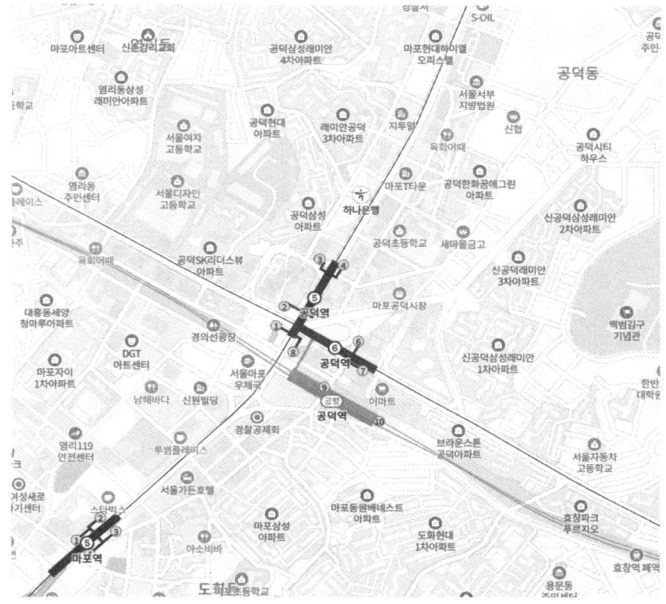

〈서대문역〉

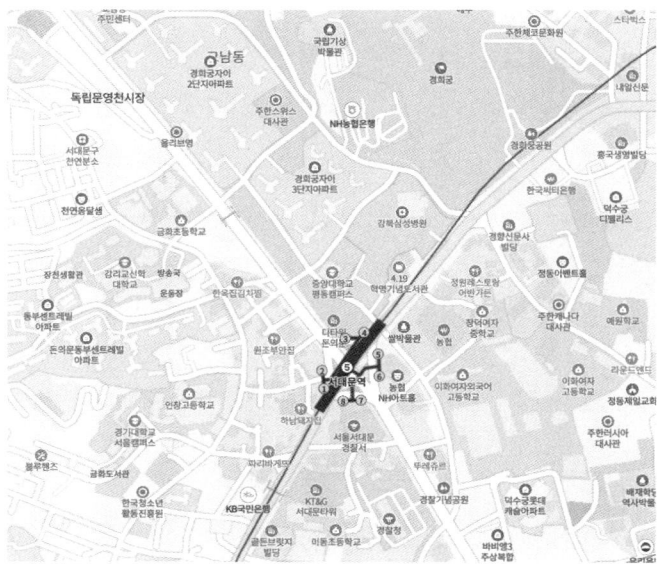

〈종로〉

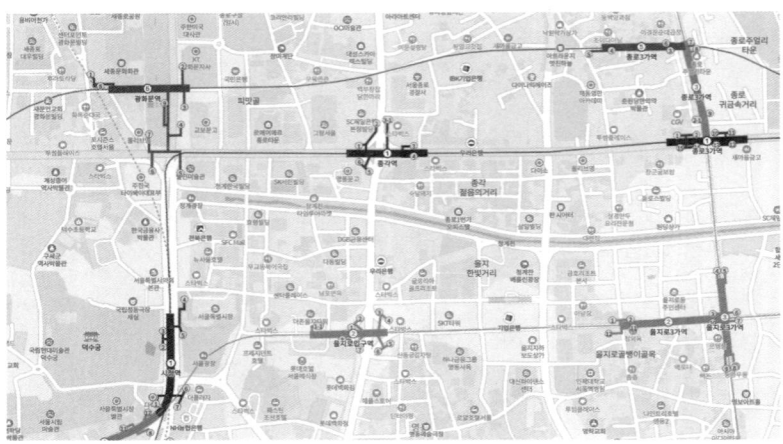

〈판교역〉

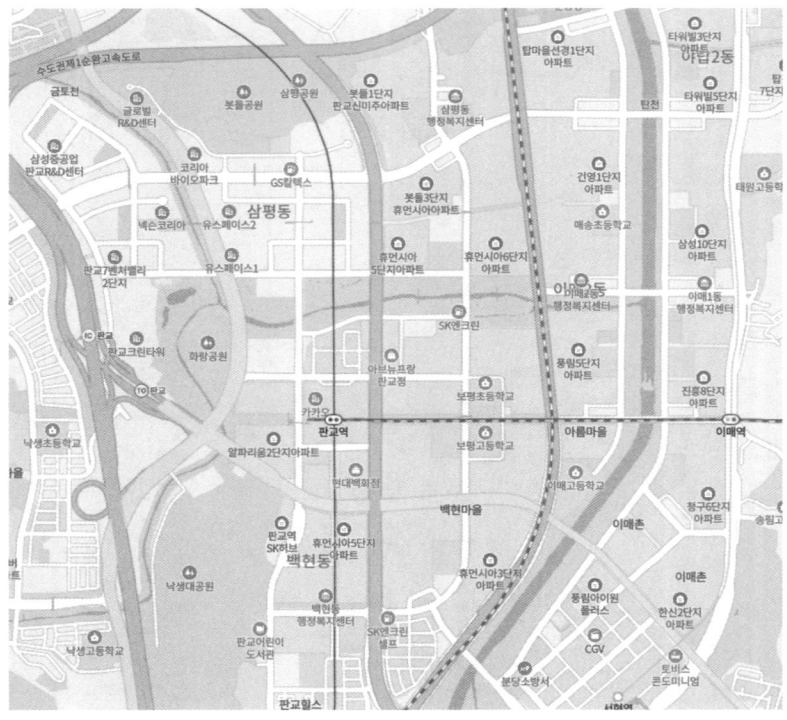

마지막으로, 역세권 상권은 많이 열려 있는 상권입니다. 즉, 교통이 편리하여 환자가 여기저기서 쉽게 올 수 있는 상권입니다. 내가 들어간 지역만이 아니라 여러 지역에서 오는 환자를 진료하고 싶다는 원장님에게 알맞습니다.

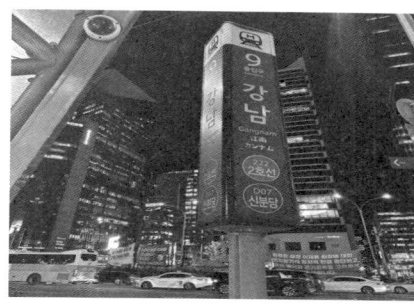 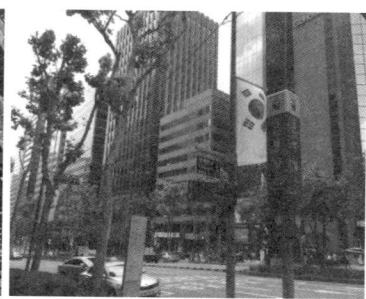

장점은 유동인구가 많아서 연령대에 상관없이 두루두루 환자를 볼 수 있고, 환자들이 찾아오기 수월하여 다른 지역보다는 환자군을 좀 넓게 볼 수도 있습니다. 매출같은 경우도 원장님의 콘셉트에 따라 지속적인 상승도 기대해 볼 수 있는 지역이라고 할 수 있습니다.

단점은 경쟁이 심하다는 것입니다. 그리고 지역에 따라 월세 차이도 큽니다. 아무래도 역세권은 꼭 병·의원에 국한된 것이 아닌 여러 업종이 선호하는 지역이기 때문에 수요가 많아 대부분의 지역이 월세가 높은 편입니다.
그래서, 경쟁이 심한만큼 마케팅에도 많은 비용이 투자 될 수 있습니다. 강남권 같은 경우는 월세 대비해서 마케팅 비용이 더 들어가는 경우들도 있습니다. 하지만, 환자군 지역을 넓게 보고 있으므로 환자유치에 자신있는 원장님이시라면 역세권이 좋습니다.

〈강남역〉

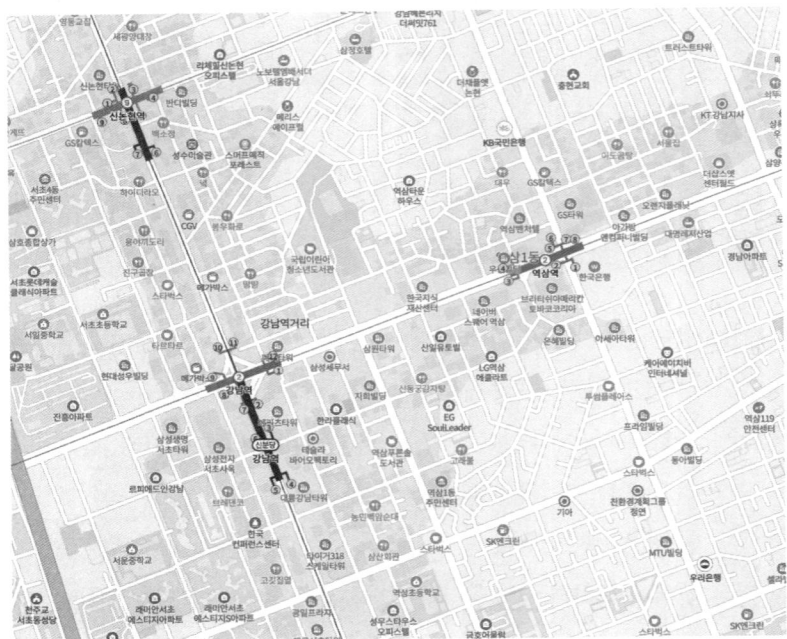

〈약수역〉

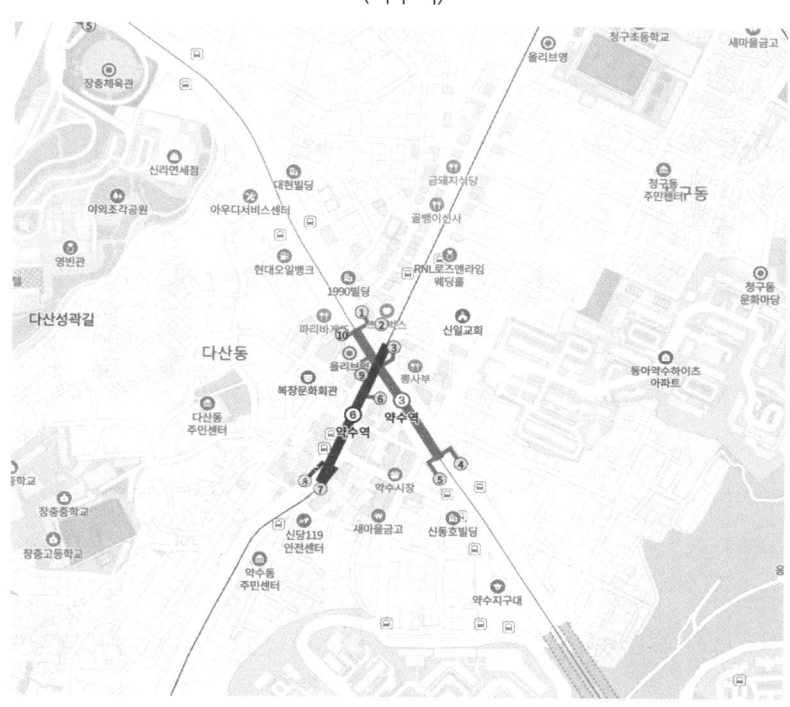

〈창동역〉

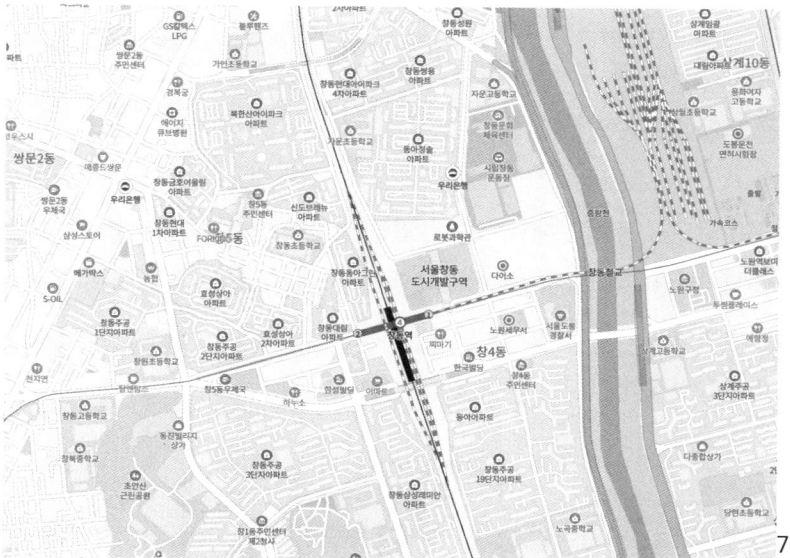

> **Q** 먼저, 신도시 상권에 대해 몇가지 질문드리겠습니다.
> 신도시 아파트 대단지 상권은 일단 세대수가 많아서 유리하고, 경쟁 병·의원이 없을 때는 먼저 개척할 수 있다는 장점이 있지만, 나중에 경쟁 병·의원이 들어오면 위험할 수 있으며, 확장성이 부족하다고 하셨습니다.
> 어떤 원장님이 신도시를 선호하는 편인가요?

A 과별로 다른 편입니다. 기본적으로 소아과나 이비인후과, 내과 등 급여과 원장님은 신도시를 선호하는 편입니다. 왜냐하면, 기본 세대수가 있어야 환자를 볼 수 있기 때문입니다. 저희가 보통 의사 1인 진료 기준으로 하루 70~100명의 환자 진료를 기준으로 하고 있는데, 이를 위해서는 기본적으로 세대수가 뒷받침되어야 한다고 생각합니다. 감기 환자라도 받으려면 그래야 합니다. 특히 소아과와 소아 치과와 관련된 원장님은 굉장히 선호하는 편입니다.

연령대가 좀 있는 콘셉트인 정형외과 계열 분은 조금 어렵다고 판단할 수 있는데, 그래도 다른 상권보다 기본적인 세대수가 있으므로 기본 이상은 충분히 할 수 있습니다. 그래서 호불호(好不好)가 크게 갈리지만 제 경험상 70% 이상의 원장님께서 선호하는 것으로 보입니다.

다만 신도시 상권 안에서도 좋은 건물 위치가 존재합니다. 저희가 봤을 때 적어도 3순위 이내 정도까지의 건물에 들어가지 못하면 그 이후로는 조금 어렵다고 볼 수 있습니다.

그리고 선점의 장점도 분명 있지만 단점도 존재합니다. 신도시가 입주가 한번에 진행되면 좋지만 순차적으로 진행되는 곳이 많습니다. 그렇게 되면 전 세대가 입주하기 전까지는 운영에 어려움이 있을 수 있을 것입니다.

그리고 신도시 아파트의 입주 물량이 전부 입주하는 시점이 되면 경쟁 의원이 들어올 확률도 있습니다. 신도시를 들어갈 때 '몇 개의 의원 정도는 들어오겠구나.'라고 생각하고 진행하시는 것을 추천해 드립니다. 추후 입주 물량이 전부 입점한 이후에는 외부에서 들어오는 유동인구는 거의 없는 것이 신도시의 또 다른 특징입니다.

Q 두 번째로, 어떤 원장님이 구도심 및 재래시장을 선호하는 편인가요?

A 이 또한 과에 따라 선호도가 다릅니다.
이곳은 기본적으로 유동인구가 많습니다. 그리고 환자 발병률이 높은 지역입니다. 소아과가 필요한 지역도 있겠지만, 웬만하면 재래시장 상권은 환자 연령층이 높은 편입니다. 그러므로 소아과는 배제되는 편입니다.
그래도 모든 과가 두루두루 운영이 가능한 지역입니다. 그래서 메디컬 센터가 있으면 거기에 있는 모든 과를 체크해서 진행할 수 있는 부분이 있습니다.

단점은 건물이 없습니다. 저희끼리 하는 속된 말로 '구도심이나 재래시장 상권 앞에 건물을 헐고 신축으로 지을 수만 있으면 그 건물은 무조건 메디컬로 채울 수 있다.'고 할 만큼 경쟁도 심합니다.

구도심이나 재래시장 상권 같은 경우는 여러 원장님이 선호하는 편입니다. 그만큼 경쟁도 치열한데, 매우 오래전부터 뿌리를 내린 분도 많습니다. 그래서 굳이 내가 이분들과 경쟁을 해야 할까 싶은 병·의원도 많이 있습니다. 만약 이비인후과를 검색했을 때, 10개가 있다고 하면 나와 경쟁이 될 이비인후과는 2~3개이며, 나머지 7~8개는 굳이 경쟁할 필요가 없다고 배제해도 될 수준입니다. 그러므로 병·의원 수에 연연하지 않고 세부적으로 경쟁 병·의원을 파악해 보면 그래도 들어가서 할 만한 수준이라고 생각할 수 있습니다. 본인이 경쟁력만 가지고 있다면 승부를 걸어봐도 괜찮습니다.

> **Q** 세 번째로, 어떤 원장님이 오피스 상권을 선호하는 편인가요?

A 이에 해당하는 과가 한정적인 편이긴 하지만 피부과, 치과가 많이 들어가며, 최근에는 정형외과, 이비인후과도 찾고 있습니다. 왜냐하면, 요즘 젊은 환자분, 젊은 직장인분은 자기 미용 등에 돈을 쓰는 것을 주저하지 않기 때문입니다. 그래서 피부과나 치과 같은 경우 미용 쪽으로 콘셉트를 잡고, 이비인후과 원장님도 수액 등의 진료를 내걸고 운영합니다. 정형외과 같은 경우도 도수나 물리치료를 선호하는 원장님도 많

이 있습니다.

회사에서 의료비를 지원해주는 곳도 많기 때문에 직장인들 입장에서는 병·의원에서 쓰는 돈들이 아깝지가 않고, 제일 좋은 것을 선호하는 경향이 있습니다.

일례로 최근 오피스 상권에 들어가서 운영하는 원장님이 있는데, 이곳이 임대료가 비쌌습니다. 그래도 들어간 이유는 환자들의 객단가가 높으므로 임대료를 충분히 감당할 수 있다고 생각했기 때문입니다. 이건 결국 원장님의 성향과 관련이 있기도 합니다. '나는 그냥 동네 시장에서 평온하게 하는 게 좋다.'는 분이 있는가 하면, '나는 단가가 높은 동네에 가서 운영하고 싶다.'고 생각하는 분도 있으므로 콘셉트에 따라 선호 상권이 갈리기도 합니다.

그리고 오피스 상권은 물건을 찾아보면 많이 있지만, 단점 중 하나는 용도변경입니다. 대부분 오피스는 업무시설인 경우가 많아서 병·의원 개원을 하려면 용도변경과 관련하여 골치가 아플 수 있습니다. 그래도 찾아보면 나름대로 물건이 있는 편입니다.

오피스 상권이 다른 상권에 비해 대박이 날 수 있을 것 같지만, 꼭 그렇지도 않습니다. 직장인이 많은 곳이다 보니 아침 시간에 잠깐, 점심시간에 잠깐, 그리고 퇴근 시간에 잠깐 찾는 환자가 많습니다. 따라서 환자를 계속 받는다는 콘셉트보다는 단가를 높여서 일정 환자만 받아도 운영이 가능한 콘셉트에 알맞은 곳입니다.

> **Q** 마지막으로, 역세권 상권은 어떤 원장님이 선호하는 편인가요?

A 역세권은 가장 인기가 많은 곳입니다. 유동인구가 많아서 무조건 좋은 상권이라고 생각하기 때문입니다. 이건 병·의원만이 해당하는 입지는 아니라고 생각합니다. 모든 업종이 역세권을 선호하고 있습니다. 그만큼 좋은 상권이라고 판단됩니다.

하지만 자세히 살펴보면 임대료가 비싼 편이고, 경쟁력 높은 병·의원이 많다는 단점이 있습니다. 또한 모든 역세권이라고 유동인구가 많고 환경이 좋은 것만은 아닙니다. 대부분 지하철역이 있는 역세권을 많이 선호하시는데, 그 안에서도 조금씩 특색이 다릅니다.

예를 들어, 미금역 같은 역세권은 주거단지를 끼고 있고, 강남역 같은 역세권은 주거단지보다는 유동인구가 많습니다. 그중 찾아오는 환자 연령층이 다양한 콘셉트의 역세권은 결국 주거단지가 있는 역세권입니다. 대부분의 소비가 역주변에서 이루어지기 때문입니다. 그러므로 주거단지를 끼고 있는 지하철 역세권을 선호하는 원장님이 많은데, 그러다 보니 자연스레 경쟁이 심합니다. '내가 여기 들어가서 이길 수 있겠다.'고 자신하는 분이 아니라면 쉽게 접근하기가 어렵습니다.

하지만, 강남역 같은 스타일은 확장성이 무궁무진합니다. 서울뿐만 아니라 경기권, 더 크게보면 전국에서 사람이 찾아오기 좋은 곳이기 때문입니다. 그러므로 그 주변 상권만 보고 간다는 생각이 아니라 좀 더 확장을 해서 진행한다고 보면 됩니다. 그러다 보니 피부과나 성형외과 등이 활발하게 형성된 곳이며, 대형 치과도 포진해 있습니다.

물론 단점도 있습니다. 월세가 높다는 것이고, 마케팅 비용이 많이 들어간다는 것입니다. 그래도 이미 자리 잡은 병·의원보다 경쟁력이 있고, 경쟁하는 성향의 원장님이라면 다른 곳에 갔을 때보다 더 많은 매출을 올릴 수 있습니다.

Q 결국 상권을 고르는 데 중요한 것은 원장님의 성향이라는 생각이 듭니다. 원장님들에게 상권 결정에 대해 어떤 조언을 해주시나요? 그리고 상권 결정을 할 때 주의해야 할 점은 무엇인가요?

A 지역 선정은 출퇴근 거리와 관련하여 선정하고, 상권 선정은 진료 콘셉트에 따라 자세한 설명을 드립니다. 그리고 역세권, 아파트 상권 같은 경우는 원장님 성향도 중요하지만, 경쟁 병·의원도 중요합니다.

역세권 같은 경우는 경쟁 병·의원이 많은 곳 중 하나인데, 원장님 중에는 안정적인 병·의원 운영을 생각하는 분도 있는 반면에, 공격적으로 매출을 극대화시키는 병·의원을 생각하는 분도 있습니다. 그러면 당연히 마케팅 비용에 대한 차이도 생기고, 투자 금액도 단위도 달라지므로 이런 부분을 많이 고려하라고 말씀드립니다.

그리고 저희는 원장님을 많이 만나 보면 원장님의 대략적인 성향을 알 수 있습니다. 그래서 원장님께 추천을 드릴 때, 원장님이 왜 이걸 추천하냐고 물어보시면 '원장님과 미팅했을 때 느낀 성향과, 현 콘셉트를 고려하면 이런 상권이 맞을 것 같습니다.'라고 충분히 설명합니다. 그리고 원장님에게 '이쪽에 가셔도 충분히 성공 가능성이 있습니다. 이 상권이 원장님에게 더 잘 맞을 것 같습니다.'라고 추천하기도 합니다.

> **Q** 이런 점을 고려하면 능력 있는 컨설팅 업체나 전문가를 만나는 것이 매우 중요하다는 생각이 듭니다. 원장님이 스스로 자기 성향을 파악하지 못해서 어떤 상권을 선택할지 고민할 때, 경험이 많은 전문가가 원장님에게 '이런 상권이 괜찮아 보입니다.'라고 조언해 주기 때문입니다.
> 입지를 결정할 때, 지역은 원장님이 정하되 상권이나 상가는 전문가를 만나서 상담하는 것이 좋다는 것에 동의하시나요?

A 네. 맞습니다.
원장님께서 지역을 먼저 선정해 주시면 저희는 입지와 관련된 상권이나 건물을 찾기도 수월하고 거기에 맞춰 일하기가 쉬워집니다.

상가를 보실 때 체크해야 되는 것들이 생각보다 많습니다. 보증금과 월세는 기본이고 전력량, 용도변경, 실제 정확한 평수, 건물주의 성향까지 디테일하게 더 말씀드리면 조율할 것들이 상당하기 때문에 빠짐없이 체크를 하기 위해서는 전문가를 만나서 상의하시는 것이 바람직하다고 생각합니다.

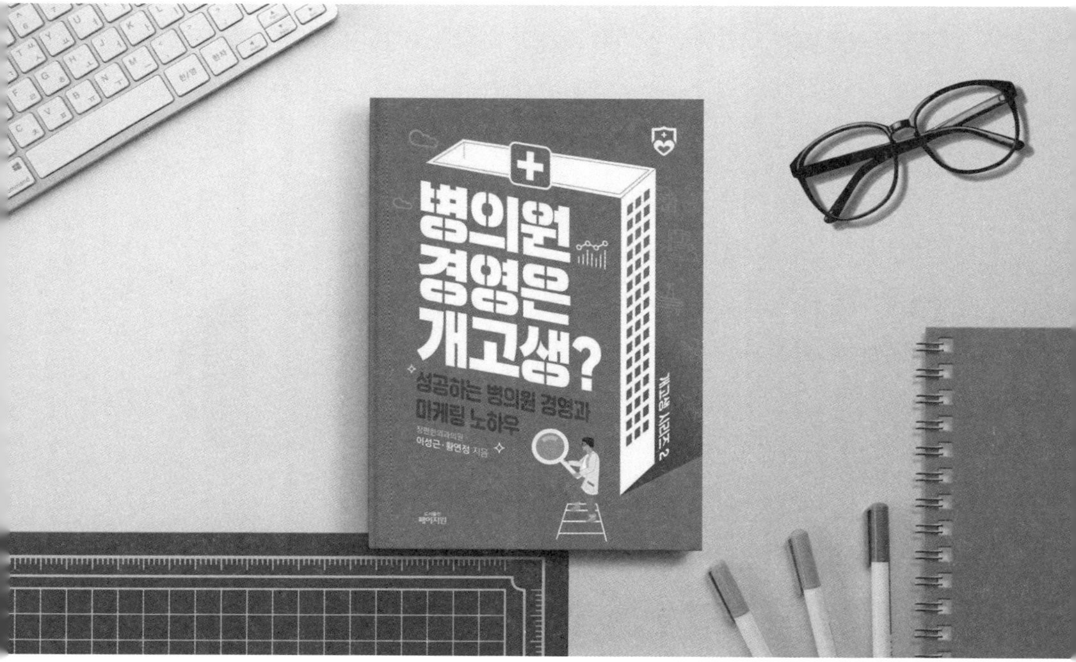

PART I 입지

05 상가 결정 시 고려해야 할 점은 무엇인가요?

Q 상권을 정한 이후에는 상가를 정해야 하는데, 이때 고려해야 하는 점은 무엇인가요?

A 상가를 볼 때는 외부적인 부분과 내부적인 부분을 보아야 합니다. 먼저 외부적인 요소는 전시성, 접근성, 편의성 세 가지를 고민해 보아야 합니다.

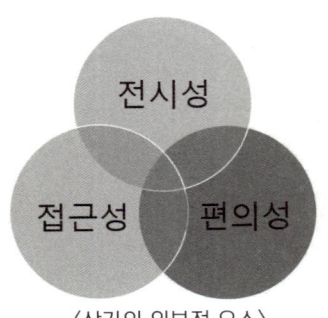

〈상가의 외부적 요소〉

첫 번째로 전시성은 '이 건물이 얼마나 잘 보이냐?', '대로변이냐? 아니면 환자가 많이 다니는 동선에 포함되어 있느냐?'입니다. 즉, 병·의원이 얼마나 잘 보이는지를 생각해야 합니다.

환자가 찾아왔을 때, '여기에 이런 병·의원이 있구나.'라고 확실하게 찾을 수 있어야 하기 때문입니다. 그리고 건물에 패스트푸드점, 유명한 프랜차이즈 카페, 은행처럼 랜드마크가 있으면 더 좋습니다.
그 외에도 간판 위치 등도 우리 병·의원을 알리는 데 충분히 도움이 됩니다.

두 번째로 접근성은 '환자가 병·의원에 접근하기가 얼마나 수월한지'를 따지는 것입니다. 대로변 횡단보도 앞에 있으면 좋겠습니다. 그리고 엘리베이터에서 내리자마자 바로 앞에 있으면 더 좋습니다.

마지막으로 편의성은 '환자가 병·의원을 이용할 때, 얼마나 편리하게 이용할 수 있는지'를 따지는 것입니다. 주차 시설이 제대로 갖춰져 있는지, 엘리베이터가 있는지, 우리 병·의원에 찾아왔다가 은행 업무를 보거나 카페를 들를 수 있는 업종들이 있는지 등을 따지는 것입니다.

상권구분			
아파트단지	재래시장	오피스	역세권
상권(건물)체크 시 고려해야 될 사항			
1.출퇴근거리체크	자차 1시간 이내 거리 선호		
2.의원(진료) 콘셉트	환자 연령체크		
	근무지 콘셉트 체크		
	원장님 성향 및 마인드 파악		
3.전시성	건물돌출, 간판		
4.접근성	교통이용, 횡단보도, 건물주변 도로		
5.편의성	주차장, 엘리베이터, 편의시설		

내부적인 부분은 우리가 건물내에서 실제로 쓰는 공간에 내용 등입니다. 예를 들면, 계약서, 보증금, 월세, 평수, 용도변경, 특약 사항 등 입니다.

첫째, 평수입니다. 상가를 둘러볼 때, 원장님이 원하는 평수도 중요합니다. 상권이 아무리 좋아도 원하는 평수가 없으면 안 되니까, 실질적으로 원장님이 필요한 평수를 먼저 고민해야 합니다. 하지만, 어떤 원장님은 자신이 원하는 평수가 얼마인지 모르는 경우도 있습니다. 그리고 이런 원장님은 의외로 많은 편입니다.
요즘은 시장에서 통용되는 평수대가 있습니다. 많은 원장님이 공통된 평수를 찾고 있다는 것은, 경쟁 병·의원도 그만한 평수를 찾고 있다는 뜻입니다. 그러면 최소한 그 정도 면적은 따라가야 합니다.
내과를 예로 들자면, 5대 암 검진을 하기 위해서는 최소 60~70평 정도는 되어야 합니다. 그러면 5대 암 검진과 2인 진료실을 세팅할 수 있습니다. 하지만 요즘 내과 원장님은 100평대를 찾습니다. 경쟁 병·의원과 쉽게 겨뤄볼 수 있는 것 중 하나가 평수와 인테리어이기 때문입니다. 그러니 원장님께서 '난 5대 암 검진을 하니까 60~70평대만 있어도 괜찮지 않을까요?'라고 물어오시면, 저희는 '충분히 맞는 말씀이지만, 요즘은 대부분 원장님들께서 100평 정도를 찾고 있습니다. 이에 대해 고민을 해보셔야 합니다.'라고 말씀드립니다.
추후 말씀드리겠지만, 평수가 넓어질수록 임대료가 비싸지긴 하지만, 평수를 넓게 가는 것이 맞습니다. 너무 딱 맞추면 나중에 확장성에서도 문제가 되고, 굉장히 비좁기 때문입니다. 원장님께서 봉직의 때 보던 관점과는 완전히 다르므로, 나중에는 병·의원이 잘되어 확장하고 싶을 때 확장을 하지 못해 문제가 되는 경우도 있습니다.

두 번째, 계약서 작성입니다. 계약서를 작성할 때는 보증금, 월세, 계약 년수, 특약사항 등을 꼼꼼히 체크해야합니다.

최근에 가장 이슈되고 있는 것은 용도변경입니다. 제1종근린생활시설(의원)로 표기가 되어있어야 병·의원 개설등록이 가능합니다. 그리고 용도가 제1종근린생활시설로 안 된 곳일 경우 용도변경을 해야되고, 장애인 관련 시설도 체크해봐야합니다. 병·의원의 용도변경의 경우 필수적으로 장애인 시설을 확인하게 되어 있기 때문입니다.

그리고 각종 특약들이 있습니다. 렌트 프리(rent free), 전력량, 월세 인상률 등 체크해야 될 부분이 상당히 많습니다.

이렇게 고려할 것이 많으므로 전문가의 도움이 없으면 원장님께서 체크하지 못하는 부분이 생길 수가 있습니다. 직접적으로 건물을 컨택하셨다면 주변에 공인중개사나 관련 업체에게 소정의 비용을 주더라도 계약서 관련 검토를 받아보시는걸 추천드립니다.

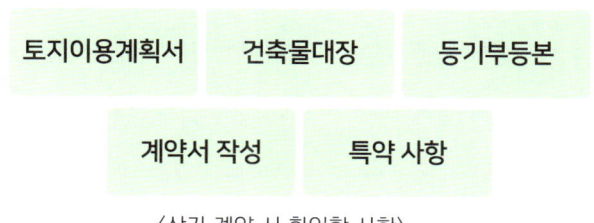

〈상가 계약 시 확인할 사항〉

등기사항전부증명서(현재 유효사항)
- 집합건물 -

고유번호 2601-2023-012959

[집합건물] 서울특별시 도봉구 창동 1-28 씨드큐브창동 제5층 제501-2호

【 표 제 부 】	(1동의 건물의 표시)			
표시번호	접 수	소재지번,건물명칭 및 번호	건 물 내 역	등기원인 및 기타사항
1	2023년9월6일	서울특별시 도봉구 창동 1-28 씨드큐브창동 [도로명주소] 서울특별시 도봉구 마들로13길 61	철골철근콘크리트구조,철근 콘크리트구조 (철근)콘크리트지붕 지하7층,지상49층 업무시설,제1,2종근린생활 시설,판매시설,문화및집회 시설,운동시설 지7층 8,321.09㎡ 지6층 6,445.35㎡ 지5층 8,748.95㎡ 지4층 8,672.39㎡ 지3층 8,691.69㎡ 지2층 8,605.2㎡ 지1층 8,189.72㎡ 1층 4,496.46㎡ 2층 4,366.1㎡ 3층 3,943.98㎡ 4층 4,353.4㎡ 5층 3,571.76㎡ 6층 3,840.19㎡ 7층 3,279.87㎡ 8층 3,210.35㎡ 9층 3,288.87㎡ 10층 3,198.63㎡ 11층 3,165.31㎡ 12층 3,326.06㎡ 13층 2,887.3㎡ 14층 3,087.26㎡ 15층 2,840.26㎡ 16층 2,920.64㎡ 17층 1,073.46㎡ 18층 921.3㎡ 19층 921.3㎡ 20층 921.3㎡	

열람일시 : 2024년01월25일 11시31분14초

[집합건물] 서울특별시 도봉구 창동 1-28 씨드큐브창동 제5층 제501-2호

표시번호	접 수	소재지번,건물명칭 및 번호	건 물 내 역	등기원인 및 기타사항
			21층 921.3㎡ 22층 887.98㎡ 23층 887.96㎡ 24층 887.96㎡ 25층 887.96㎡ 26층 887.96㎡ 27층 921.3㎡ 28층 769.53㎡ 29층 921.3㎡ 30층 921.3㎡ 31층 921.3㎡ 32층 887.98㎡ 33층 887.96㎡ 34층 887.96㎡ 35층 887.96㎡ 36층 887.96㎡ 37층 921.3㎡ 38층 921.3㎡ 39층 921.3㎡ 40층 921.3㎡ 41층 921.3㎡ 42층 921.3㎡ 43층 921.3㎡ 44층 921.3㎡ 45층 921.3㎡ 46층 921.3㎡ 47층 921.3㎡ 48층 921.3㎡ 49층 933.57㎡	

(대지권의 목적인 토지의 표시)

표시번호	소 재 지 번	지 목	면 적	등기원인 및 기타사항
1	1. 서울특별시 도봉구 창동 1-28	주차장	10746.3㎡	2023년9월6일 등기

【 표 제 부 】 (전유부분의 건물의 표시)

표시번호	접 수	건물번호	건물내역	등기원인 및 기타사항
1	2023년9월6일	제5층 제501-2호	철골철근콘크리트구조	

열람일시 : 2024년01월25일 11시31분14초

[집합건물] 서울특별시 도봉구 창동 1-28 쎄드큐브창동 제5층 제501-2호

표시번호	접 수	건 물 번 호	건 물 내 역	등기원인 및 기타사항
			제2종근린생활시설 (일반음식점) 330.07㎡	

【 갑 구 】 (소유권에 관한 사항)

순위번호	등 기 목 적	접 수	등 기 원 인	권리자 및 기타사항
2	소유권이전	2023년9월6일 제133297호	2019년10월11일 신탁	수탁자 주식회사우리은행 110111-0023393 서울특별시 중구 소공로 51(회현동1가)
	신탁			신탁원부 제2023-10382호

【 을 구 】 (소유권 이외의 권리에 관한 사항)

기록사항 없음

-- 이 하 여 백 --

관할등기소 서울북부지방법원 등기국

열 람 용

* 실선으로 그어진 부분은 말소사항을 표시함.
* 기록사항 없는 갑구, 을구는 '기록사항 없음' 으로 표시함.
* 증명서는 컬러 또는 흑백으로 출력 가능함.
* 본 등기사항증명서는 열람용이므로 출력하신 등기사항증명서는 법적인 효력이 없습니다.
열람일시 : 2024년01월25일 11시31분14초

집합건축물대장(전유부, 갑)

(2쪽 중 제1쪽)

고유번호	1132010700-3-00010028	정부24접수번호	20240125-32538316	명칭	씨드큐브 창동	호명칭	501-2
대지위치	서울특별시 도봉구 창동		지번	1-28	도로명주소	서울특별시 도봉구 마들로13길 61 (창동)	

전유부분

구분	층별	※ 구조	용도	면적(㎡)
주	5층	철골철근콘크리트구조	제1종근린생활시설(의원)	330.07
		- 이하여백 -		

소유자현황

성명(명칭) 주민(법인)등록번호 (부동산등기용등록번호)	주소	소유권 지분	변동일자 변동원인
주식회사우리은행 110111-0******	서울특별시 중구 소공로 51, (회현동1가)	1/1	2023.9.6. 소유권이전
- 이하여백 -			

※ 이 건축물대장은 현소유자만 표시한 것입니다.

공용부분

구분	층별	구조	용도	면적(㎡)
주	지7-3층,5층	철골철근콘크리트구조	전기실,발전기실,기계실,주차장	286.11
주	지7,지2-5	철골철근콘크리트구조	관리실,재활용폐기물실,계단실,승강기홀	273.8
		- 이하여백 -		

이 등(초)본은 건축물대장의 원본내용과 틀림없음을 증명합니다.

발급일: 2024년 01월 25일
담당자: 부동산정보과
전 화: 02 - 2091 - 3715

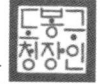

도봉구청장

(2쪽 중 제2쪽)

고유번호	1132010700-3-00010028	정부24접수번호	20240125-32538316	명칭	씨드큐브 창동	호명칭	501-2
대지위치	서울특별시 도봉구 창동		지번	1-28	도로명주소	서울특별시 도봉구 마들로13길 61 (창동)	

공용부분

구분	층별	구조	용도	면적(㎡)

공동주택(아파트) 가격(단위:원)

기준일	공동주택(아파트) 가격

※ 「부동산 가격공시에 관한 법률」 제18조에 따른 공동주택가격만 표시됩니다.

변동사항

변동일	변동내용 및 원인	변동일	변동내용 및 원인	그 밖의 기재사항
2023.7.20	건축과-16145호(2023.7.20.)에 따른 신규작성			
2023.8.10	건축과-17987호(2023.8.10.)에 따른 표시변경 [501-2호: 제2종근린생활시설(일반음식점) 330.07㎡ → 제1종근린생활시설(의원) 330.07㎡]			
	- 이하여백 -			

소재지		서울특별시 도봉구 창동 1-28번지
지목		주차장
개별공시지가 (m^2당)		10,080,000원 (2023/01)
지역지구등 지정여부	「국토의 계획 및 이용에 관한 법률」에 따른 지역·지구등	도시지역, 일반상업지역, 지구단위계획구역, 대로3류(폭 25m~30
	다른 법령 등에 따른 지역·지구등	가축사육제한구역<가축분뇨의 관리 및 이용에 관한 법률>, 가로 도시개발구역<도시개발법>, 과밀억제권역<수도권정비계획법>,
「토지이용규제 기본법 시행령」 제9조제4항 각 호에 해당되는 사항		

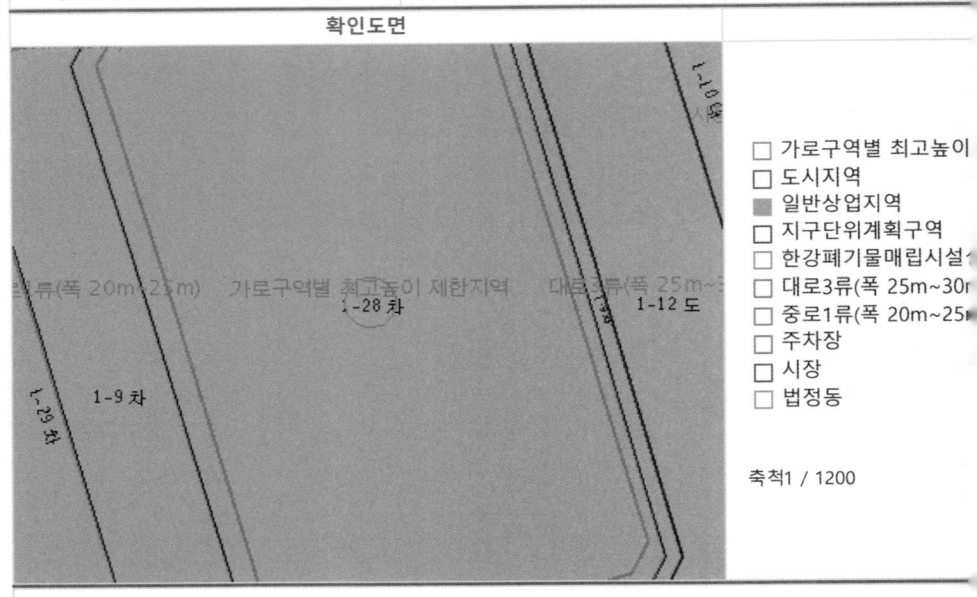

확인도면

□ 가로구역별 최고높이
□ 도시지역
■ 일반상업지역
□ 지구단위계획구역
□ 한강폐기물매립시설
□ 대로3류(폭 25m~30m
□ 중로1류(폭 20m~25
□ 주차장
□ 시장
□ 법정동

축척 1 / 1200

1. 토지이용계획확인서는「토지이용규제 기본법」제5조 각 호에 따른 지역·지구등의 지정 내용과 그 지역·지구 등의 명칭을 쓰는 모든 것을 확인해 드리는 것은 아닙니다.
2. 「토지이용규제 기본법」제8조제2항 단서에 따라 지형도면을 작성·고시하지 않는 경우로서「철도안전법」제 자치법규에 따라 지역·지구등의 범위가 직접 지정되는 경우에는 그 지역·지구등의 지정 여부를 확인해 드리지
3. 「토지이용규제 기본법」제8조제3항 단서에 따라 지역·지구등의 지정 시 지형도면등의 고시가 곤란한 경우로 지정 여부를 확인해 드리지 못합니다.
4. "확인도면"은 해당 필지에 지정된 지역·지구등의 지정 여부를 확인하기 위한 참고 도면으로서 법적 효력이 없
5. 지역·지구등에서의 행위제한 내용은 신청인의 편의를 도모하기 위하여 관계 법령 및 자치법규에 규정된 내용 개발행위가 법적으로 보장되는 것은 아닙니다.
※지역·지구등에서의 행위제한 내용은 신청인이 확인을 신청한 경우에만 기재되며, 「국토의 계획 및 이용에 관 합니다.

이용계획 - 토지이음

면적	10,746.3 ㎡

대로3류(폭 35~36))(접합) , 주차장(저축) , 중로1류(폭 20m~25m)(접합)

제한지역(2015-08-27)<건축법> , 대공방어협조구역(위탁고도:77-257m)<군사기지 및 군사시설 보호법> , 시설 설치제한지역<한강수계 상수원수질개선 및 주민지원 등에 관한 법률>

범례

한 내용, 그리고 같은 법 시행령 제9조제4항에서 정하는 사항을 확인해 드리는 것으로서 지역·지구·구역

보호지구,「학교보건법」제5조에 따른 학교환경위생 정화구역 등과 같이 별도의 지정 절차 없이 법령 또는

기본법 시행령」제7조제4항 각 호에 해당되는 경우에는 그 지형도면등의 고시 전에 해당 지역·지구등의

밖의 목적으로 사용할 수 없습니다.

드리는 것으로서 신청인이 신청한 경우에만 제공되며, 신청 토지에 대하여 제공된 행위제한 내용 외의 모든

지구단위계획구역에 해당하는 경우에는 담당 과를 방문하여 토지이용과 관련한 계획을 별도로 확인하셔야

부동산임대차계약서

☐ 전세 ☐ 월세

임대인과 임차인 쌍방은 아래 표시 부동산에 관하여 다음 계약내용과 같이 임대차계약을 체결한다.

1. 부동산의 표시

소재지					
토 지	지 목			면 적	㎡
건 물	구조용도			면 적	㎡
임대활부분				면 적	

2. 계약내용

제 1 조 (목적) 위 부동산의 임대차에 대하여 합의에 따라 임차인은 임대인에게 임차보증금 및 차임을 아래와 같이 지급하기로 한다.

보 증 금	금	원정 (₩)	
계 약 금	금	원정은 계약시에 지급하고 영수함. 영수자 ( )	
중 도 금	금	원정은 년 월 일에 지급하며	
잔 금	금	원정은 년 월 일에 지급한다.	
차 임	금	원정은 선/후불로 매월 일에 지급한다.	

제 2조 (존속기간) 임대인은 위 부동산을 임대차 목적대로 사용·수익할 수 있는 상태로 ___년 ___월 ___일까지 임차인에게 인도하며, 임대차 기간은 인도일로부터 ___년 ___월 ___일까지로 한다.

제 3조 (용도변경 및 전대 등) 임차인은 임대인의 동의없이 위 부동산의 용도나 구조를 변경하거나 전대·임차권 양도 또는 담보제공을 하지 못하며 임대차 목적 이외의 용도로 사용할 수 없다.

제 4조 (계약의 해지) 임차인이 제3조를 위반하였을 때 임대인은 즉시 본 계약을 해지 할 수 있다.

제 5조 (계약의 종료) 임대차계약이 종료된 경우에 임차인은 위 부동산을 원상으로 회복하여 임대인에게 반환한다. 이러한 경우 임대인은 보증금을 임차인에게 반환하고, 연체 차임 및 관리비 또는 손해배상금이 있을 때는 이들을 제하고 그 잔액을 반환한다.

제 6조 (계약의 해제) 임차인이 임대인에게 중도금(중도금이 없을 때는 잔금)을 지불하기 전까지, 임대인은 계약금의 배액을 상환하고, 임차인은 계약금을 포기하고 본 계약을 해제할 수 있다.

제 7조 (채무불이행과 손해배상) 임대인 또는 임차인이 본 계약상의 내용에 대하여 불이행이 있을 경우 그 상대방은 불이행한 자에 대하여 서면으로 최고하고 계약을 해지 할 수 있다. 그리고 계약 당사자는 계약해제에 따른 손해배상을 각각 상대방에 대하여 청구할 수 있으며, 손해배상에 대하여 별도의 약정이 없는 한 계약금을 손해배상의 기준으로 본다.

제 8조 (중개보수) 개업공인중개사는 임대인과 임차인이 본 계약을 불이행함으로 인한 책임을 지지 않는다. 또한, 중개보수는 본 계약체결과 동시에 계약 당사자 쌍방이 각각 지불하며, 개업공인중개사의 고의나 과실없이 본 계약이 무효·취소 또는 해제되어도 중개보수는 지급한다. 공동중개인 경우에 임대인과 임차인은 자신이 중개 의뢰한 개업공인중개사에게 각각 중개보수를 지급한다.(중개보수는 거래가액의 ___%로 한다.)

제 9조 (중개대상물확인·설명서 교부 등) 개업공인중개사는 중개대상물 확인·설명서를 작성하고 업무보증관계증서(공제증서 등) 사본을 첨부하여 계약체결과 동시에 거래당사자 쌍방에게 교부한다.

특약사항
_____
_____
_____
_____

본 계약을 증명하기 위하여 계약 당사자가 이의 없음을 확인하고 각각 서명·날인 후 임대인, 임차인 및 개업공인중개사는 매장마다 간인하여, 각각 1통씩 보관한다.   년   월   일

임대인	주 소				
	주민등록번호		전 화	성 명	(인)
	주 소				
	주민등록번호		전 화	성 명	(인)
임차인	주 소				
	주민등록번호		전 화	성 명	(인)
	대 리 인	주 소	주민등록번호	성 명	
개업공인중개사	사무소소재지		사무소소재지		
	사무소명칭		사무소명칭		
	대 표	서명및날인 (인)	대 표	서명및날인	(인)
	등록번호	전화	등록번호	전화	
	소속공인중개사	서명및날인 (인)	소속공인중개사	서명및날인	(인)

KAR 한국공인중개사협회

중개대상물 확인·설명서[Ⅱ] (비주거용 건축물)

([ ] 업무용 [ ] 상업용 [ ] 공업용 [ ] 매매·교환 [ ] 임대 [ ] 그 밖의 경우)

※ [ ]에는 해당하는 곳에 √표를 합니다.

확인·설명 자료	확인·설명 근거자료 등	[ ] 등기권리증 [ ] 등기사항증명서 [ ] 토지대장 [ ] 건축물대장 [ ] 지적도 [ ] 임야도 [ ] 토지이용계획확인서 [ ] 그 밖의 자료( )
	대상물건의 상태에 관한 자료요구 사항	

유의사항

개업공인중개사의 확인·설명 의무	개업공인중개사는 중개대상물에 관한 권리를 취득하려는 중개의뢰인에게 성실·정확하게 설명하고, 토지대장 등본, 등기사항증명서 등 설명의 근거자료를 제시하여야 합니다.
실제 거래가격 신고	「부동산 거래신고 등에 관한 법률」 제3조 및 같은 법 시행령 제3조제1항제5호에 따른 실제 거래가격은 매수인이 매수한 부동산을 양도하는 경우 「소득세법」 제97조제1항 및 제7항과 같은 법 시행령 제163조제11항제2호에 따라 취득 당시의 실제 거래가액으로 보아 양도차익이 계산될 수 있음을 유의하시기 바랍니다.

Ⅰ. 개업공인중개사 기본 확인사항

① 대상물건의 표시	토지	소재지		지목	공부상 지목	
		면적(㎡)			실제이용 상태	
	건축물	전용면적(㎡)		용도	대지지분(㎡)	
		준공년도 (증개축년도)			건축물대장상 용도	
					실제 용도	
		구조		방향		(기준:)
		내진설계 적용여부		내진능력		
		건축물대장상 위반건축물 여부	[ ] 위반 [ ] 적법	위반내용		

② 권리관계	등기부 기재사항	소유권에 관한 사항		소유권 외의 권리사항	
		토지		토지	
		건축물		건축물	
	민간임대 등록여부	[ ] 장기일반민간임대주택 [ ] 공공지원민간임대주택 [ ] 단기민간임대주택			

③ 토지이용계획, 공법상 이용제한 및 거래규제에 관한 사항 (토지)	지역·지구	용도지역		건폐율 상한	용적률 상한
		용도지구		%	%
		용도구역			
	도시·군 계획시설	허가·신고 구역 여부	[ ] 토지거래허가구역		
		투기지역 여부	[ ] 토지투기지역 [ ] 주택투기지역 [ ] 투기과열지구		
	지구단위계획구역, 그 밖의 도시·군관리계획		그 밖의 이용제한 및 거래규제사항		

④ 입지조건	도로와의 관계	(m × m)도로에 접함 [ ] 포장 [ ] 비포장	접근성	[ ] 용이함 [ ] 불편함
	대중교통	버스 ( )정류장, 소요시간: ([ ] 도보 [ ] 차량) 약 분		
		지하철 ( )역, 소요시간: ([ ] 도보 [ ] 차량) 약 분		
	주차장	[ ] 없음 [ ] 전용주차시설 [ ] 공동주차시설 [ ] 그 밖의 주차시설 ( )		

⑤ 관리에 관한 사항	경비실	[ ] 있음 [ ] 없음	관리주체	[ ] 위탁관리 [ ] 자체관리 [ ] 그 밖의 유형

⑥ 거래예정금액 등	거래예정금액			
	개별공시지가(㎡당)		건물(주택)공시가격	

⑦ 취득 시 부담할 조세의 종류 및 세율	취득세	X	농어촌특별세	X	지방교육세	X
	※ 재산세는 6월 1일 기준 대상물건 소유자가 납세의무를 부담					

II. 개업공인중개사 세부 확인사항

⑧ 실제권리관계 또는 공시되지 않은 물건의 권리 사항

⑨ 내부·외부 시설물의 상태 (건축물)	수도	파손 여부	[ ] 없음 [ ] 있음(위치:)	
		용수량	[ ] 정상 [ ] 부족함(위치:)	
	전기	공급상태	[ ] 정상 [ ] 교체 필요(교체할 부분:)	
	가스(취사용)	공급방식	[ ] 도시가스 [ ] 그 밖의 방식( )	
	소방	소화전	[ ] 없음 [ ] 있음(위치:)	
		비상벨	[ ] 없음 [ ] 있음(위치:)	
	난방방식 및 연료공급	공급방식	[ ] 중앙공급 [ ] 개별공급 [ ] 시설작동 [ ] 정상 [ ] 수선 필요( )	
		종류	[ ] 도시가스 [ ] 기름 [ ] 프로판가스 [ ] 연탄 [ ] 그 밖의 종류( )	
	승강기		[ ] 있음 ([ ] 양호 [ ] 불량) [ ] 없음	
	배수		[ ] 정상 [ ] 수선 필요( )	
	그 밖의 시설물			

⑩ 벽면	벽면	균열	[ ] 없음 [ ] 있음(위치:)
		누수	[ ] 없음 [ ] 있음(위치:)

III. 중개보수 등에 관한 사항

⑪ 중개보수 및 실비의 금액과 산출내역	중개보수		<산출내역> 중개보수: 실비: ※ 중개보수는 거래금액의 1천분의 9 이내에서 중개의뢰인과 개업공인중개사가 서로 협의하여 결정하며 부가가치세는 별도로 부과할 수 있습니다.
	실비		
	계		

「공인중개사법」 제25조제3항 및 제30조제5항에 따라 거래당사자는 개업공인중개사로부터 위 중개대상물에 관한 확인·설명 및 손해배상책임의 보장에 관한 설명을 듣고, 같은 법 시행령 제21조제3항에 따른 본 확인·설명서와 같은 법 시행령 제24조제2항에 따른 손해배상책임 보장 증명서류(사본 또는 전자문서)를 수령합니다.

년   월   일

매도인 (임대인)	주소		성명	(서명 또는 날인)
	생년월일		전화번호	
매수인 (임차인)	주소		성명	(서명 또는 날인)
	생년월일		전화번호	
개업 공인중개사	등록번호		성명 (대표자)	(서명 및 날인)
	사무소 명칭		소속 공인중개사	(서명 및 날인)
	사무소 소재지		전화번호	
개업 공인중개사	등록번호		성명 (대표자)	(서명 및 날인)
	사무소 명칭		소속 공인중개사	(서명 및 날인)
	사무소 소재지		전화번호	

Q 저도 비용 부담은 있더라고 처음부터 평수를 넓게 가는 것이 좋다고 생각합니다.

그리고 제가 조사를 해보니 의료소비자는 의외로 병·의원 시설과 위치에 대한 욕구가 굉장히 높았습니다. 특히 교통이나 편리성, 주차 등에 대한 요구사항이 많았습니다.

그래서 저는 평소에 주차 시설도 굉장히 중요하다는 점을 강조하고 싶은데, 재래시장 상권이나 구도심 상권은 주차장이 마련되어 있지 않아서 힘든 부분도 많습니다.

전문가분께서는 어떻게 생각하시나요?

A 요즘은 자가용이 많은 시대이기 때문에 주차가 매우 중요합니다. 환자분들께서 차를 가지고 많이 다니므로 주차에 대한 욕구가 참 많습니다. 그래서 저희는 처음에 건물을 볼 때 이 건물의 주차가 편리한지, 하다못해 주차 시스템이 어떤 시스템인지도 체크합니다. 아무래도 경쟁 의원과 비교할 때 중요하게 생각하는 부분이기도 합니다.

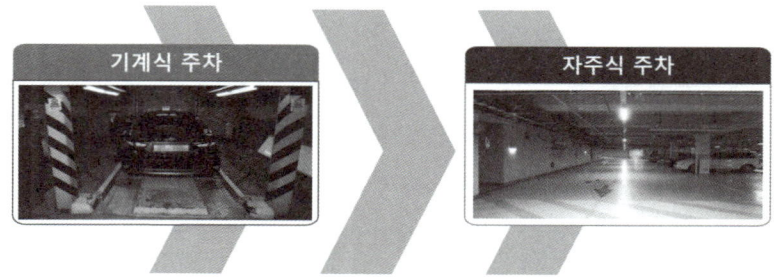

하지만 재래시장 상권처럼 주차 공간이 협소한 곳이 생각보다 많습니다. 그러면 저희는 대안으로 주변에 주차가 가능한 공간의 시설을 체크합니다. 주차 타워, 공용 주차 시설, 주변 건물의 주차 시설 등을 꼼꼼하게 확인해 봅니다.

주차장의 여부와 주차대수까지 꼼꼼하게 체크해서 입지선정에 반영하시는 분들도 상당히 많습니다. 그만큼 주차는 환자입장에서도 중요한 서비스라고 생각합니다.

Q 원하는 지역과 상권은 찾았지만, 원하는 상가가 없을 때는 어떻게 해야 하나요? 기다리나요? 아니면 A급이 아니라 B급이라도 들어가나요?

A 방법은 여러 가지일 것 같습니다.

첫 번째 방법은 만약 개원 시기에 여유가 있다면 기다리는 것입니다. 그렇게 하면 좋은 정보를 얻는데도 충분한 시간적 여유가 있을 것이고, 공실이 나서 비어 있는 상가를 체크하게되면 현장에서 직접 눈으로 확인하고 문제점을 꼼꼼히 체크한 뒤에 들어갈 수 있고, 인테리어 팀이 선정되어 실측과 도면을 그리기 수월합니다.

그러나 공실이 나오기를 언제까지 기다려야 할지, 시간이 얼마나 걸릴지는 미지수이기도 하고, 혹여 공실이 나왔을 때 바로 체크하지 못하면 계약을 못할 수도 있는 상황이 생길 수 있습니다.

두 번째 방법은 내가 원하는 건물에 내가 원하는 평수에 타 업종이 있다면 그곳에 컨택해서 권리금을 주고 내보내는 것입니다. 요즘은 경쟁 병·의원이 있는 자리도 너무 많고, 개원 입지를 찾기가 정말 어렵습니다. 좋은 상가를 찾으려는 원장님은 많은데 자리는 적으니, 저희도 하나의 대안으로 타 업종에게 권리금을 주고 빼는 경우도 많이 고려하고 있습니다. 그만큼 좋은 자리를 찾기가 쉽지 않으므로 이같은 방법도 고민해보면 좋습니다.

다만 권리금이 들어간다는 단점이 있습니다. 따라서, 내가 기존에 생각한 예산이 있는데 그보다 많은 예산이 투자될 것입니다. 이 부분은 한 번 고려해보시고 진행해 보시면 좋을 것 같습니다.

세 번째, 그래도 너무 자리가 안 나서 B급으로 간다고 하면 마케팅이나 경쟁 병·의원에 대한 부분을 더 고려한 뒤에 결정하는 것이 좋습니다. 만약 마케팅도 가능하고, 경쟁 병·의원을 굳이 신경 안 써도 된다면 B급에 가도 큰 문제는 없지만, 일반적으로는 B급 자리에 갔을 때 개원 성공률이 상대적으로 떨어지기 때문입니다.

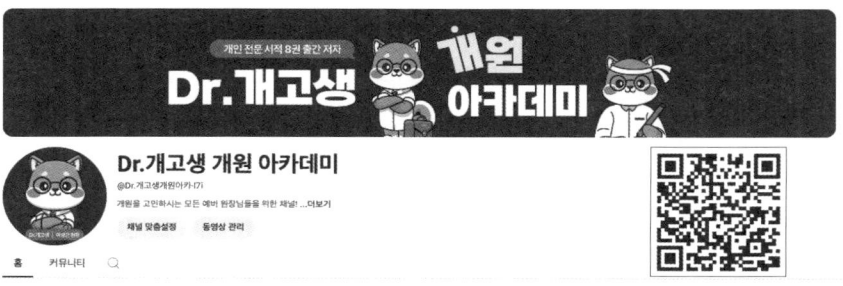

> **Q** 저도 자신이 원하는 평수와 원하는 상가가 있으면 권리금을 주고 내보내고 들어가는 것도 정말 좋은 방법이라고 생각합니다. 실제로 그런 경우가 자주 있나요?

A 일례로 한 정형외과 원장님께서 매우 마음에 든 건물이 있었는데, 딱 하나 문제가 있었습니다. 바로 호실이 없다는 거였습니다. 그래서 저희가 원장님에게 제안을 했습니다. 그 건물에서 100평 정도를 사용하고 있는 당구장에 권리금을 주고 내보낸 뒤 그곳에 개원하자고 했습니다. 원장님께서 'OK 사인'을 보내셔서 진행했습니다. 권리금이라는 것이 '1+1은 2'라는 식의 답안이 있는 것이 아니어서 그 격차를 좁히는 데 우여곡절이 많았지만, 그래도 원장님께서 해당 건물에 대한 확신이나 지역 상권에 대한 확신이 있었기에 개원할 수 있었습니다.

다른 예로, 내과 원장님 같은 경우는 필히 원하시는 지역 상권이 있었습니다. 하지만 한참을 기다려도 전혀 공실이 나질 않았습니다. 해당지역에서 다들 아실만한 상권이기 때문에 공실이 나는건 어려움이 있었습니다. 또 평수도 200평 이상을 고려하고 계셔서 더욱 공실을 찾기는 어려웠습니다. 그러던 와중에 코로나때 어려워진 스크린골프장이 나왔고, 위치와 평수 모두 원하는 입지였습니다. 그래서 과감히 권리금을 투자하시고 개원을 하셨고, 지금 너무 운영을 잘하고 계십니다.

이렇게 나에게 맞는 입지와 건물 등을 컨택하기 위해 권리금을 주기도 하면서 입지를 결정하시는 분들도 계십니다. 그만큼 개원시장이 경쟁도 많고 입지를 찾는데 어려움이 많다는 이야기일 수도 있을 것입니다.

그리고 이런 경우는 권리금 조율 같은 부분에 있어 어려움이 있을 수 있으니 부동산을 통해서 그런 부분을 체크하는 것이 좋을 것 같습니다. 의사는 권리금 부분에 있어 '호갱'이라 불릴 정도로 협상력이 떨어지므로, 전문가에게 맡기는 것이 좋다고 생각합니다.

구체적인 부분은 전문가에게 맡기고 원장님은 뒤로 빠지는 게 훨씬 더 유리하다고 생각합니다.

Q 의사 입장에서는 상가를 평가하는 것이 전문가마다 의견이 너무 달라서 고민하게 됩니다. 입지에 대해 초보적인 지식만 있는 원장 입장에서는 전문가의 의견이 헷갈릴 때가 참 많습니다. 이렇게 전문가마다 다른 평가에 대해서는 어떻게 해석하는 것이 좋을까요?

A 상가 입지나 개원하기 좋은 곳을 보는 것이 정해진 답이 있는 건 아니므로, 조금씩 다를 수밖에 없습니다.

여러 업체를 만나본 뒤 자신과 성향이 맞는 분, 자신이 생각한 기준점과 큰 차이가 없는 분과 일을 진행하는 것이 서로의 시간을 아껴주고 스트레스를 줄이는 방법이라 생각합니다.

그리고 그렇게 한 업체를 정했다면 믿고 맡기는 것이 맞습니다. 상가를 정하고 들어갈 곳을 정했다면 다른 곳을 보지 않는 게 나은 것처럼, 여러 고민 끝에 전문가를 결정했다면 그 전문가를 믿고 맡기는 것이 좋은 입지를 정하는 지름길입니다. 일을 맡겼으면 의심하지 말고, 의심이 있으면 맡기지 말아야 한다[任則勿疑 疑則勿任(임즉물의 의즉물임)]는 말은 입지를 선정하는 데도 적용된다고 생각합니다.

그리고 좋은 입지를 찾기 위해서는 전문가의 능력이나 도움도 필요하지만, 원장님의 발품이 매우 중요합니다. 많은 전문가들은 '절대 로드뷰(road view)로만 판단하지 말라.'라고 이야기합니다. 즉, 발품이 아주 중요하다는 것입니다. 많은 원장님께서 처음에는 열심히 다니다가 어느 정도 시간이 지나면 발품 팔 생각을 안 하시는데, 입지 선정만큼은 원장님께서 직접 발로 뛰셔야 합니다.
그리고 몇 가지는 반드시 원장님들도 체크하셔야 합니다.

첫 번째로 체크해야 될 것은 환자의 동선입니다. 건물 위치는 좋은데 유동인구 동선에서 벗어난 곳이거나, 아파트 단지 앞 건물이긴 한데 아파트 주민이 정문이 아니라 후문으로 다니는 경우도 있을 수 있습니다. 환자들이 많이 다니는 동선을 현장에서 파악해 보는 것이 중요합니다.

두 번째는 경쟁 병·의원을 체크해봐야 합니다. 정확히 어떤지는 직접 가서 봐야만 알 수 있는 것이 많습니다. 경쟁 병·의원에 환자들이 어느정도 대기하고 있는지, 인테리어 수준은 어떤지, 건물의 컨디션은 어떤지 체크해 보는 것도 좋은 방법입니다.

마지막으로, 병·의원 운영시간때 현장을 체크해보는 것이 중요합니다. 어느 원장님은 저녁 시간에 찾아가서 '여기 유동인구가 많네.'라고 생각하고 덜컥 계약하는 경우가 있습니다. 하지만 기본적으로 병·의원은 오전 9시부터 오후 6시 또는 오후 7시까지 운영을 하는데, 그 시간대가 아니라 오후 8~9시에 가서 유동인구가 많다고 계약하시면 운영에 어려움이 있으실 수 있습니다. 그러니 발품을 팔 거면 현명하게 본인이 병·의원을 운영하는 시간대에 찾아가서 체크해보는 것이 중요합니다. 그리고 최소 세 번 이상은 방문해서 검토한 뒤에 계약을 하는 것이 좋습니다.

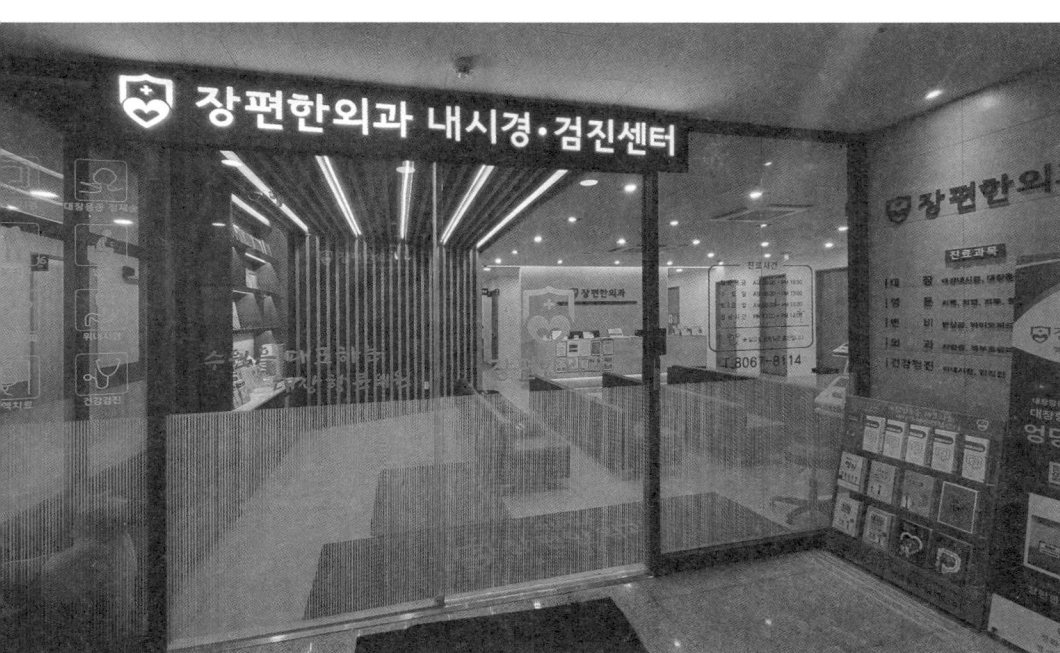

PART I 입지

06 상가 계약 시 체크해야 할 구체적인 사항은 무엇인가요?

Q 이번에는 상가 계약 시 체크해야 할 부분을 자세히 설명해 주세요.

상가계약시 체크해야될 리스트

1.필수 체크서류	토지이용계획서	www.eum.go.kr
	건축물대장	www.gov.kr
	등기부등본	www.iros.go.kr
2.임대인 인적사항	신분증 확인	
	등기부등본 확인	
3.임대료	보증금 / 월세 / 관리비	부가세 포함여부 확인
4.전용면적 / 용도	건축물대장 확인	제1종근린생활시설(의원)
5.특약사항	렌트 프리	정확한 일자 기재 필요
	전력량	건물 여유전력 확인
	독점 조항	
	인상률	상가 임대차보호법에 준하여
	간판위치	개원전까지 현수막설치 여부(기간)

🅐 사실 이 부분을 너무 모르고 계신 원장님이 많습니다. 전문가에게 위임한다고 해도 원장님께서도 아셔야 합니다.

그중 가장 먼저 챙겨야 하는 것은 제1종근린생활시설(의원)인지를 체크하는 겁니다. 병·의원을 하려면 그 상가가 제1종근린생활시설(의원)이어야 합니다. 그런데 제1종근린생활시설(의원)이 아닌 곳을 계약하셔서 용도변경하느라 고생하시는 분이 한둘이 아닙니다.

이는 원장님들께서 병·의원을 전문으로 하는 중개사를 끼지 않고 임대인 분과 곧바로 계약하는 분이 많기 때문입니다. 보증금, 월세, 관리비 정도만 듣고 계약하는 분이 많은데, 병·의원 같은 경우는 허가업종이기 때문에 건물 용도를 확실하게 체크하셔야 합니다. 일반 음식점이나 상가 같은 경우는 신고 업종이라 바로 오픈이 가능하지만, 병·의원은 특성상 보건소의 허가를 받아야 하는 업종이므로 꼼꼼이 체크할 필요가 있습니다. 예전에는 1종, 2종 근린생활이기만 하면 바로 개원이 가능했지만, 지금은 확실하게 제1종근린생활시설(의원)이어야 합니다.

그리고 용도변경을 하더라도 가장 걸림돌이 되는 것 중 하나가 바로 장애인 관련 시설입니다. 장애인 관련 시설에 대한 법안이 확대되면서 최근 2~3년 전부터 체크해야 하는 것이 많아졌고, 그래서 병·의원 입지를 보기가 더 어려워진 경향이 있습니다.
장애인시설과 관련하여 구체적으로 설명한다면, 장애인이 편리하게 건물을 이용할 수 있는 시설이라고 보면 될 것 같습니다. 크게 4가지로 분류할 수 있습니다. 주 출입문, 엘리베이터, 화장실, 주차장입니다. 이 4가지가 장애인시설로 등록되어 있는지 체크한 뒤, 되어 있다고 하면 제1종근린생활시설(의원)로 변경함에 있어 건축사와 상의를 하고 용도변경을 진행할 수 있는데, 결국 이 부분도 비용이 발생합니다. 그리고 용도변경이 어려운 경우가 자주 있습니다. 그러니 사전에 반드시 체크해야 합니다.

그리고 실제로 제1종근린생활시설이 되어 있어도, 그 건물에 입주한 병·의원 전체 평수가 150평 정도가 되지 않는다면 장애인시설을 하지 않아도 됩니다. 그런데 원장님이 그 상가에 들어감으로써 상가내 병·의원이 150평 이상이 되면 마지막에 들어간 원장님이 장애인시설을 만들어야 합니다. 그 비용이 상당히 많이 들어가기에 그 때문에 계약을 중단하는 경우도 있습니다. 그러면 원장님의 손실이 아주 커집니다.
물론 메디컬 빌딩은 대부분 괜찮은 편이지만, 그래도 미리 체크해둬야 합니다. 하지만 부동산 중개사가 이런 걸 이야기해 주지 않는 분도 있으므로 제대로 된 전문가를 만나는 것이 좋습니다. 특약 한 줄만 넣으면 계약조건을 유리하게 할 수 있습니다. 그리고 그래야만 원장님들께서 보호를 받을 수 있습니다.

> **Q** 실제로 그런 피해를 보는 원장님도 계신가요?

🅐 네. 어느 원장님께서는 본인이 임대차계약을 하신 뒤에 '용도변경이 안 된다고 하는데 어떤 것 때문에 그런 건가요?'라고 문의하는 분도 상당히 많습니다.

그리고 재활의학과 원장님께서 장애인시설을 마련하는데 3,500만 원 정도의 비용이 필요했던 경우도 있습니다.

이걸 알고 진행하는 것과 모르고 진행하다가 추후 용도변경과 관련한 비용이 들어가게 되는 것은 천지차이이므로 꼭 체크해야 합니다.

그리고 이 부분을 알고 들어가는 경우에는 건물주와 협의도 가능합니다. 예를 들어, 보증금을 낮춘다거나, 렌트 프리(rent free)를 좀 더 받는다거나, 장애인시설에 들어가는 비용을 임대인과 나눠서 진행하는 식으로 조율이 가능한데, 임대인은 계약서 도장을 찍고 나면 '난 모른다.'라며 모르쇠로 나오는 경우가 있으므로 그 비용은 결국 원장님이 지불해야 하는 경우가 많습니다.

이렇게되면 계약금을 포기하고 계약을 취소하거나, 어쩔 수 없이 비용을 들여서 시설을 마련해야 하는 경우가 생기므로, 상가 용도를 체크한 뒤 거기에 맞는 준비를 하는 것이 좋습니다. 그나마 비용을 들여서 진행이 가능한 곳이면 해결할 수 있으나 용도변경 자체가 안되는 건물들도 있습니다. 따라서, 항상 유의하셔서 보시기 바랍니다.

의사 커뮤니티에서도 보면 '나 호갱됐네.'라는 글이 자주 올라옵니다. 원장님들께서는 엘리트 코스를 밟은 분도 많으므로 어떻게 보면 사회

생활 경험이 참 협소한 분이 많습니다. 그러다보니 나중에 뒤통수 맞는 경우가 많으므로 하나하나 꼼꼼하게 챙기셔야 합니다.

장애인시설을 떠나 용도변경하는 것도 참 귀찮습니다. 스스로 할 수 있는 일도 아니고 건축사를 선임해서 해야 하는 일입니다. 개원 준비하려면 챙길 게 참 많은데, 용도변경부터 시작해야 하는 상황에 직면하면 짜증이 확 밀려올 수 있습니다. 그러면 원장님도 페이스가 흔들릴 수 있으므로 처음 계약할 때부터 꼼꼼하게 하셔야 합니다.

> **Q** 제1종근린생활시설(의원)에 대해서 먼저 이야기해 주셨는데 상가 계약 시 체크해야 할 또 다른 부분을 자세히 설명해 주세요.

A 상가 계약 시 체크해야 하는 첫 번째가 상가 용도라면, 두 번째는 임대료입니다.

임대료는 판단 기준이 다양한 편입니다. 저는 비싼 곳이 오히려 좋다고 생각합니다. 임대료가 부담이 되어 A급보다는 B급으로 가는 원장님도 있습니다.

결국 '임대료가 얼마다.'라고 정하는 건 임대인이므로 원장님께서는 임대료에 대한 기준이 잘 안 잡힐 수 있습니다. 그러므로 일단 주변 부동산을 통해 주위의 평균적인 임대료를 체크해 보는 것이 좋습니다.
하지만 주변 부동산시세가 얼마라고해서 내가 들어갈 건물이 그 금액과 맞아야 되는 것은 아닙니다. 신축일 수도 있고 주변 건물에 비해 이용이 편리한 시설들이 있을 수 있고, 거꾸로 저렴할 수도 있습니다. 주변 임대료를 기준으로 하되 정답이 아니란 걸 알아두시면 좋을 것 같습니다.

> **Q** 저는 후배나 개원을 고민하며 상담을 요청하는 분에게 '임대료가 비싼 곳이 좋은 상가다.'라고 말씀드립니다.
> 시장 경제에서 가격이 높다는 것은 그만큼 경쟁력이 높다는 것이므로, 맛있는 식당의 음식 가격이 높은 것처럼 임대인이 어느 정도 비용을 요구할 때는 합당한 이유가 있다고 생각합니다.

A 어느 임차인이나 마찬가지지만 내가 들어가는 곳이 제일 저렴하기를 바라기에 '어떻게 하면 임대료를 낮출 수 있을지?'를 고민하는 것 같은데, 원장님이 말씀하신 것처럼 비싼 곳은 다 이유가 있습니다. 물론, '옆 건물이랑 비교했을 때, 여기는 왜 이렇게 터무니없이 비싸지?'라고 생각하는 건물은 저희도 소개하지 않습니다.

그리고 층수 대비해서 임대료 차이는 일부 있을 수 있습니다. 그 금액에 큰 편차가 있다면 높은 층수로 올라가는 것도 제안하지만, 저희가 생각하는 최고 높이 층수는 5층 미만이라고 생각하므로, 5층 이하의 임대료 수준을 보는 것이 좋다고 생각합니다.

임대료가 비싸다고 해도 결국 지역 평균 수준보다 20~30만 원 정도 비싼 수준일 것입니다. 그리고 처음에 개원할 때는 너무 비싸다고 생각하겠지만, 그것을 비용처리 할수 있는 부분도 있습니다. 그러므로 임대료 수준이 터무니없이 높은 게 아니라고 하면, 어느 정도 임대료를 높게 지불하더라도 내가 원하는 상권의 건물에 들어가는 것도 좋다고 말씀드립니다.

그리고 병·의원은 우량 임차인이므로 임대인분과 렌트 프리(rent free) 관련해서 협상을 하는 것이 좋습니다. 렌트 프리(rent free)를 1년 이상 주는 곳도 있지만, 그런 곳은 지역이나 상권 등을 한 번 고려해보는 것이 좋습니다. 세상에 공짜는 없기 때문입니다. 렌트 프리(rent free)의 평균은 3개월 정도라고 생각하시면 좋습니다.

> **Q** '세상에 공짜는 없다'는 말은 참 명언입니다.
> 렌트 프리(rent free)란 상가를 공짜로 사용하는 기간인데요. 이것이 긴 것에는 분명 이유가 있을 것이므로 잘 점검할 필요가 있습니다. 그리고 렌트 프리(rent free) 기간이 짧다고 해서 너무 섭섭해하지 않는 것도 필요합니다. 그만큼 경쟁력이 있다고 할 수도 있고, 임대인의 성향도 영향이 있기 때문입니다. 렌트 프리(rent free) 기간은 임대인의 성향을 파악할 수 있는 계기이기도 하

> 므로, 적절한 협상은 필요하지만 과하게 요구하다가 계약이 어그러지는 일은 없어야 합니다. 그리고 이 과정에 개원의가 직접 개입하는 것은 현명한 행동이 아닙니다. 전문가가 알아서 잘 협상을 해주므로 믿고 맡기는 것이 좋습니다.

🅐 맞습니다. 그리고 간혹 원장님 중에 일부는 인테리어가 끝나고 진료를 시작한 순간부터 렌트 프리(rent free) 기간이 시작된다고 생각하는데 결코 그렇지 않습니다.

정확한 렌트 프리(rent free) 시작일은 잔금을 치르고 난 뒤, 인테리어를 시작할 때라고 생각하는 편이 좋습니다. 모든 임대료, 관리비, 임차 날짜를 시작하는 것이 잔금일을 기준으로 하고 있습니다.

임대인이라고 해도 많이 안 해본 분은 시점을 헷갈릴 수 있고, 항상 자신이 유리한 쪽으로 생각하므로 특약 사항에 몇 년, 몇 월, 몇일부터 렌트 프리(rent free)가 시작되고, 몇 개월 동안 하는지를 정확히 명시하는 것이 많은 도움이 됩니다.

그리고 렌트 프리(rent free) 기간에는 관리비를 내지 않는다고 오해하는 경우가 있는데 그렇지 않습니다. 렌트 프리(rent free)와 관리비는 무관하므로 계약 후 잔금처리까지 끝나면 그때부터는 관리비를 내야 합니다.

> **Q** 임대료와 렌트 프리(rent free) 기간도 중요하지만, 독점 조항을 계약서에 잘 명시하는 것도 중요하죠?

A 예. 맞습니다. 독점 조항도 매우 중요합니다.
독점 조항이라 함은 그 건물에 다른 동종 업계가 못 들어오게 한다는 조항입니다. 이 부분도 굉장히 논쟁이 많은 부분입니다. 병·의원, 약국 할 것 없이 이 부분은 굉장히 예민한 부분인데, 임대인과 임차인의 해석 차이가 있기 때문입니다.

예를 들면, 정형외과가 들어온다고 했을 때 원장님 입장에서는 정형외과 진료가 가능한 모든 과가 다 들어오면 안 된다고 해석합니다. 하지만 임대인은 '정형외과만 안 되는 것이 아니냐? 재활과나 신경외과는 들어와도 되지 않느냐?'고 생각합니다. 왜냐하면, 임대인 입장에서는 내 건물에 여러 과의 병·의원을 넣어놓으면 좋으니 독점 조항에 관해서는 꼼꼼히 기재하지 않으려 하지만, 원장님 입장에서는 자신이 진료를 하는 콘셉트의 모든 과를 방어하고 싶어하기 때문입니다.
그래서 원장님 입장에서는 독점 조항을 매우 중요하게 생각하는데, 특히 정형외과, 재활의학과, 신경외과, 통증의학과 등은 이에 민감할 수밖에 없습니다.

독점 조항에 자신과 연관되어 있는 과를 많이 넣으면 원장님 입장에서는 좋습니다. 다만 그 부분을 임대인과 어떻게 조율할지가 가장 큰 문제입니다. 부드러운 임대인이라면 원장님이 원하는 모든 과를 정해서 넣을 수 있지만, 그게 어렵다고 한다면 '물리치료, 도수치료를 제외한 업종은 가능하다.'는 식으로 자세하게 정리해 주는 것이 좋습니다.

요즘 한 건물에 치과가 2~3개씩 있는 것이 바로 이 독점 조항을 제대로 체크하지 않은 결과입니다. 그러므로 건물의 독점 조항을 잘 체크해야 합니다.

물론 건물의 특성상 100% 그렇게 할 수는 없습니다. 전체 건물을 한 분이 소유하고 있는 경우면 모르겠지만, 여럿이 나눠서 소유하고 있는 집합 건물 형식일 때는 독점 조항을 만들기가 까다롭기 때문입니다. 후자의 경우에는 상가 관리 규약을 찾아서 거기에 명시할 수 있으면 명시해주는 것이 좋습니다.

하지만 독점 조항에 너무 과도한 기대를 거는 것은 계약에 있어 좋지 않을 수 있습니다. 병·의원의 독점 방어를 위해 모든 과목을 넣게되면 임대인과의 관계에 있어서 불편한 상황들이 생길 수 있으니, 과도한 독점내용 보다는 추가 경쟁 의원에 대한 방어를 고민하는 것도 방법일 수 있습니다.

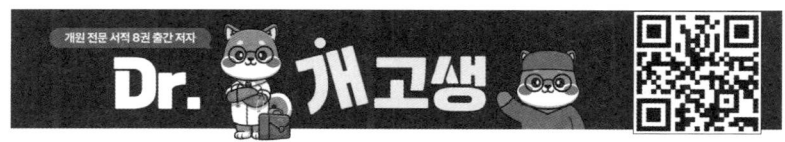

Q 앞서 말한 장애인시설에 대해서 다시 한번 자세히 설명해 주세요.

A 주 출입문은 휠체어를 타고 들어왔을 때 문턱이 없어야 합니다. 만약 건물 1층 출입구에 턱이 있다면 그 턱을 없애는 공사를 해야 합니다.

엘리베이터는 음성 서비스가 있어야 하며, 휠체어를 탄 사람도 누를 수 있는 위치에 가로로 버튼이 있어야 합니다. 그리고 중간에 가로 안전바도 있어야 합니다. 그리고 휠체어가 들어갈 수 있는 크기여야 합니다.

장애인 화장실은 남·녀 화장실에 각각 있어야 하는데, 층마다 있을 필요는 없습니다. 건물 전체에 어느 층이든 상관없이 남·녀 장애인 화장실이 각각 하나씩 있으면 됩니다. 최근엔 등받이 등도 중요하게 봅니다.

주차는 건물 주차 대수에 따라서 1개가 필요할 수도 있고, 2~3개가 필요할 수도 있으니 건물 규모에 따라서 체크해야 합니다. 주차 유도선도 있어야 하고, 주차장에서 올라올 수 있도록 완만한 경사로도 있어야 합니다.

장애인시설을 준비할 때 비용이 제일 많이 들어가는 것은 화장실과 엘리베이터인데, 엘리베이터가 작으면 장애인시설 자체가 안 됩니다. 그러므로 엘리베이터를 제대로 체크해 봐야합니다. 그리고 화장실은 손을 대는 순간 비용이 1천만 원대가 넘습니다. 게다가 화장실은 장애인

시설을 만들고 싶어도 공간이 없어서 못 만드는 경우도 있습니다. 그러니 엘리베이터와 화장실을 필수적으로 체크해야 합니다. 이는 계약금을 날리지 않기 위해서라도 계약 전에 다 체크해야 합니다.

> **Q** 전기 용량도 사전에 체크해야 하겠죠?

A 전기 용량도 아주 중요하게 살펴봐야 합니다. 물론 장비 담당 업체나 인테리어 담당 업체에서 체크해 주시겠지만, 계약한 뒤에 인테리어를 하다가 전기 용량이 안 된다고 하면 원장님이 책임져야 합니다. 건물내부에 여유 전력이 있는 경우 비용이 아주 많이 나오는 것은 아니지만, 여유 전력이 부족할 경우 비용이 많이 들어갈 수 있습니다. 따라서 꼼꼼하게 알아두는 것이 좋습니다.

> **Q** 계약서에 '전력량을 추가로 증설하기 어려울 시에는 본 계약은 무효로 하고, 계약금을 즉시 반환한다.' 같은 조항을 넣으면 정말 좋겠는데 가능한가요?

A 개원에 있어 없으면 문제가 되는 부분이 있다면, 계약할 때 무효에 관련된 특약을 넣으면 좋습니다.

전기용량이 그중 하나인데, 건물의 전기 용량은 임대인분이 다 알고 있습니다. 하지만 만약 그걸 모른다고 이야기하는 분이 있다면, 전기 관련 기사가 와서 건물 전력을 체크해야 합니다. 그리고 한국전력에 전화해서 주소를 이야기해 주면 다 체크해 볼 수 있으므로 한국전력에 문의해 보는 것도 좋습니다.

왜 전기 용량을 미리 체크해야 하냐면, 이를 증설하기 위해서는 비용이 들어가기 때문입니다. 건물 내에 여유 전력이 있으면 건물 내부에서 끌어오는 전력을 사용하므로 비용이 얼마 안 드는데, 그렇지 않은 경우에는 외부에서 한국전력을 통해 다시 추가 전력을 끌어와야 합니다. 그런데 이 비용이 상당히 많이 들어갑니다. 1천만 원 이상 비용이 들어갈 수 있으므로, 내가 필요한 전력량이 얼마인지 체크한 뒤에 내가 들어가려는 건물 호실에 그만한 전력량이 들어가는지, 또는 여유 전력이 있는지를 체크하는 것이 좋습니다. 이도 안된다면 의료기기에서 전력을 모아두었다가 사용하는 기기로 대체를 해야하는데 이또한 비용입니다.

특약 사항에 임대인분이 이야기 해준 전력량을 기재한 뒤, 외적으로 추가 증설이 필요한 경우에는 임대인께서 건물 여유전력을 물어보시고 진행하면 좋습니다. 그러면 원장님이 필요로 하는 전력량에 대한 부분은 큰 비용이 들어가지 않으므로 꼭 체크해두는 것이 좋습니다.

Q 계약서를 쓰다 보면 특약 사항에 들어가야 할 부분이 참 많습니다. 그러므로 특약을 어떻게 적느냐가 상가 계약에서 굉장히 중요합니다. 심지어 냉·난방 실외기 설치 위치도 지정해 두어야 합니다. 실외기를 설치할 곳이 없어서 옥상으로 올리거나, 아예 설치가 안 돼서 냉·난방을 못 해 고생할 수도 있습니다. 그 외 또 어떤 것이 있나요?

A 간판 위치, 현수막 위치도 아주 중요합니다. 간판 위치를 확보하지 못해서 정말 가시성이 떨어지는 곳에 간판을 달 수밖에 없는 일도 생기기 때문입니다.

그 이외에도 챙길 것이라면 건물 내 화장실의 위생상태 같은 것이 있습니다. 너무 냄새나고 관리되어 있지 않으면 정말 이 건물에 들어와도 될지를 고민해보는 것이 필요합니다.

십인십색(十人十色)이라고 건물 상태가 어떤지, 임대인 성향이 어떤지, 들어가려고 하는 원장님의 과가 어떤지 등에 따라 특약 사항도 여러모로 달라집니다.

Q 병·의원 입지를 계약한다는 것은 집을 계약할 때와는 완전히 다릅니다. 급·배수 시설이 원하는 곳에 없으면 세탁기 위치를 바꾸어야 할 수도 있고, 환기시설, 냉·난방, 방충망까지도 꼼꼼하게 봐야 합니다. 병·의원 개원은 돈이 꽤 많이 들어가는 대형 프로젝트이므로 입지를 정할 때부터 이 점을 염두

> 에 두고 고민해야 합니다. 약국도 중요하죠?

A 병·의원과 약국은 떼려야 뗄 수 없는 관계입니다. 병·의원과 약국의 거리가 멀면 그 병·의원에 잘 안 가게 되기 때문입니다. 물론 과에 따라 다르긴 하지만 약국이 필수적인 과가 있습니다. 내과, 이비인후과, 소아과 등은 처방을 많이 하게 되므로 약국이 필수적입니다.

병·의원과 약국이 가까워야 하는 첫 번째 이유는 환자의 편의를 위해서입니다. 환자가 왔을 때 편리하게 건물 1층에서 또는 같은 층에서 약을 처방받을 수 있다면 그만큼 편리한 일이 없습니다. 그리고 컴플레인도 줄어듭니다.

원장님은 '약국이 무슨 상관이야. 나만 잘하면 되지.'라고 생각하는 경우가 있지만, 결코 그렇지 않습니다. 의외로 약국이 먼 것과 관련하여 컴플레인을 거는 환자가 많습니다. 그것 때문에 스트레스를 받는 원장님도 많습니다. 그러므로 특히 처방이 많이 나오는 과라고 하면, 내 건물에 약국이 들어갈 자리가 있는지부터 같이 체크해주는 것이 좋습니다. 만약 건물에 자리가 없다고 한다면 옆 건물에라도 약국이 있는지 봐야 합니다.

그리고 약사님이 환자를 병·의원에 소개하는 식으로 도움을 주는 부분도 있습니다. 그러므로 약국과 함께 있어야 하는 과는 꼭 체크해야 합니다.

물론 처방을 적게 낸다고 해도 약국이 있으면 무조건 플러스입니다.

Q 원상복구 조항도 특약에 넣는 것이 중요하죠? 그 외 또 어떤 항목을 특약사항에 넣어야 하나요?

A 원장님께서 체크해야 하는 목록 중 하나가 바로 원상복구 조항입니다.
원장님 입장에서는 이런 것까지 챙겨야 하나 생각이 들 수도 있지만, 특약사항에 들어가야 하는 조항입니다. 원상복구 같은 경우는 저희가 진행하는 기본 공인중개사 상가 임대차계약서에 기본적으로 들어가 있는 내용이기도 하고 민법상에도 들어가 있는 내용이긴 한데, 가장 큰 쟁점은 어디까지 원상복구를 해야 하냐는 내용입니다.

만약 계약을 진행했을 때 공실인 상태에서 건물을 체크하게 된 상황이면, 지금 현재 상태로만 원상복구를 하면 됩니다. 인테리어 팀이 공사하기 전에 사진을 미리 찍어놓고, 이런 부분에 문제가 있고 이런 식으로 나중에 원상복구를 할 것이라며 정리를 할 텐데, 원장님도 계약하기 전에 그 내용을 확인하고 뭔가 문제가 있다고 생각되는 부분은 사전에 사진을 찍어서 임대차계약할 때 임대인분에게 확실히 상기시켜야 합니다.

추후 원상복구 할 때 가장 문제되는 부분 중 하나가 보증금을 다 못 돌려받는 경우입니다. 임대인 입장에서는 원상복구를 할 때 건물을 이전보다 더 깨끗하게 만들려고 트집을 잡기 때문입니다. 미리 증거를 만들어놓지 않으면 그때 반박할 방법이 없습니다.

그리고 원상복구에 대한 한계점은 서로 생각 차이가 있을 수 있으므로, 들어갔을 때 미리 체크해두는 것이 좋습니다. 또는 공실이 아니라 타 업종이 있어서 그것을 철거하고 들어가야 하는 경우에는 철거를 다 한 뒤에 원상복구 부분을 고려하는 것이 좋습니다. 철거한 상태에 대한 원상복구를 요구하는 것인지, 바닥이나 천장까지 깔끔하게 해놓는 상태의 원상복구를 요구하는 것인지는 임대인마다 성향 차이가 있으므로, 그 부분을 계약 전에 조율해서 특약 사항으로 작성하는 것이 임차인 입장에서는 훨씬 유리합니다.

물론 개원을 시작할 때 본인이 이 병·의원을 폐업한다거나 이전할 것까지 생각하는 경우는 많지 않지만, 그래도 특약 사항에 원상복구 조항을 꼭 넣어야 합니다. 어떻게 보면 입지와 임대차계약의 꽃은 특약 사항입니다. 그러니까 최대한 임차인 입장에서 유리한 항목을 특약에 많이 넣어놓아야 합니다.

그리고 특히 중요하게 생각해야되는 것은 임대료 상승률에 대한 특약 사항을 명확히 하는 것입니다. 상가임대차보호법 적용 대상이 되면 5%

이내로 협의한다는 내용을 법적으로 보장받을 수 있는데, 대부분 병·의원은 상가임대차보호법을 적용받지 못하므로 재계약 시 임대인이 요구하는 인상률의 범위가 상당히 큽니다. 그래서 구체적인 임대료 상승률 한도를 계약 당시부터 특약사항에 명시하는 것이 굉장히 중요합니다.

> **Q** 실제로 특약 사항에 '구체적인 임대료 상승률 한도'를 명시할 수 있나요?

A 대부분 원장님께서는 보증금과 월세의 범위가 크기 때문에 상가임대차보호법을 적용받지 못합니다. 그러므로 상가임대차보호법에 준하는 5% 이내 협의 내용을 특약 사항에 넣는 것이 중요합니다. 물론 이 같은 조건을 달겠다고 하면 곧바로 수긍하는 임대인은 거의 없습니다.

따라서 차라리 임차권 보장을 5년 정도로 잡고, 2년마다 5% 이내로 협의해서 인상을 해달라는 식으로 이야기하면 서로 한 발자국씩 양보하는 것이므로 충분히 가능하다고 봅니다. 누차 말씀드리지만 이런 부분은 원장님이 직접 할 수 없는 부분입니다. 전문가가 협상하는 것이 훨씬 더 결과가 좋습니다.

> **Q** 특약 사항은 많을수록 좋기는 하지만 걱정되는 부분이 있습니다. 과도하게 특약 사항을 요구하다 보면 임대인이 계약을 안 하겠다고 할 수 있는데요.

> 그래서 좋은 건물을 놓치게 될 수도 있는데, 그런 상황이 발생하지 않게 하는 노하우가 있는지요?

A 우선은 임대인의 성향이 중요합니다. 그리고 그 외에도 중요한 것이 많은데, 주변 상가를 봤을 때 임차가 많이 됐는지 등도 그중 하나입니다. 주변 시장 상권이 매물이 나오자마자 나가는 곳이라면 임대인 입장에서는 꼭 원장님을 들이지 않아도 상관없다고 생각하기 때문입니다.

물론 병·의원은 우량 임차인이어서 다른 업종보다는 충분히 우위에 설 수 있습니다. 병·의원이라는 업종은 다른 업종보다 상가를 훨씬 더 깔끔하게 운영할 것이고, 오랫동안 운영할 수 있는 업종이므로 여러가지 부분을 특약 사항으로 요청할 수 있습니다.

그런데 원장님께서 이러한 점을 과하게 활용하려고 해서 터무니없을 정도로 많은 것을 특약 사항에 넣으려고 하는 경우도 있습니다. 정말 하나부터 열까지 사소한 것까지 추가하게 되면 추후 법적인 문제를 떠나서 감정싸움이 되는데, 그러면 계약이 어려워질 수 있습니다. 그리고 결국 '갑을 관계'이기 때문에 정말 이곳에서 오래 운영하고 싶다면 그에 대한 우위는 임대인에게 있습니다. 그러므로 어느 정도 수준에서 정리를 할 필요가 있습니다. 전체적인 특약에서 꼭 중요하게 들어가야되는 특약들만 명시가 됐다고 하면 세부적인 특약들은 임대인의 성향을 봐서 진행하는 것을 추천드립니다.

또한, 협상 부분에서는 원장님과 임대인이 직접 이야기하기보다 전문가에게 이야기해서 일을 맡겨주시는 것이 좋습니다. 원장님이 직접 나서는 순간 서로에 대한 감정싸움이 될 수 있기 때문입니다.

Q 특별한 경우이긴 하지만 준공 전 건물을 계약하는 경우일 때 주의할 점도 설명해 주세요.

A 신도시 같은 경우는 건물을 짓고 있는 경우가 많고, 재래시장에서도 신축에 들어가는 경우에는 선점을 하기 위해 미리 계약되는 경우도 있을 텐데, 준공 전 건물의 가장 큰 리스크는 '준공일자'입니다.

요즘은 인건비나 자재비가 오르면서 공사가 미뤄지느라 준공일자가 함께 밀리는 경우도 많습니다. 그래서 이런 부분 또한 특약 사항에 기재해놓으면 좋습니다. 예를 들어, '준공이 몇 월 몇일인데 3개월 이상 준공이 밀릴 경우 임차인의 권한으로 직권 해제를 할 수 있고, 계약금을 즉시 반환한다.' 등의 내용을 넣으면 좋습니다. 만약 해당 건물이 너무 좋아서 준공이 어느 정도 밀려도 괜찮겠다고 하면 밀리는 만큼의 일수를 렌트 프리(rent free)로 받는 것도 좋습니다. 물론 이것도 임대인 성향에 따라 방법이 달라질 수 있으므로, 준공 전 건물인 경우에는 준공일자가 밀릴 가능성을 미리 생각해두고 특약을 작성하는 것이 좋습니다.

Q 상가 계약을 할 때 꼭 체크해야 할 체크리스트에 대해 말씀하셨는데, 임대차계약을 원장님이 중개수수료 비용을 아끼기 위해 임대인분과 직접 계약을 하게 되면 놓치게 되는 특약 사항이 생각보다 많을 수밖에 없습니다.

그리고 너무 과도한 특약을 넣게 되면 감정싸움으로 흘러갈 수 있으므로 어느 정도 양보해가며 타협하는 것이 중요합니다.

그리고 개원을 준비하는 분은 다 잘 될 거라는 생각으로 진행하게 되는 경우가 있는데, 나중에 일이 잘 안 풀렸을 때 그런 부분에서 문제가 터질 수 있습니다. 그러므로 미리 준비하는 차원에서 계약 이전부터 꼼꼼하게 체크할 필요가 있는데, 저는 전문가를 만나는 것이 가장 좋은 선택이라고 생각합니다.

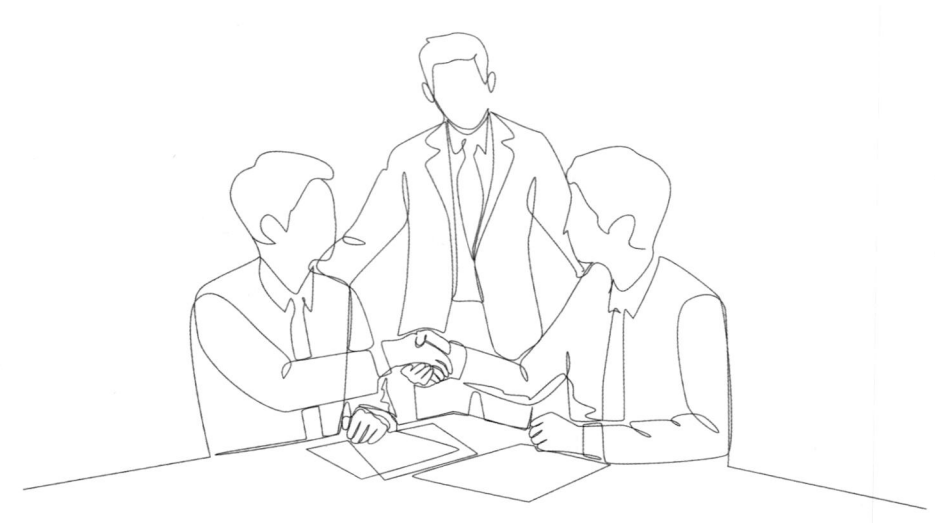

PART I 입지

07 원장들이 알아야 할 부동산 법률지식은 무엇인가요?

Q 상가임대차보호법은 상가를 임대한 임차인을 보호한다는 것인데, 이게 지역마다 편차가 있습니다. 환산보증금이 서울은 9억, 부산, 인천광역시 과밀억제권역은 6억 9천, 세종, 안산, 김포 등은 5억 4천, 기타 지역은 3억 7천으로 되어 있습니다. 이에 대한 설명을 부탁드립니다.

제2조(적용범위) ① 「상가건물 임대차보호법」(이하 "법"이라 한다) 제2조제1항 단서에서 "대통령령으로 정하는 보증금액"이란 다음 각 호의 구분에 의한 금액을 말한다. <개정 2008. 8. 21., 2010. 7. 21., 2013. 12. 30., 2018. 1. 26., 2019. 4. 2.>
 1. 서울특별시 : 9억원
 2. 「수도권정비계획법」에 따른 과밀억제권역(서울특별시는 제외한다) 및 부산광역시: 6억9천만원
 3. 광역시(「수도권정비계획법」에 따른 과밀억제권역에 포함된 지역과 군지역, 부산광역시는 제외한다), 세종특별자치시, 파주시, 화성시, 안산시, 용인시, 김포시 및 광주시: 5억4천만원
 4. 그 밖의 지역 : 3억7천만원
② 법 제2조제2항의 규정에 의하여 보증금외에 차임이 있는 경우의 차임액은 월 단위의 차임액으로 한다.
③ 법 제2조제2항에서 "대통령령으로 정하는 비율"이라 함은 1분의 100을 말한다. <개정 2010. 7. 21.>

🅐 우선 이해를 돕기위해 환산보증금에 대해 말씀드리겠습니다. 환산보증금을 계산하는 방식은 '보증금 + 월세 × 100'으로 나오는 금액이라고 보면 됩니다. 이 금액이 지역마다 정해져 있는 금액 내에 들어오면 상가임대차보호법을 받을 수 있고, 그 금액을 넘으면 상가임대차보호법을 받지 못하게 됩니다.

이것이 중요한 이유는 임대료 인상률에 있습니다. 임대료 상승이 5% 이내로 받을 수 있는지, 아니면 상가임대차보호법 적용을 못 받아서 그 이상으로 넘어가는지에 대한 부분이 가장 큽니다.

> 🅠 환산보증금 계산은 참 쉽습니다. 만약 월세가 800만원이면 '800만원 × 100'을 해서 8억이 나옵니다. 거기에 보증금이 1억 5천이라고 했을때 합치면 9억 5천이 됩니다.
>
> 대부분 병·의원은 상가임대차보호법을 못 받는 상황이므로 특약 사항에 임대료 상승률에 대해 넣는 것이 중요합니다. 그리고 임대차계약 후에 확정일자를 받는 것이 도움이 된다고 알고 있습니다. 이에 대해 설명해 주세요.

🅐 사업자등록증을 발급받을 때 임대차계약서에 확정일자를 받으시면 됩니다. 그럼 그 날짜로 임차인의 보증금의 순위가 확정이 되어 추후 상가가 경매로 넘어갔을 때 순위대로 보상을 받으실 수 있습니다.

그리고 건물을 체크할 때 보증금을 보호받을 수 있는지 체크하는 방법이 있습니다. 우선 건물 매매가를 체크해보시고, 건물의 대출 금액이 60% 이상이 안 되는지 체크해보면 '그래도 내 보증금액을 보호받을 수 있겠구나.'라고 생각할 수 있습니다.

혹여나 집합 건물일 경우에는 호실별로 계약서가 다르므로 100평에 대한 보증금이 1억이더라도 호실별로는 2천만 원이 5칸인 경우가 있어서 전체가 1억인 경우가 있을 수 있습니다. 그러면 하나의 호실도 대부분 상가임대차보호법 적용이 되실 것이지만, 그게 안 된다고 하면 최저 우선 변제 체크를 해보시는 것도 하나의 방법일 수도 있습니다.

현실적으로 전세권 설정이 안 된다고 하면 보증금에 대한 보호를 이후에 차선책으로 받을 수 있는 방법은 어렵다고 보셔야 될 것 같습니다.

> **Q** 상가 계약을 하기 전에 항상 확인해야 할 것이 '건축물대장과 등기부등본'입니다. 하지만 익숙하지 못한 분은 건축물대장을 봐도 이해가 잘 안 되는 경우도 있습니다. 그래서 전문가가 필요하다고 생각합니다. 일단 상가 계약 시에 전문가가 필요한 이유에 대해서 다시 한번 강조를 부탁드리겠습니다.

A 원장님께서 입지를 확인하는 것은 부동산을 통해서거나, 주변 분의 도움을 받거나, 네이버 지도를 통해서, 또는 발품을 팔아서 진행할 수도 있습니다. 이것은 비용이 들어가는 게 아니므로 혼자서도 충분히 할 수 있지만, 결정을 하고 계약을 하려는 시점부터는 비용이 들어가게 됩니다.

임대차계약 같은 경우는 한 번 작성을 하고 계약금을 넘기게 되면 해지를 하는 방법은 계약금을 포기하고 해지하는 방법밖에 없습니다. 그리고 항상 화장실 가기 전이랑 나오고 나서가 다른 것처럼, 임대인분도 계약서를 쓰시고 나면 태도가 변하시는 경우가 굉장히 많습니다.

그래서 계약 전에는 조율할 수 있는 부분이 있더라도, 계약하고 난 이후에 조율하기는 상당히 어렵습니다. 그러므로 병·의원을 전문으로 진행하는 분들을 만나서 사전에 체크할 수 있는 것들을 미리 체크하고 조율해야 합니다. 하다못해 장애인시설 관련해서 비용이 들어가거나 용도변경 관련해서 비용이 들어가는 부분도 렌트 프리(rent free)나 월세로 조율할 수 있는 부분이 상당히 많습니다.
중개수수료가 아깝다는 생각으로 혼자 하려고 하는 건 맨땅에 헤딩하는 것과 마찬가지입니다.

Q 이번에는 건축물대장에 대해 구체적으로 설명해 주세요.

A 건축물대장에는 우리가 들어가려는 건물에 대한 내용이 나오는데, 전체적인 건물 층수별로 몇 평인지, 우리가 쓰는 전용 면적, 공유 면적에 대한 평수도 알 수 있고, 제일 중요한 용도 부분을 알아볼 수 있습니다.
만약 2층을 임대한다고 하면 2층에 대한 용도가 어떤 것인지 체크해볼 수 있습니다. 그리고 2층 201호라고 하면, 201호에 관한 용도를 체크해볼 수 있습니다. 따라서 건축물대장을 뽑아 확인해야 하는 첫 번째는 평수의 정확도이고, 두 번째는 용도의 확인입니다. 세 번째는 임대인의 성함과 주소입니다.

첫 번째로 면적은 여러분이 계약하는 면적과 실제 면적이 다른 경우가 있습니다. 그래서 관리비도 생각보다 더 많이 나온다고 생각할 수 있으므로, 실제로 건축물대장에 기재된 면적을 확인해야 합니다.

두 번째로 용도는 제1종근린생활시설(의원)인지 꼭 확인해야 합니다. 제1종근린생활시설(의원)이 아니면 용도변경이 가능한지 체크하셔야 합니다.

■ 건축물대장의 기재 및 관리 등에 관한 규칙 [별지 제1호서식] <개정 2017. 1. 20.> [시행일:2017.1.20.] 내진능력란에 관한 개정규정

일반건축물대장(갑)

(2쪽 중 제1쪽)

고유번호	4141010400-1-01110000		민원24접수번호	20190211 - 97324233		명칭		YJ빌딩	호수/가구수/세대수	0호/0가구/0세대
대지위치	경기도 군포시		지번	외 3필지		도로명주소		경기도 군포시		
※대지면적	581.3 ㎡	연면적	1,721.85 ㎡	※지역	도시지역 외 2		※지구	일반미관지구	※구역	상대보호구역
건축면적	338.08 ㎡	용적률 산정용 연면적	1,291.5 ㎡	주구조	철근콘크리트구조		주용도	제1,2종근린생활시설	층수	지하 1층/지상 5층
※건폐율	58.16 %	※용적률	222.17 %	높이	18.4 m		지붕	(철근)콘크리트	부속건축물	동 ㎡
※조경면적	30.34㎡	※공개 공지·공간 면적	㎡	※건축선 후퇴면적	㎡		※건축선 후퇴거리	m		

건축물 현황					소유자 현황			
구분	층별	구조	용도	면적(㎡)	성명(명칭) 주민(법인)등록번호 (부동산등기용등록번호)	주소	소유권 지분	변동일 변동원인
주1	지1층	철근콘크리트구조	주차장	414.68	이		1/1	2018.11.28
주1	지1층	철근콘크리트구조	계단실	15.67	74L			소유권보존
주1	1층	철근콘크리트구조	제2종근린생활시설(휴게음식점),제1종근린생활시설(소매점)	300.77	- 이하여백 - ※ 이 건축물대장은 현소유자만 표시한 것입니다.			
주1	2층	철근콘크리트구조	제1종근린생활시설(휴게음식점),제2종근린생활시설(사무소)	312.21				

이 등(초)본은 건축물대장의 원본 내용과 틀림없음을 증명합니다.

세 번째로 소유자를 필히 확인해야 합니다. 소유자가 누군지 확인을 못해서 사기당하는 분도 있기 때문입니다. 정말 어처구니없는 경우인데, 뉴스에도 가끔 나오지만 정말 주인이 아닌 사람이 주인 행세하며 계약해서 사기당하는 경우도 있습니다. 그리고 소유자를 확인하면 좋은 점이 내가 계약하는 임대인과 상가 소유자가 다른 경우처럼 복잡한 상황도 있기 때문입니다.

일단 소유자를 체크하기 위해 제일 필요한 서류는 등기부등본을 발급받는 것입니다. 등기부등본에는 소유자에 관한 사항이 표시되어 있습니다. 임대차계약서에 나와 있는 소유자분과 등기부등본에 나와 있는 소유자분이 동일한지 체크하는 게 좋습니다. 그리고 임대차계약 현장에 소유자분이 직접 나왔는지도 봐야 합니다. 직접 나왔으면 주민등록

사항의 내용을 체크하고, 등기사항의 내용과 비교해본 뒤 계약서를 쓰면 좋습니다.

하지만, 간혹 법인이나 대리인이 나오는 경우가 있습니다. 법인 같은 경우는 법인 대표자 본인이 직접 나온다면 사업자 등록증만 체크하고 법인 대표의 신분증을 확인하고 나서 계약하면 되는데, 대부분 법인은 직원이 나오는 경우가 있습니다. 그러면 법인 인감증명서와 인감 도장을 확인해야 합니다. 대리인 신분증, 위임장도 같이 체크해서 정리해야만 임대차에 관한 효력이 생깁니다.

만약 일반 건물주인 경우에도 대리인 분이 나올 경우에는 위임장, 인감 도장, 인감증명서, 대리인 신분증을 전부 체크해야 합니다.

이 두 가지 사항에 대해 가장 중요한 것은 계약금을 입금할 때인데, 법인은 법인 대표의 통장 또는 법인 통장으로 입금해야 합니다. 일반 개인인 경우에는 등기부상에 나와 있는 일반 개인 통장으로 입금해야 합니다. 그리고 잔금도 그렇게 정리하면 됩니다.

대리인이 나왔다고 해서 꼭 문제가 되는 건 아니므로 그런 서류만 준비되면 원장님께서 크게 걱정할 것은 없습니다.

Q 이번에는 등기부등본에 대해 구체적으로 설명해 주세요.

A 인터넷에서 등기소라고 검색을 하면 등기부등본을 유료로 뽑을 수 있습니다. 등기부등본은 표제부(건물의 표시), 갑구(소유권에 관한 사

항), 을구(소유권 이외의 권리에 관한 사항)로 나누어집니다.

표제부는 전체적인 건물의 형태, 평수 등입니다.

갑구에 대한 부분은 소유자에 관한 사항입니다. 이 건물, 호실 또는 건물 전체의 소유자가 누군지에 대해 표시되어 있습니다. 몇 명이 소유하고 있는지에 대한 부분도 나와 있으므로 그것을 체크해보면 되고, 또 하나 중요한 점은 가압류에 대한 부분입니다.
압류, 가압류가 될 경우 이 갑구 밑에 표시되므로 압류, 가압류가 끼어 있는 건물은 한 번 더 고민하는 것이 좋습니다. 왜냐하면, 압류, 가압류가 없는 건물도 상당히 많기 때문입니다. 압류, 가압류에 대한 부분이 문제가 되는 이유는 그게 정확히 얼마가 걸려 있는지 우리가 확인하기 어려운 부분이 많기 때문입니다. 특히 건물 보증금을 보호받지 못할 수도 있으므로 갑구에 압류, 가압류가 있다면 상당히 고민해볼 필요가 있습니다.
그리고 을구에 대한 부분은 이 건물이 건물을 매매하거나 아니면 현재 임차인들의 전세권 설정이 얼마가 돼 있는지도 표시되므로, 근저당권을 확인해 볼 수 있습니다. 예를 들어, 100억짜리 건물을 기준으로 봤을 때 근저당이 60% 정도 수준이라고 하면 '그래도 내가 계약을 해도 되겠구나.'라고 생각할 수 있습니다. 그런데 만약 근저당이 80~90% 이상이라고 하면 많이 고민을 해보시고 계약을 해보시는 걸 추천드립니다.

표 제 부 [건물의 표시]
소재지번, 건물명칭, 건물번호, 대지권 확인

표시번호	접 수	소재지번 및 건물번호	건 물 내 역	등기원인 및 기타사항
5	2018년3월12일	서울특별시 송파구 가락동 [도로명주소] 서울특별시 송파구 오금로	철근콘크리트라멘조 슬래브지붕 7층 업무 시설 1층 439.28㎡ 2층 486.39㎡ 3층 486.39㎡ 4층 486.39㎡ 5층 486.39㎡ 6층 486.39㎡ 7층 486.39㎡ 지하1층 783.87㎡ 지하2층 693.67㎡	증축

갑 구 [소유권에 관한 사항]
소유자이름, 주소, 주민등록번호 등 인적사항 확인 압류, 가압류, 가처분 등이 되어 있는지 확인

순위번호	등 기 목 적	접 수	등 기 원 인	권리자 및 기타사항
44	소유권이전	2017년9월26일 제167938호	2017년7월5일 매매	소유자 주식회사한○ 110111- 서울특별시 송파구 동남로 매매목록

순위번호	등 기 목 적	접 수	등 기 원 인	권리자 및 기타사항
		제10065호	전거	18동 104호
2 (전-2)	압류	1998년5월11일 제16664호	1998년5월11일 압류(환경67100-983)	권리자 서울특별시동대문구 부동산등기법 제177조의 6 제1항의 규정에 의하여 1번 내지 2번 등기를 2001년 09월 20일 전산이기
3	2번압류등기말소	2003년3월14일 제8614호	2003년3월6일 해제	
4	압류	2011년9월5일 제25929호	2011년8월29일 압류(관세정과-4030)	권리자 서울특별시동대문구
5	4번압류등기말소	2011년9월16일 제30866호	2011년8월29일 해제	
6	압류	2015년4월20일 제40333호	2015년4월15일 압류(압은환경과-10144)	권리자 서울특별시동대문구

을 구 [소유권 이외의 권리에 관한 사항]
저당권, 전세권이 설정되어 있는지 확인 지상권, 지역권이 설정되어 있는지 확인

순위번호	등 기 목 적	접 수	등 기 원 인	권리자 및 기타사항
13	전세권설정	2012년3월2일 제46223호	2012년2월14일 설정계약	전세금 금70,000,000원 범 위 전부 존속기간 2012년 3월 1일부터 2014년 2월 28일까지 전세권자 에스케이네트웍스주식회사 1101110095499 경기도 수원시 장안구 정화동 104-26 공동전세
13-1				13번 등기는 건물만에 관한 것임 2012년3월2일 부기
13-2	13번등기명의인표시변경	2014년4월9일 제82577호	2011년10월31일 도로명주소	에스케이네트웍스주식회사의 주소 경기도 수원시 장안구 (정자동) 7954(정화동)
13-3	13번전세권이전	2014년5월28일 제118094호	2014년3월19일 양도	전세권자 피에스앤마케팅주식회사 110111-4072538 서울특별시 성동구 아차산로 38, 10층(성수동1가, 개명빌딩)
14	근저당권설정	2013년5월10일 제115249호	2013년5월9일 설정계약	채권최고액 금249,600,000원 근저당권자 주식회사한국외환은행 110111-0672538 서울특별시 중구 을지로2가 181 공동담보

> **Q** 이번에는 신탁, 법인 소유 등에 대해서 설명해 주세요.

A 신탁은 건물주가 건물 관리를 신탁 회사에 맡기는 경우가 대부분입니다. 신탁 회사에 대해 간단히 설명드리자면, 일종의 관리 회사라고 생각하면 쉬울 것 같습니다. 은행권 같은 곳에 신탁을 맡겨서 내 건물에 대한 관리, 특히나 대출이나 비용이 나가는 것을 전부 신탁 회사에 관리를 맡기는 건데, 이와 관련한 문제점은 결국 현재 소유자는 신탁 회사인 겁니다. 따라서 신탁 회사가 현 소유자로 되어 있으면 계약금이나 월세 등을 신탁 회사에 입금하는 경우가 있습니다.

임대인과 신탁 회사가 계약을 진행하는 신탁 회사 계약서가 있는데, 그것을 확인해 보면 '모든 임대차 특약 사항의 모든 임대차 권한은 소유자 ○○○한테 위임을 한다.'라는 내용이 있는지 체크할 필요가 있습니다. 현재 소유자가 신탁 회사로 되어 있는데 임대인분이 '모든 권한은 나한테 있으니 계약서는 나랑 쓰면 된다.'고 이야기하는 경우도 있기 때문입니다. 그런데 만약 신탁 계약서에 임대 권한을 지금 현재 임대인에게 위임한다는 내용이 없으면, 임대인이 본인 건물이라 할지라도 임대차계약서에 권한이 없을 수 있습니다. 그래서 이런 부분은 사전에 체크할 필요가 있습니다.

그리고 신축 중인 건물의 대부분은 신탁 회사를 끼고 project financing로 신축을 하는 경우가 많습니다. 이런 경우 모든 임대차계약이나 비용을 신탁 회사에서 맡고 있습니다. 그래서 분양을 해본 분은 알겠지만 계약금 등을 신탁 회사로 입금하는 경우가 있습니다. 그러므로 사전에 신탁 회사가 얽혀 있으면 임대인분이나 분양하는 분에게 신탁 계약서, 신탁 원부를 받아서 체크할 필요가 있습니다.

그리고 간혹 법인소유 건물들이 있습니다. 개인 소유의 건물이 아닌 법인 소유의 건물일 경우 이 또한 마찬가지입니다. 법인 사업자등록증을 확인하시고 계약을 진행하시면 됩니다.

신탁과 법인 그리고 개인의 가장 큰 차이점은 계약하는 과정입니다. 개인의 경우 빠른 피드백을 받을 수 있는 부분도 있고, 융통성있게 진행할 수 있는 부분도 충분히 가능할 것이고 조율할 수 있는 부분도 많을 것입니다.

반면, 추후 재계약시나 계약 이후에 문제점들이 나올 수도 있습니다. 하지만 법인이나 신탁의 경우 계약진행에 있어 하드한 느낌과 법적인 부분을 강조하면서 계약을 진행한다고 느껴지지만, 계약 이후에도 법적인 부분으로 진행을 하기 때문에 운영함에 있어 더 깔끔한 경우도 많습니다.

Q 마지막으로, 확정일자에 대해 설명해 주세요.

🅐 상가임대차보호법 적용을 받으면 세무서에 사업자 등록증을 낼 때, 계약서 원본을 가지고 가면 계약서 원본에 확정일자를 찍어줍니다. 그때부터 이 임차에 대한 효력이 생기는 것이므로 원장님께서는 확정일자를 무조건 받아야 합니다.

만약 상가임대차보호법 적용이 안 되었을 경우에는 전세권 설정을 받아야 합니다. 이 부분에 대해서는 임대인의 동의가 필요합니다. 계약 전에 내가 상가임대차보호법 적용이 되는지 안 되는지 체크하고, 안 된다고 한다면 임대인 동의를 받아서 전세권 설정을 받는 것을 추천합니다.

🅠 이렇게 꼼꼼히 체크해야 하는 이유가 계약을 잘못하면 보증금을 못 받을 수 있기 때문인데, 개원의 입장에서는 계약을 할 때 어떤 점을 주의해야 하나요?

🅐 계약을 진행할 때 보증금에 대한 걱정을 많이 할 겁니다. 최근 전세에 대한 불안 요소가 많은 상황이므로, 보증금을 제대로 돌려받을 수 있을지에 대한 불안도 많이 있습니다.

하지만, 사전에 체크할 수 있는 부분과 등기부등본상의 대출, 근저당권 부분을 미리 체크해 보면 크게 걱정 안 해도 되겠습니다.

병·의원
개고생 6
경영관리와 직원관리
성공비법
장편한외과의원 원장 이성근 지음

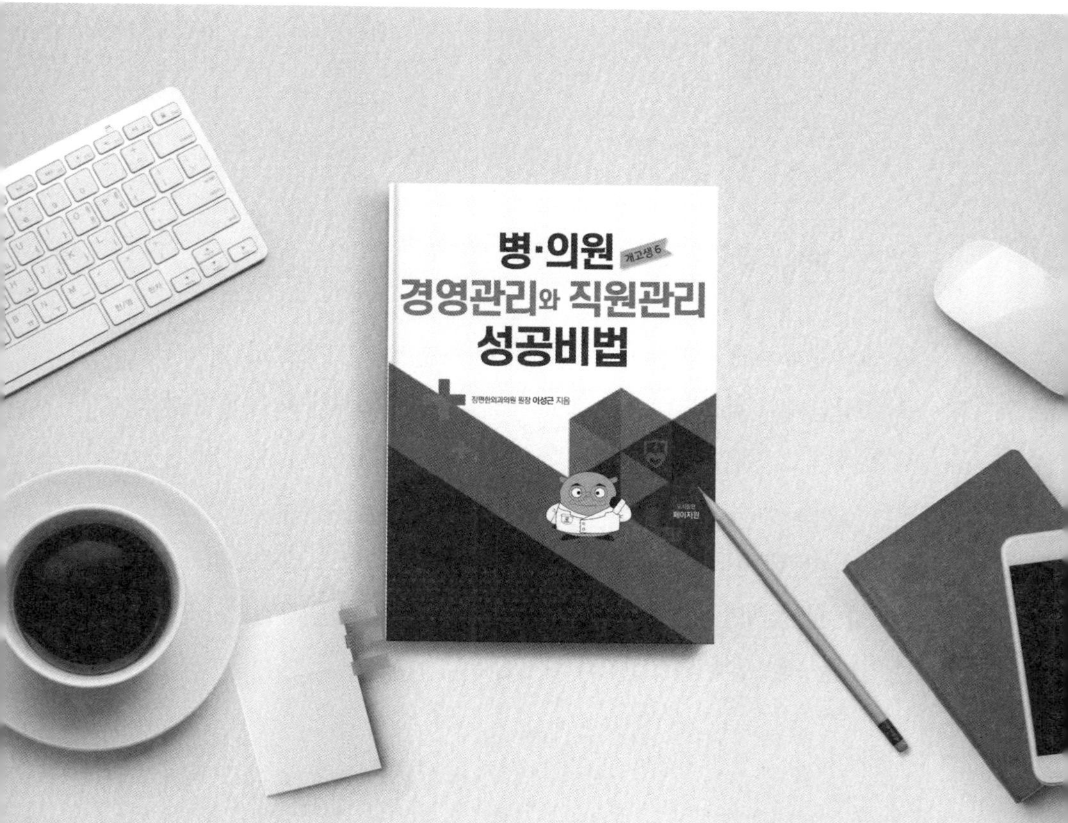

PART I 입지

08 좋은 입지 전문가를 만나는 방법은 무엇인가요?

Q 좋은 입지 전문가를 만나는 노하우가 있을까요?

A 업체마다 가지고 있는 상가 물건이 다 다를 수 있으므로, 그런 부분을 원장님께서 체크해보고 만나보다가 '나는 이 업체가 마음에 든다.' 라고 하면 그 전문가에게 맡기는 것을 추천드립니다.

여러 업체들을 비교해보시면 여러 입지를 체크해볼 수 있는 부분도 분명 있으실텐데, 한 업체를 믿고 맡기시는 것도 괜찮다고 말씀드리고 싶습니다. 한 업체와 꾸준한 라포(rapport)를 쌓는다면 원장님께서 원하는 입지를 찾으실수 있으실거라 확신합니다.

> ❓ 공인중개사는 개원하려고 하는 지역의 공인중개사를 만나는 게 좋을까요?

🅐 지역 공인중개사는 그 지역을 훨씬 더 잘 안다는 장점이 있지만, 병·의원 관련하여 잘 모르는 분이라면 계약을 할 때 원장님이 챙겨야 할 것을 챙기지 못하는 경우가 있습니다.

그리고 결국 중개수수료는 지역 부동산이나 입지 전문가나 똑같습니다. 그러므로 이왕이면 병·의원에 특화되어 있는 중개사를 만나는 것이 좋습니다. 웬만하면 병·의원을 전문으로 하는 컨설턴트나 중개사를 만나보는 것을 추천하고 있습니다.

지역에 거점 부동산이나 각 지역에서 병·의원 메디컬을 전문으로 하는 중개사분들이 계실겁니다. 이왕이면 메디컬 전문 중개사분들을 찾아서 진행하시는 걸 추천드립니다.

> ❓ 공인중개사를 만나기 전에 원장님이 미리 알면 도움이 되는 정보가 있을까요? 사전에 공부해야 할 부분이 있는지 궁금합니다.

🅐 앞서 말씀드렸듯 지역에 관한 자신의 기준점을 잡으면 좋을 것 같습니다. 그리고 출퇴근 거리 1시간 이내 지역을 고려하시는 것이 좋습니다. 그리고 자신이 가려는 지역의 병·의원은 어떤지, 상권은 어떤지도

체크해 봅니다. 그 다음으로는 자신이 지금 근무하고 있는 곳의 입지가 어떤 점 때문에 좋은 것인지를 고민합니다. 그리고 건축물대장이나 등기부등본을 스스로 인터넷에서 검색해 서류를 발급해보는 연습도 할 필요가 있습니다. 검색만 하면 충분히 서류를 발급할 수 있습니다.

또한, 상가 건물의 평균적인 임대료 수준을 체크하는 것도 좋습니다. 네이버 부동산 같은 것을 활용하면 주변 시세를 어느 정도 파악할 수 있고, 그러면 보증금이나 월세가 얼마나 나올지 대략 생각해 볼 수 있으며, 내가 얼마나 낼 수 있는지에 대한 기준도 세울 수 있습니다. 그러므로 이런 점을 미리 체크해두는 것이 좋습니다.

원장님께서 어느정도 기준을 잡고 지역을 파악하고 있는 상태에서 공인중개사분들이나 컨설팅 분을 만났을 때 자신이 원하는 바를 이야기하기가 훨씬 수월하실 겁니다. 그리고 개원에 대한 막연함이 훨씬 줄어들 것이고 자신감도 분명히 생기실겁니다.

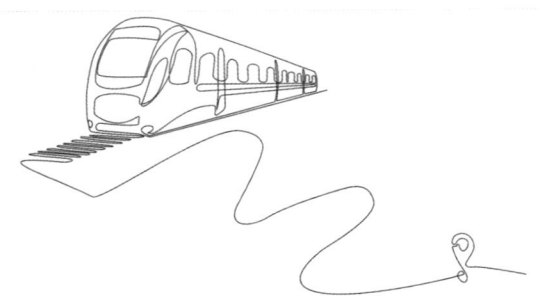

Q 임대인을 만나는 원장님에게 사전에 조언을 할 부분이 있을까요? 임대인과 만날 때 원장님 입장에서 미리 알면 도움이 되는 준비 사항 같은 것이 있을까요?

A 혹시나 임대인이 처음에 제시한 조건과 다른 조건을 이야기했을 때, 직접 이야기하기보다는 저희 같은 중개사를 통해 대신 말할 수 있게끔, 그래서 원장님은 항상 좋은 분으로 남을 수 있게끔 작전을 짜는 것이 좋습니다.

Q 저는 입지 선정에서 '삼고초려(三顧草廬)'가 굉장히 중요하다고 생각합니다. 좋은 입지를 찾기 위해서도, 좋은 임대인을 만나기 위해서도, 좋은 공인중개사를 만나기 위해서도 삼고초려(三顧草廬)를 해야 합니다. 무엇이든 정성을 기울여야만 좋은 결과가 나옵니다.
그리고 결국 마음이 통하면 안 되는 일은 없다고 생각합니다. 사람과의 관계에서 마음을 다하고 삼고초려(三顧草廬)할 정도의 마음가짐이면 누구와도 좋은 관계가 유지될 것이라 생각합니다.
개원을 준비하다 보면 정말 엄청 많은 분을 만날텐데, 지치지 마시고 좋은 결과를 위해 멀리 간다고 생각하며 한 걸음, 한 걸음 걷다 보면 좋은 결과가 나올 것이라고 생각합니다. 마무리 인사 부탁드립니다.

A 개원의 첫 시작은 입지를 보는 것부터 시작이지만, 입지 체크 전에

원장님께서 어느정도 기준점을 잡고 공부를 하시고나서 보시는 것도 좋은 방법일 것 같습니다. 그리고 입지 이후에도 준비하셔야 할 것들이 많기 때문에 전문가들을 잘 만나보시는 것도 좋을 것 같습니다.

주변에 원장님을 도와드리려는 업체들이 많으니 너무 두려워하지 마시고, 고민 많이 하지 마시고, 일단 만나보시고 판단해 보셔도 좋을 것 같습니다.

개원을 고민할때 꼭 만나야할 입지 전문가

안녕하세요.
부동산청년들 대표 공인중개사 조준희 이사입니다.

저희 '부동산청년들'은 원장님들의 개원을 위해 개원 입지부터
공인중개사가 직접 계약서 작성 및 검토, 개원 그리고 개원 이후까지
토탈 솔루션을 제시하는 회사로써 원장님들과의 신뢰를 중요시 생각하고
그 신뢰를 쌓기 위해 지금도 열심히 뛰고 있습니다.

젊은 인재들이 모여있는만큼 젊은 생각과 행동으로
그 누구보다 열정적으로 일한다는 자부심을 갖고 있습니다.

개원가 새로운 패러다임 No.1 '부동산청년들'이 되겠습니다.
감사합니다.

한 페이지로 끝내는 개원 준비 프로세스 : **입지편**

		D-84			D-63			D-42		
		84	77	70	63	56	49	42	35	28
입지	**지역분석(단독 및 공동개원)**									
	거주지로부터 1시간 이내 지역선택	■								
	오피스상권 및 역세권 상권 밀집지역 선정		■							
	신도시 구도심 경계위치 지역 선정			■						
	개원 건물 반경 1km이내 배후 세대 5천세대 이상 지역선정			■						
	개별분석									
	개원 과별 및 병원 콘셉에 따른 연령대별 거주 세대분석				■					
	개원건물 가시성 접근성 현장답사 요일별 체크					■				
	주차장 확보 편리성 체크					■				
	연령대별 해당 건물 주동선 파악 후 집객력 체크						■			
	간판 노출도 및 설치 위치 체크						■			
	경쟁병원 분석									
	인근 경쟁 병원운영시간 개원연수 진료과목 체크							■		
	약국 및 의료장비 업체 시장조사 대략적 매출 체크								■	
	주변상가 및 환자 시장조사 직원들 친절 서비스 선호도 체크									■

'Dr. 개고생'이 제안하는 개원하는 원장님들을 위한 체크리스트

- 입지 파트 -

- [ ] 1. 좋은 공인중개사를 선정하셨나요?
- [ ] 2. 입지의 진료 환자 연령대를 확인하셨나요?
- [ ] 3. 계획하고 있는 진료 컨셉과 입지가 어울리나요?
- [ ] 4. 개원 시기에 입주가 가능한가요?
- [ ] 5. 거주지와의 거리를 확인해보셨나요?
- [ ] 6. 좋은 입지를 선택할 때 제일 중요한 부분인 배후세대수를 확인하셨나요?
- [ ] 7. 아파트 대단지, 재래시장, 오피스, 역세권 중 어디를 선택할지 고민해보셨나요?
- [ ] 8. 상가 건물 상태를 확인하셨나요?
- [ ] 9. 전시성에 대해 확인하셨나요? 상가가 잘 보이는 곳인가요?
- [ ] 10. 접근성에 대해 확인하셨나요? 병·의원에 접근하기 편한 곳인가요?
- [ ] 11. 편의성에 대해 확인하셨나요? 병·의원이 편리하게 이용 가능한가요?
- [ ] 12. 그 지역의 경쟁 병·의원을 확인하셨나요?
- [ ] 13. 입지의 평수는 적절한가요?

- 입지 파트 -

- [ ] 14. 보증금과 임대료가 적정한가요?
- [ ] 15. 용도변경 필요 여부에 대해 확인하셨나요?
     제1종 근린생활 시설인지 확인하셨나요?
- [ ] 16. 특약 사항으로 원장이 원하는 것들을 추가 가능한가요?
- [ ] 17. 기본적으로 확인해야 하는 서류(등기부등본, 건축물대장)를 확인하셨나요?
- [ ] 18. 상가가 가압류 상태인지, 근저당이 얼마인지 확인하셨나요?
- [ ] 19. 상가임대차보호법에 대해 알고 계신가요?
- [ ] 20. 상가임대차보호법이 적용되는지 확인하셨나요?
- [ ] 21. 환산보증금이 얼마인지 계산해 보셨나요?
- [ ] 22. 임대인의 성향이 괜찮은지 확인하셨나요?
- [ ] 23. 상가의 실질적인 소유주가 누구인지 확인하셨나요?
- [ ] 24. 전력량에 대해 충분히 체크하셨나요?
- [ ] 25. 렌트프리(rent free) 기간은 확인하셨나요?
- [ ] 26. 간판 위치에 대해 확인하셨나요?
- [ ] 27. 주차 가능 여부와 여유 공간을 확인하셨나요?
- [ ] 28. 건물 내에 입주해있는 업종을 확인해보셨나요?

Part II

인테리어
INTERIOR

1. 개원시 두 번째 고민은 '인테리어'

2. 인테리어를 고민할때 제일 먼저 결정해야 하는 것은 무엇입니까?

3. 훌륭한 인테리어 디자인이란 무엇인가요?

4. 인테리어 업체를 선정할 때 좋은 방법은 무엇인가요?

5. 인테리어 공사 시 원장의 역할은 무엇인가요?

6. 인테리어에 대한 소소한 질문

7. 인테리어는 예술이다.

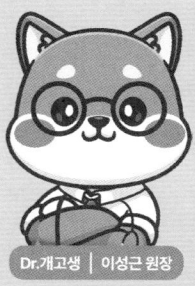

PART II 인테리어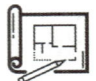

01 개원시 두 번째 고민은 '인테리어'

Q 개원을 고민할 때 만나야 할 또다른 전문가인 인테리어 대표님입니다. 저는 개원 입지를 고민할때부터 인테리어 대표님을 같이 만나야 한다고 생각합니다.
실제로 제가 장편한외과를 개원하기 전에 입지를 찾아다닐 때부터 인테리어 대표님에게 도움을 요청했습니다. 입지를 소개해주는 부동산 중개인은 어떻게든 계약을 맺기 위해 긍정적인 것만을 말하는 방향으로 입지를 소개해주시는데, 저는 조금 더 객관적인 입장에서 입지를 평가하고 싶어서 인테리어 대표님에게 도움을 요청했습니다. 그리고 큰 도움을 받았습니다.
먼저 대표님, 자기소개 부탁드리겠습니다.

A 안녕하세요. 저는 병·의원 인테리어 공사를 진행하고 있는 '디자인바이엘'의 대표 이상영이라고 합니다

Q 반갑습니다. 앞서 제가 입지를 고민할 때 인테리어 대표님을 만나야 한다고 이야기했는데 동의하시는가요?

A 네. 동의합니다.
저희는 해당 입지에 병·의원을 오픈할 때 필요한 것이나, 주의해야 할 것을 미리 짚어줄 수 있습니다. 일반적으로 제일 많이 고민하시는 내용이 전기의 양은 충분한지, 간판의 설치 위치는 괜찮은지와 용도가 제1종근린생활시설(의원)로 되어 있지 않은 경우에는 용도변경을 진행해야 하는데 이와 관련된 문제는 없는지의 3가지 정도를 체크해드릴 수 있습니다.

Q 굉장히 중요한 이야기를 해주셨는데, 우선 '용도를 확인해야 한다.'는 것이 중요합니다. 이것이 가장 상식적이면서 기본적인 내용입니다.
저는 이 대목이 처음에는 이해가 되지 않았습니다. 입지를 알아봐 주시는 부동산 중개인분께서 제1종근린생활시설(의원)인지 아닌지를 당연히 체크해서 알려주는 것이 아닌가 생각했는데, 중개인 말만 믿고 2종인데도 계약하는 바람에 곤혹스러워 하는 원장님을 종종 뵈었습니다. 이게 있을 수 있는 일인가요?

A 일반적으로 부동산 중개인이 알고 있어야 하는 것이 당연합니다. 하지만 안타깝게도 모든 분이 당연히 알고 계신 것은 아니기 때문에 주의

해야 합니다. 또한, 2종에서 1종으로 용도변경할 경우 용도를 변경하는 것이 그리 어렵지 않다고 쉽게 생각하는 분도 있는데, 그 또한 그렇지 않습니다.

용도를 변경할 때 제일 많은 문제가 될 수 있는 것이 장애인 편의시설 갖추기입니다.

'제1종근린생활시설(의원)'로 용도변경을 하는 과정에서 장애인 편의시설이 갖춰져 있지 않은 경우에는 건물내부에 공사를 해서 장애인 편의시설을 갖추어야 하는데, 그 용도변경의 진행은 인테리어 회사가 아니라 건축사 면허를 가지고 있는 전문가가 전반적인 부분을 진행합니다. 이때 간혹 다른 이유들로 인해서 용도변경이 될 수 없는 경우도 있으므로, 계약 시 '용도변경이 진행되지 않을 때 계약을 파기한다.'는 특약 내용을 임대차계약 때 미리 작성하는 것이 좋습니다.

> **Q** 그렇다면 임대차계약 이후 인테리어 공사는 어떻게 진행되는지 알려주세요.

A 인테리어를 시작하게 되면 첫 번째로 평면도를 준비해야 하는데, 원장님께서 넣고 싶은 공간과 구성하고자 하는 공간에 대한 의견을 인테리어 회사에 알려주셔야 합니다. 그림을 그려달라는 것이 아니고, '이러이러한 곳을 넣고 싶다.'는 식으로 풀어서 설명해 주시면 됩니다. 그럼 해당 자료를 토대로 인테리어 회사에서 대략 일주일 정도의 설계시

간을 가진뒤 1차 도면이 나오게 됩니다. 이 도면을 가지고 미팅을 진행하여 2차 또는 3차 수정을 거친 뒤, 견적을 받고 금액이 합당하다 했을 때 계약을 진행하면 됩니다.

이 같은 계약 과정은 평균적으로 3~4주 정도의 시간이 소요됩니다. 꽤 긴 시간이라고 생각할 수 있는데, 이 사이에도 원장님과 커뮤니케이션을 많이 하는 것을 고려하면 적당한 시간이라고 할 수 있습니다. '미팅이 3회나 필요한가?'라고 생각하시는 원장님도 계시겠지만, 1차 도면 미팅 이후 대부분의 원장님들은 '3회도 미팅 횟수가 너무 적지 않나?'하면서 염려하십니다.

미팅을 하면서 점점 늘어나는 요구사항을 토대로 여러 번의 수정을 거치다보면 더 자주 미팅을 하고 싶어하시는데. 이럴 경우 '업체에서 귀찮아 하지 않을까?'하는 생각을 하실 수도 있습니다. 하지만 이런 일련의 과정들을 거치면서 혹여나 놓칠 수 있는 부분들을 찾아내서 더욱 완벽한 도면이 만들어지기 때문에, 필요할때마다 계속 문자나 전화로 말씀해주시는 것이 오히려 업체에게는 더 도움이 됩니다.

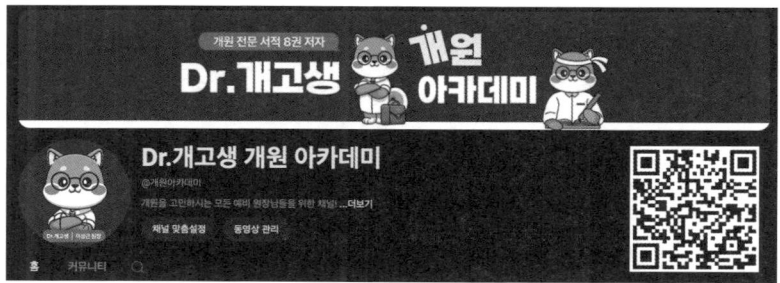

Q 그런 일련의 과정들을 거친 뒤 인테리어 공사에 들어가면 또 시간이 걸리는 편인데, 그 기간은 대략 어느 정도로 생각하면 될까요?

A 보통 평형대별로 대략적인 공사 기간이 정해집니다. 저희 회사 기준으로는 50~70평대면 40일 정도가 걸리고, 80~150평대면 45일 정도 걸립니다. 그리고 150~200평대는 대략 60일 정도 걸립니다.

그리고 계약한 건물 상태에 따라서 약간의 기간 변동이 있을 수 있습니다. 예를 들어, 건물이 신축인지 구축인지의 여부입니다. 구축일 경우 보통 바닥이나 천장 상태가 좋지 않은 경우가 간혹 있는데, 이럴 경우 바닥과 천장의 제작 시간 때문에 공사기간이 약간 늘어나게 됩니다. 물론 신축이어도 천장, 바닥 상태가 좋지 않은 경우도 있어 이 또한 공사기간에 영향을 줍니다. 그리고 겨울은 기온 때문에 다른 계절에 비해 좀 더 기간이 오래 걸립니다.

신 축 현 장   구 축 현 장

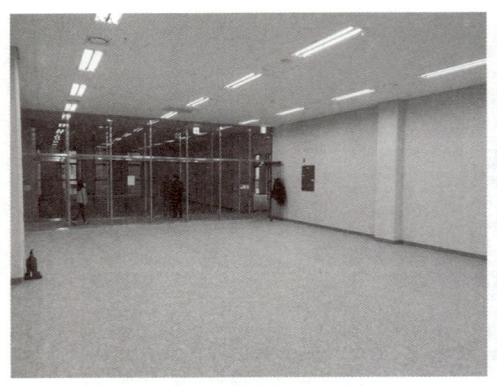 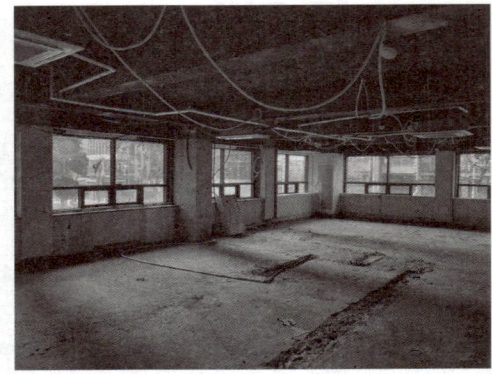

〈신축이면서 바닥과 천정은 물론 벽까지 깔끔한 현장〉 〈바닥에 이전 업체의 흔적이 남아있고 상태가 안좋은 현장〉

Q 인테리어 공사하기 전에 선정해야 할 다른 업체가 몇 곳 있는데, 업체별 선정 시기는 언제가 적당할까요?

선정이 필요한 업체

1. 통신업체, 네트워크 구축업체(예를들면 LG, KT, SK 등)
2. 무인 경비업체(패키지로 CCTV 및 화재, 책임보험 가입)
3. 가전제품
4. 간판업체(내부사인, 외부사인)
5. 냉·난방업체

A 첫 번째는 통신업체 선정입니다.

이때, 대표적인 통신회사인 KT, LG, SK의 대표번호로 전화해서 신청하는 것보다는 대리점을 통해 업체 선정을 하는 것을 권합니다. 그 이유는 대리점으로 업체 선정을 하게 되면, 선정된 업체가 하나부터 열까지 모든 과정에 관여해서 병·의원 운영의 네트워크 구축에 도움을 주고, 혹여 통신작업 중 발생할 수 있는 어려운 일 또한 해결해 줄 수 있습니다.

하지만 대리점을 통하지 않고 대표번호로만 신청을 하면 개통만 하고 그것으로 끝나게 되어 불편할 수 있습니다.

두 번째는 무인 경비업체 선정입니다.

무인 경비업체 선정 또한 경비 보안 및 CCTV를 설치하는 것부터 시작해서 직원의 근태 관리 등도 놓치지 않기 위해 중요합니다. 또, 경비회사에서 특약으로 가입하시면 책임보험(화재보험)도 안내받으실 수 있습니다.

세 번째는 가전제품 선정입니다.
공사가 진행되는 중이나 끝나기전에 미리 어떤 가전을 놓을지 정하신 다음, 중간중간 사이즈나 제품이 들어갈 위치를 체크하면서 설치하는데 문제가 없는지를 염두에 두고 진행하는 것이 좋습니다.

네 번째로 간판 회사 선정입니다.
간판 회사를 선정할 때는 인테리어 업체 선정과 동일하게 2~3개 회사를 비교하고 선택하는 편이 좋습니다. 마음에 드는 디자인과 합리적인 가격을 제시하는 곳을 선택하려면 길게는 한 달 이상의 기간이 걸릴 수 있으므로, 인테리어 업체 선정을 마친 이후에는 곧바로 간판 업체 선정을 시작해야 합니다.

다섯 번째로 냉·난방 공사 업체 선정입니다.
냉·난방 공사는 인테리어와 동시에 시작하여 공사를 진행해야 하는데, 업체 선정은 보통 인테리어 업체에서 추천받거나 근처의 대리점에 가서 견적을 의뢰하여 선정하시면 됩니다.

이런 과정을 거쳐서 다양한 업체 선정이 끝나면 본격적으로 공사를 시작하게 되는데, 초반에는 원장님께서 집중적으로 개입해야 할 부분이 많지만, 의외로 후반에 공사가 어느 정도 진행되고 나면 원장님이 신경 쓸 게 별로 없습니다. 원장님들은 공사진행의 불안감 때문에 공사 초기 단계에는 현장에 많이 방문하시는 편이고, 공사가 20~30% 정도 지나고 난 이후부터는 대부분 재방문을 잘 안 하시는 편입니다.

Q 인테리어 시작 전에 원장님이 임대인한테 요구해야 할 사항이 있을까요?

A 임대인에게 최대한 많은 부분을 전가하는 것이 중요합니다.
앞에서 말씀드린 것처럼 신축의 경우에도 건물을 지을 당시 건축 비용을 절감하기 위해서 바닥 상태가 매끄럽지 않은 상태로 준공하는 경우가 있습니다. 그리고 천장 공사도 되어 있지 않은 상태로 준공하는 경우도 있습니다.
이때 바닥이나 천장에 대한 공사분을 임차인에게 전가하는 경우가 있는데, 이런 부분을 임대인에게 요구 하시는게 좋습니다.

또 하나, 계약한 자리가 병·의원을 운영하기에 전기가 부족한 경우가 있습니다. 이런 경우에는 사전에 전기증설에 대해서 건물측에 최대한의 협조를 요청해 놓는 것이 좋습니다.
덧붙여서 간판을 설치하려는 위치에 대해 사전에 설명하고, 구두상으로라도 약속을 받아놓는 것이 중요한데, 계약서 특약사항으로 간판위치를 언급해 두는 것을 추천 드립니다.

〈바닥과 천정이 디럭스타일과 텍스로 마감되어있는 현장〉

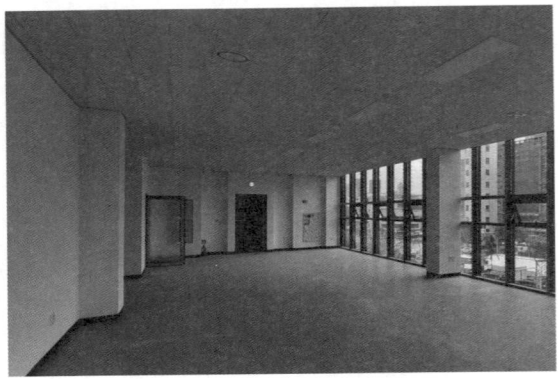

〈바닥상태도 안 좋고 천정도 없는 현장〉

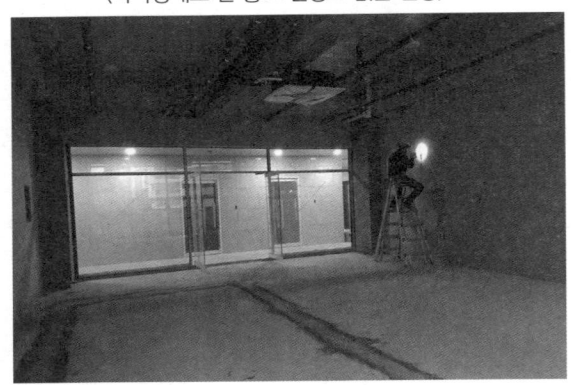

Q 이 대표님께서 이야기하셨듯 계약하려고 하는 입지의 간판 위치나 전기 용량 등을 체크하고, 바닥 상태나 천장 상태에 따라 임대인에게 요청할 비용이 있는지, 또는 임대인이 원장님에게 그 비용을 전가한다면 렌트 프리(rent free) 연장 등으로 보상을 받을 수 있는지 등에 대한 노하우를 인테리어 대표

님께서 많이 알고 계신다고 생각합니다.

개인적인 경험입니다만, 입지를 봐주는 부동산 중개인 같은 경우에는 원장 편이자 임대인 편이어서 원장님 눈치도 보고, 임대인의 눈치도 보는 중간 역할입니다. 하지만 인테리어 대표님은 전적으로 원장님 편입니다. 그래서 원장님에게 유리한 조언을 해 줄 수 있다고 생각하는데, 실제로도 그런 편인가요?

A 네. 맞습니다.

인테리어 업체는 건물주와는 하등 관계가 없고, 임차인과의 관계가 중요하기 때문에 이것저것 조언해 드리려 하고 있습니다.

앞에서 언급했었지만, 원장님께서 직접 비용을 부담하는 것보다는 최대한 많은 부분을 임대인에게 전가하면 비용 절감에 도움이 많이 됩니다. 예전에는 용도변경 같은 경우에도 임대인이 해주는 경우가 많았는데, 요즘은 임차인이 직접 용도변경을 하는 경우도 상당히 많아졌기 때문입니다.

임차 위치가 100% 만족스럽지는 않지만 여러 조건을 따졌을 때 그나마 괜찮다고 한다면, 건물 임대인에게 용도변경을 해달라고 요청하거나, 혹은 용도변경을 하는 과정에서 장애인 편의시설 등이 필요하여 만든다고 했을 때 그 부분 역시 임대인이 비용을 부담할 수 있도록 하는 것이 중요합니다. 장애인 편의시설 등을 만들게 되면 장기적으로 봤을 때 건물 자산 가치가 올라가므로 충분히 임대인에게 요구할 수 있습니다.

Q 그런 면에서 협상이 참 중요하다고 생각합니다. 예를 들면, 내가 들어가고자 하는 입지에 엘리베이터가 없어서 엘리베이터를 설치하고자 했을 때 서로 조금씩 비용 부담을 하는 식의 협상도 가능할 것입니다. 입지 파트에서 이야기 했듯이 장애인 편의시설 때문에 용도변경을 하는 과정에서 비용이 꽤 나옵니다.

A 네. 맞습니다. 그렇게 용도변경을 하면 평수에 따라 다르기는 하지만 비용으로 몇백만 원에서 몇천만 원씩 나오는 경우도 있습니다. 그것을 오롯이 임차인, 즉 원장님이 부담하는 쪽으로 계약을 해야한다면 입지 고민을 다시 해야 하는 문제가 생길 수 있습니다.

그럼에도 불구하고 정말 내가 원해서 그 입지로 꼭 가야 하는 경우에도 건물 구조상 장애인 편의시설 설치가 불가능하여 포기해야 하는 상황이 올 경우가 있는데, 계약파기로 인한 위약금이 적은 돈이 아니므로 공인중개사의 말만 100% 신뢰하여 계약을 진행하는 것은 추천하지 않습니다.

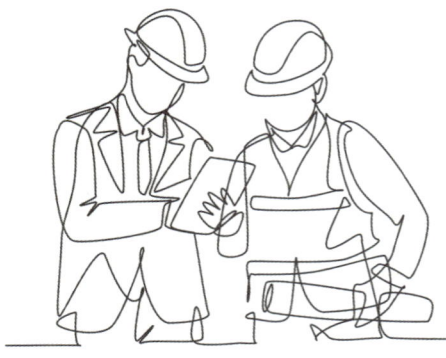

장애인 편의시설 설치 전

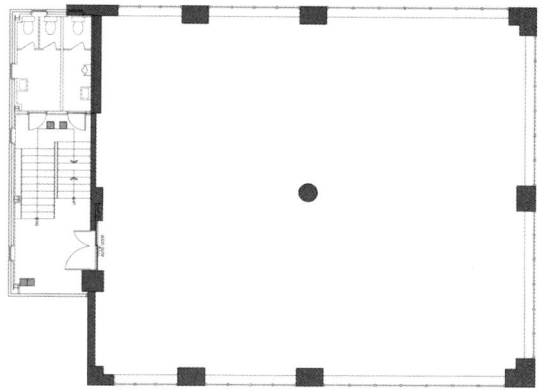

〈편의시설 기준 엘리베이터와 장애인 화장실이 없는 상태의 도면〉

장애인 편의시설 설치 후

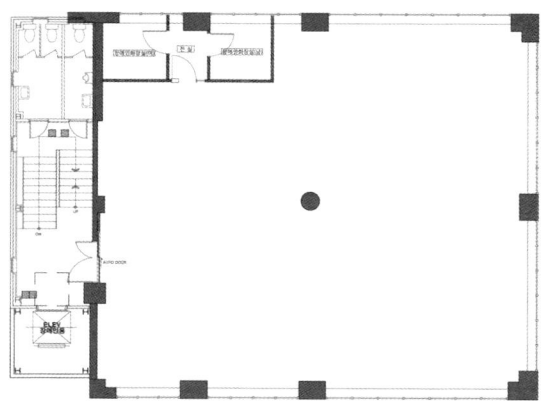

〈건물외부로 엘리베이터를 설치하고 내부에는 장애인 화장실을 추가한 도면〉

Q 앞서 입지 파트에서 건축물대장이나 그 외의 서류를 점검해야 한다고 이야기 했습니다. 비전문가인 원장님이 보면 놓치는 부분이 있을 수 있으므로, 기본적인 것을 인테리어 대표님에게 검토를 부탁드리는 것도 좋은 방법입니다.

괜찮은 업체와 대표님을 만나게 되었더라도 인테리어 업체의 일정상 공사가 동시다발적으로 진행되어 원하는 날짜에 공사진행이 어려울 수도 있기 때문에, 개원을 고민하고 있다면 먼저 인테리어 대표님을 수소문해서 만나보고 일정변경이나 다른 문제들을 상담하는 것이 괜찮습니다.

그리고 어느 정도 업체를 선정해서 인테리어 계약을 하게 되면 공사 일정표를 받을 수 있고, 그에 맞추어 공사의 큰 틀을 짜주시므로 그때 원장님이 필요한 부분을 체크해서 인테리어 대표님과 추가로 상담하면 될 것 같습니다.

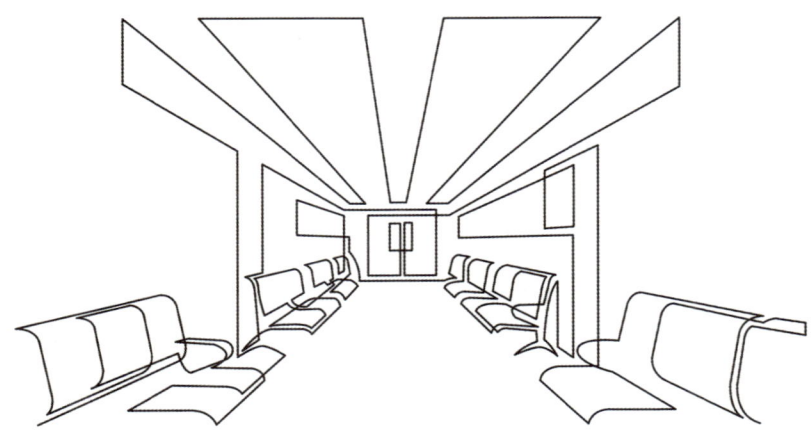

PART II 인테리어

02 인테리어를 고민할때 제일 먼저 결정해야 하는 것은 무엇입니까?

Q 인테리어를 고민할 때 제일 먼저 결정해야 하는 것이 도면입니다. 하지만, 인테리어 도면을 처음 보는 원장님도 많을 겁니다. 우선 인테리어 도면이 무엇인지 설명해 주세요.

A 인테리어 도면은 쉽게 말해서 한 장의 종이 위에 병원 및 의원의 내부를 계획하여 녹여낸 그림이라고 할 수 있습니다.

처음 도면을 보시면 공간감이 느껴지지 않아 이해하시는데 어려움을 느끼실 수도 있습니다. 하지만 각 방별로 사이즈가 기입되어 있고 위치도 그려져 있기 때문에, 집안에 있다고 생각하시고 어떤 느낌일까를 떠올려보시면 조금 더 쉽게 이해하시는데 도움이 됩니다.

피부과 예시

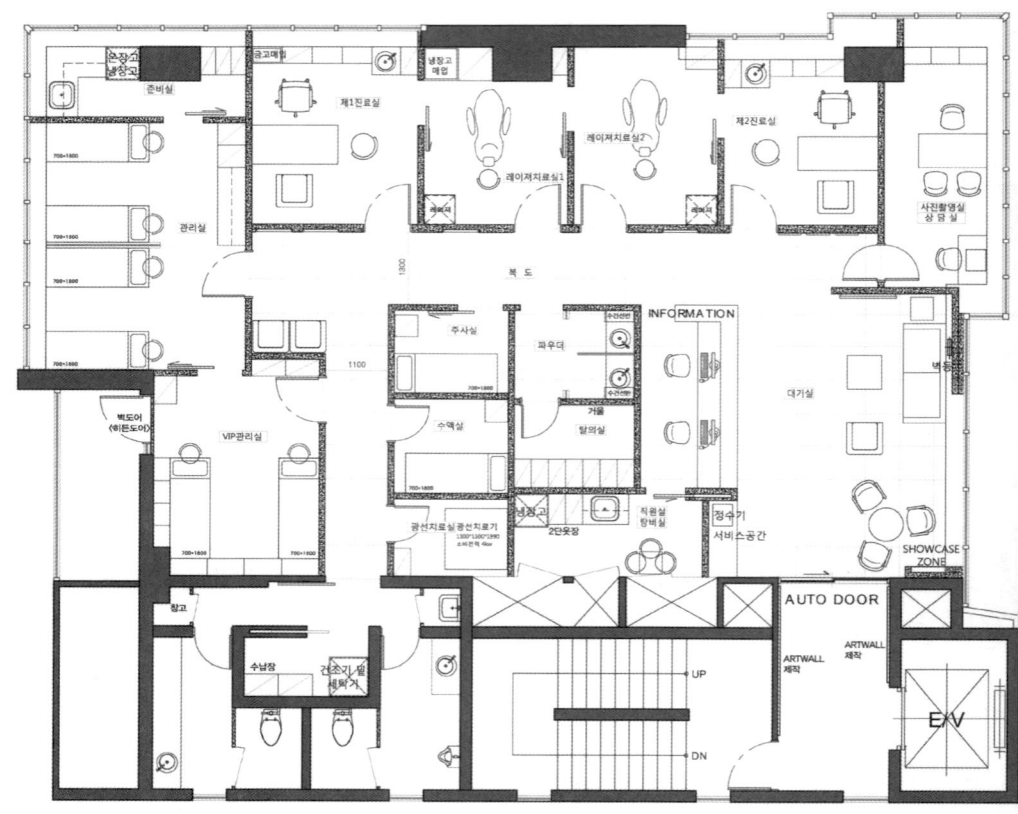

안과 예시

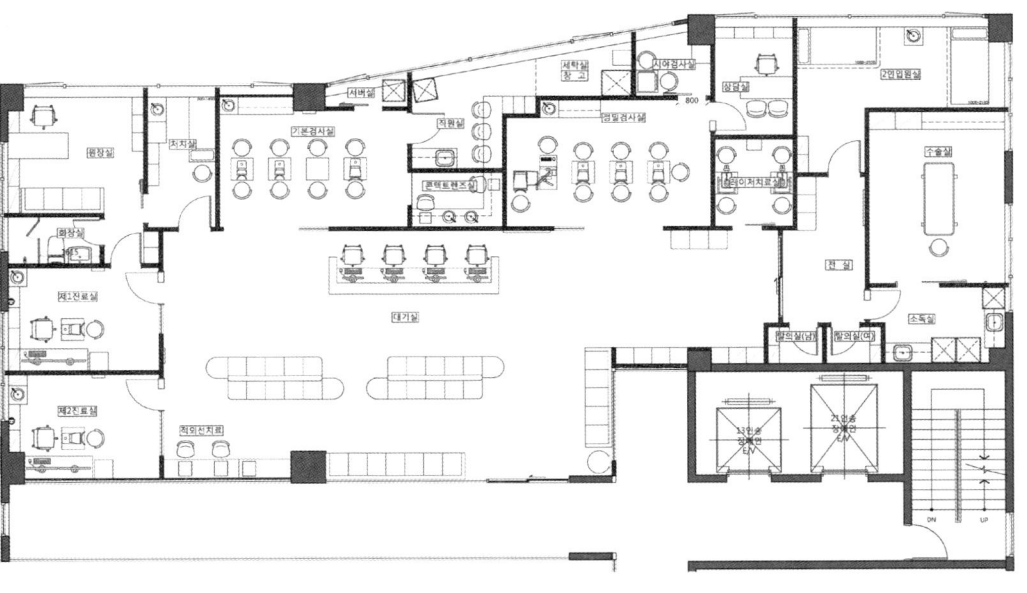

정형외과 예시

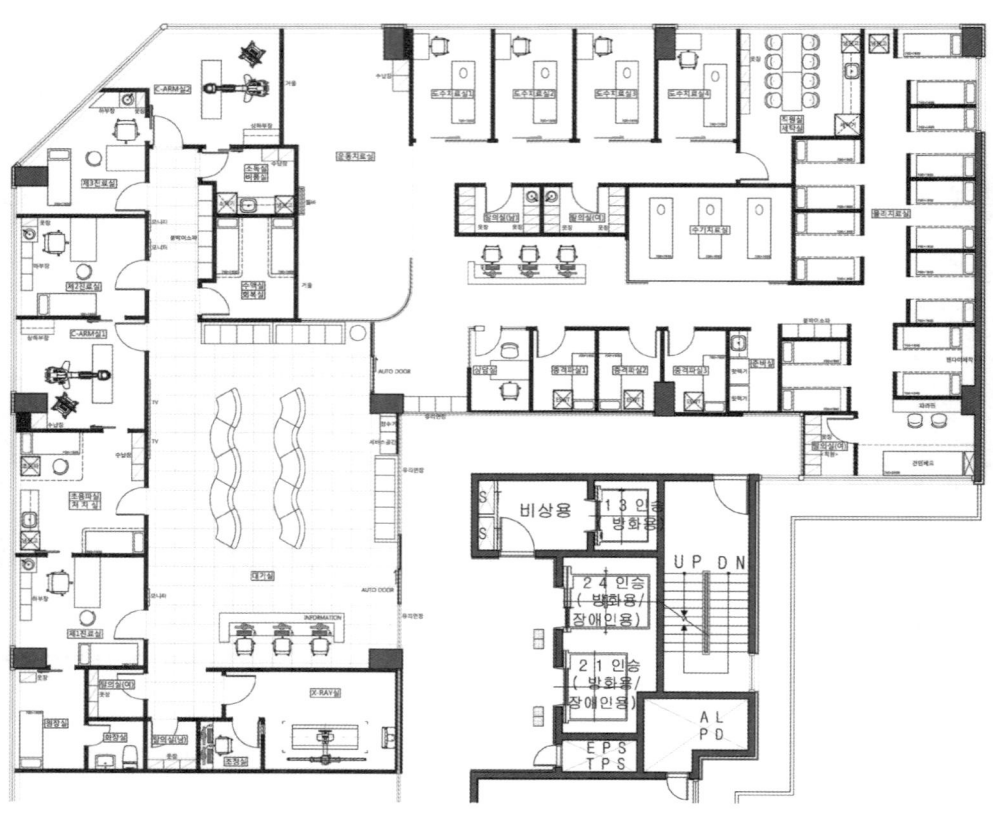

검진내과 예시

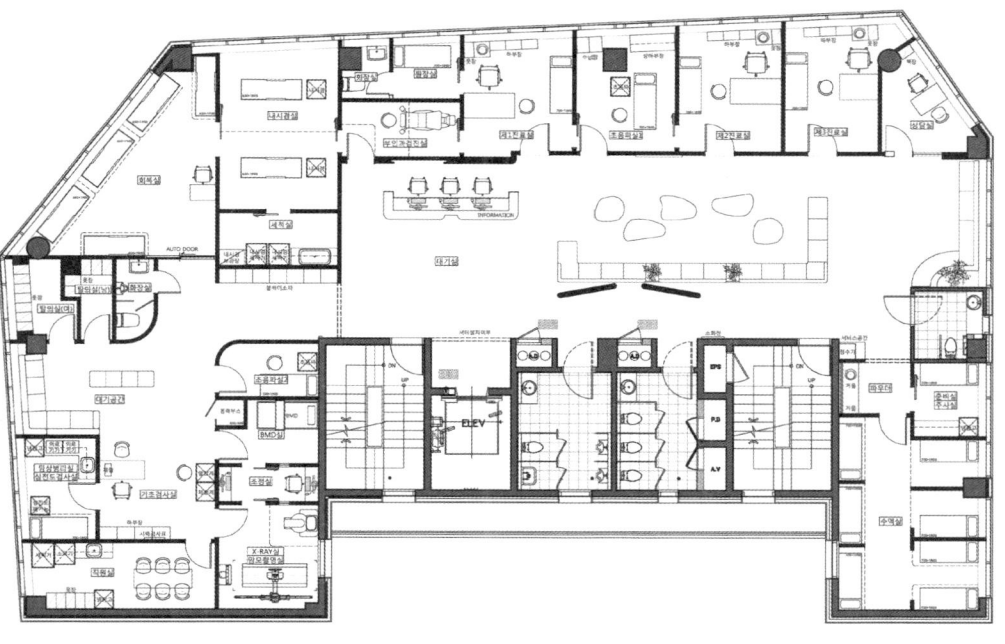

이비인후과 예시

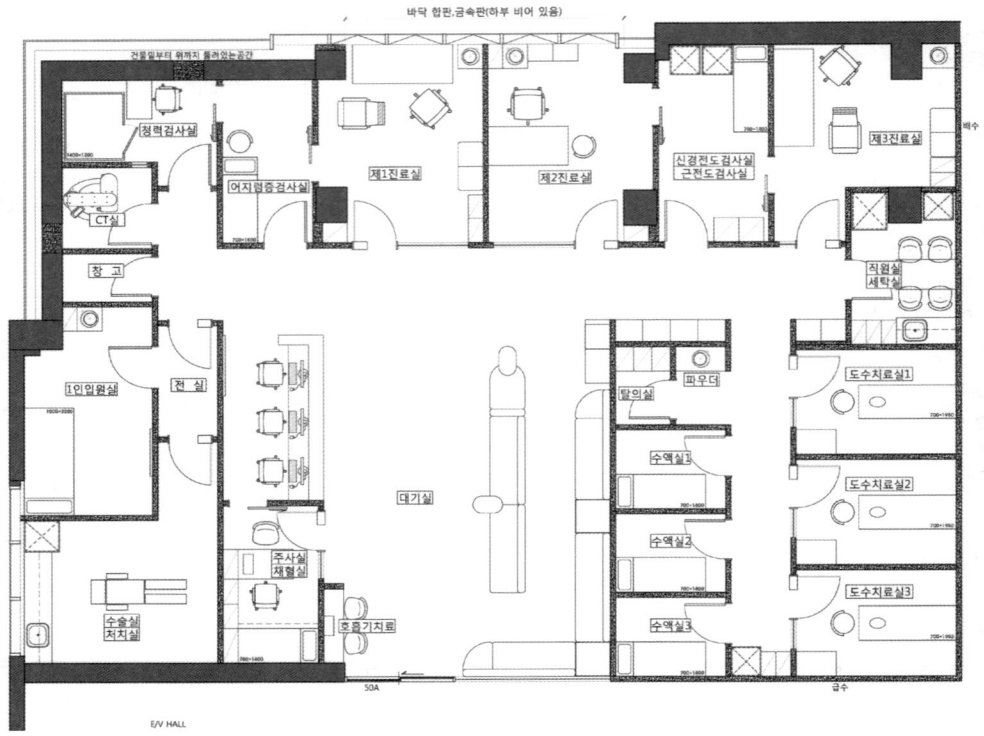

Q 도면을 처음으로 그린 뒤 원장님과 미팅을 하고, 의견을 주고받은 다음 도면을 수정해 나가는 것이 인테리어 전체적인 과정에서 매우 중요하다고 생각합니다. 그렇다면 도면을 받고 나서 원장님이 확인해야 할 사항은 어떤 것이 있을까요?

A 제일 중요한 것은 공간안에 본인이 생각했던 것들 중 빠진 부분이 없는지, 나의 성향에 맞는지 확인하는 것입니다.

원장님마다 진료과목에 따라서 진료방식에 분명한 차이가 있습니다. 예를 들어, 어떤 진료과목은 초음파실 침대의 위치가 벽에 붙어 있는 것을 선호하고, 또 다른 진료과목은 중앙에 배치되어서 환자가 움직이지 않고 좌우에 의료진이 돌아다니며 환자가 조금 더 편한 포지션에서 사방에서 다양한 진료를 할 수 있는 방식을 선호합니다. 저희 회사의 경우엔 침대 위치도 진료과목별로 세세하게 확인하여 정확한 위치까지 꼼꼼하게 도면에 그려 드리는데, 이런 침대 위치 같은 것도 꼭 확인하셔야 하고 문의 위치와 열리는 방향도 중요하기 때문에 짚고 넘어가셔야 합니다.

진료실 책상 위치 같은 것도 원장님 기준으로 환자가 오른쪽에 있는 게 편한지, 왼쪽에 있는 게 편한지에 따라서 달라집니다. 이것 말고도 확인할 것들이 여러 가지입니다.

초음파실

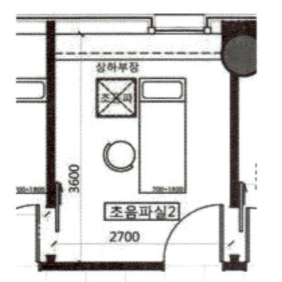
초음파 베드가 중앙에 위치하는 경우

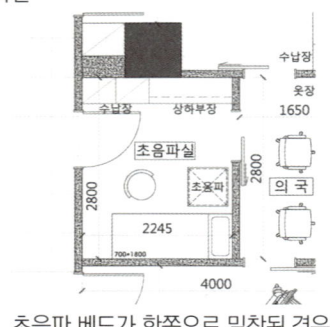
초음파 베드가 한쪽으로 밀착된 경우

진료실

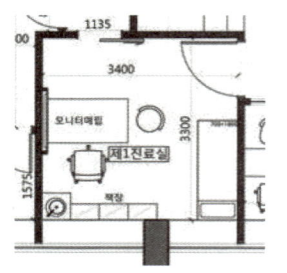
환자의 위치가 의료진의 오른쪽인 경우

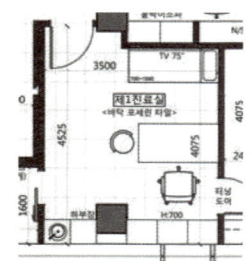
환자의 위치가 의료진의 왼쪽인 경우

Q 원장님께서 원하는 진료 콘셉트 또는 인테리어 콘셉트, 동선 등 중점으로 두는 부분에 대해 충분히 상의하신 뒤에 도면을 그린다고 하셨는데, 그 과정을 소개해주세요.

A 만약 검진을 중점으로 하는 병·의원이라면 원장님께서 제일 많이 중점을 두는 부분이 바로 환자와 의료진의 동선입니다. 진료실에서 초음파

실로 가는 동선, 내시경실로 가는 동선, 원장님께서 화장실에 가는 동선 등의 의료진 동선과, 진료실에서 진료를 보고 엑스레이를 찍기위해 이동하고 초음파실과 내시경실로 이동하는 등 여러 방에 들어가서 검사하는 과정을 거치는 환자들의 동선입니다. 검진 특성상 빠른 이동이 중요하기 때문에 이런 동선들이 겹치거나 너무 길지 않게 계획해야 합니다.

그리고 진료과가 같더라도 원장님마다 원하는 부분이 다릅니다. 예를 들면, 원장님 휴게실이 따로 있었으면 좋겠다는 원장님이 있는 반면, 그런 건 필요 없다는 원장님도 계시고, '진료실 옆에 내시경실이 바로 있었으면 좋겠다 또는 엑스레이실이 바로 옆에 있었으면 좋겠다.'고 의견주시는 분도 있습니다. 외과 같은 경우에는 '수술실이 옆에 있었으면 좋겠다 또는 입원실이 가까이 있었으면 좋겠다.'고 말씀하시는 분도 있습니다. 이렇게 원장님마다 원하는 콘셉트나 요청사항이 다르므로 사전에 미팅을 통해서 이런 의견들을 수렴하여 도면을 수정합니다.

초음파 기기 위치

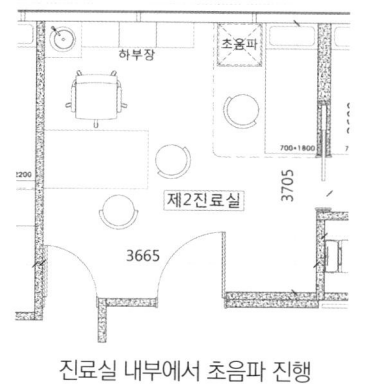
진료실 내부에서 초음파 진행

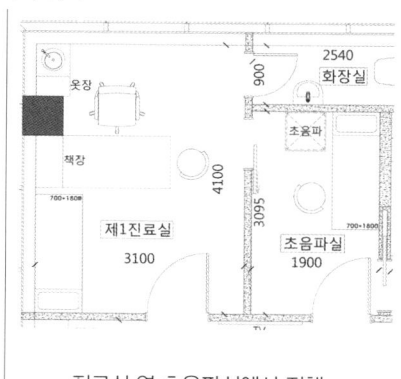
진료실 옆 초음파실에서 진행

Q 계약하는 입지 상태에 따라, 즉 건물이 직사각형이냐 정사각형이냐 또는 엘리베이터가 어디 있느냐 등에 따라 도면이 각양각색일 것이라 생각합니다. 도면 그리는 일이 어렵진 않나요?

A 입지의 상태나 상황에 맞추어 그려나가는게 어려울 수도 있으나, 아무래도 도면을 그리는 게 저희들의 업무이다보니 큰 어려움은 없습니다.

하지만 저희가 도면을 그릴 때 제일 중요하게 생각하는 것이 원장님의 동선, 직원의 동선, 환자의 동선입니다. 동선을 유기적으로 묶어서 설계하는 것입니다. 그래서 특수한 부분은 원장님께서 구체적으로 설명해 주셔야만, 도면 미팅을 3~4번 하지 않고 한 번 그리는 것만으로 끝낼 수 있으므로 시간을 절약할 수 있습니다.

예를 들어, 어떤 분은 진료실에 초음파 장비를 놓으려는 분도 계시고, 초음파실을 진료실 옆에 배치하는 분도 계십니다. 그리고 화장실이 필요한 원장님도 계시고, 굳이 필요 없다고 생각하시는 분도 계십니다. 수술하는 경우에는 수술실의 동선 역시도 굉장히 중요하게 여기시기 때문에 그런 부분을 인테리어 회사에 미리 설명해주시는 것이 좋습니다.

몇가지 예를 들긴 했지만, 전체적으로 본인이 중요하게 생각하시는 부분을 인테리어 회사에 말씀해 주시면 조금 더 빠르게 설계하여 도면을 완성할 수 있습니다.

건물의 모양에 따른 설계예시

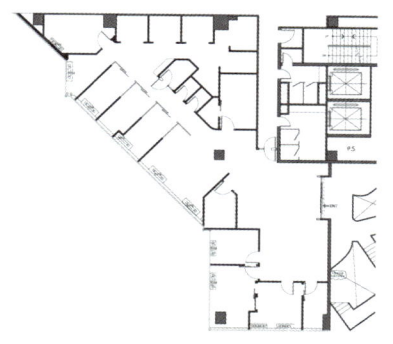

건물의 한부분이 사선으로 되어있는 경우

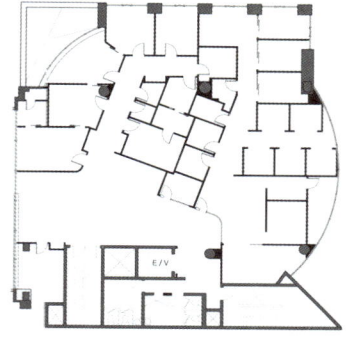

건물내에 라운드 부분이 많은 경우

> **Q** 얼마 전에 제 후배가 이 대표님을 통해 도견을 그리고 계약을 했을 때, 제가 후배에게 물어보았습니다. 입원실을 둘 건지, 입원실 침대는 몇 개를 둘 건지가 첫 번째 질문이었고, 건강검진을 같이 할 건지, 안 할 건지가 두 번째 질문이었습니다. 그리고 엑스레이실을 만들 건지, 제2진료실을 만들 건지, 인테리어 콘셉트가 무엇인지를 질문했습니다. 이렇게 원장이 인테리어 콘셉트를 정하는 것이 인테리어 회사에 도움이 되나요?

A 네. 원장님이 인테리어 콘셉트를 미리 결정해 주시는 것이 작업에 큰 도움이 됩니다.

도면을 그리기 전 인테리어 회사에 자료를 넘겨줄 때, '공간이 너무 협소해서 다 안 들어갈 것 같은데'라는 생각이 드셔도 자료를 주시면 설계하는 과정에서 논의를 통해 뺄 부분은 빼고, 방 크기를 키울 수 있는 부분은 키울 수 있으므로, 제외시키지 말고 최대한 많이 이야기해 주시는 것이 빠르고 좋은 도면이 나오는 데 큰 도움이 됩니다.

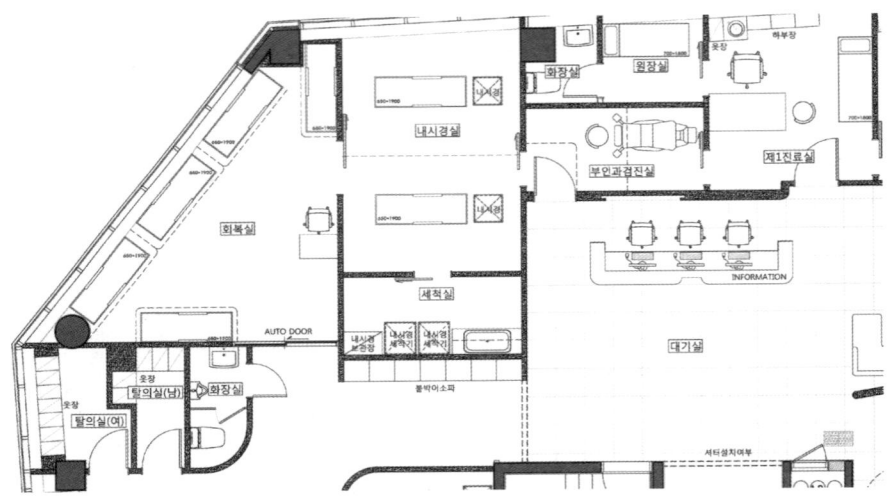

〈제1진료실에서 부인과 검진 및 내시경실로 바로 이어지는 동선〉

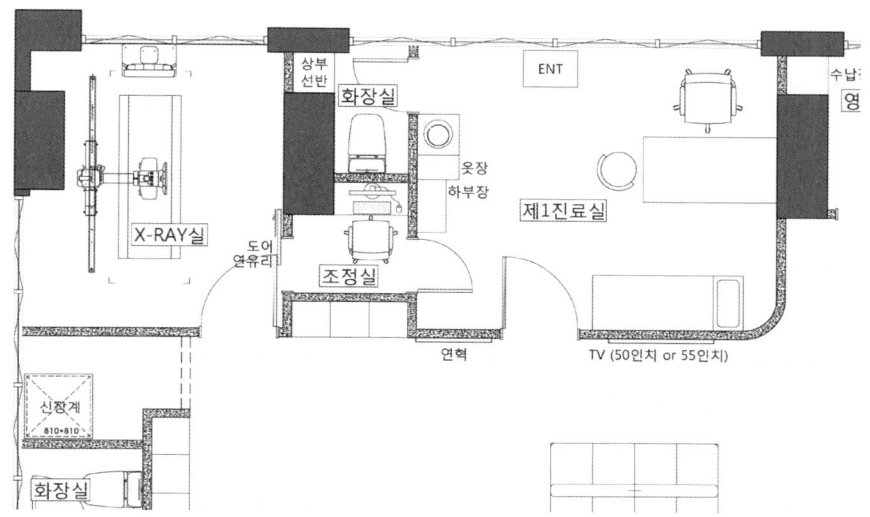

〈병·의원내 방사선사가 없어서 원장님이 직접 엑스레이 촬영을 해야 할 경우의 동선〉

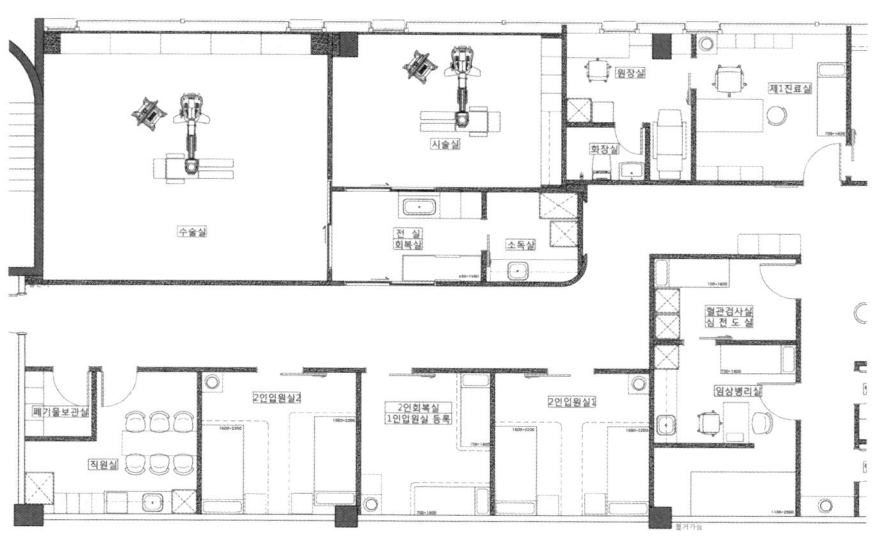

〈진료실에서 수술실까지 가깝고 수술후의 입원실까지 가까운 동선〉

PART II **인테리어**

03 훌륭한 인테리어 디자인이란 무엇인가요?

> **Q** 저는 개원할 때 80평으로 시작해서 현재 160평이 됐는데, 저는 80평에 제2진료실이 들어갈 줄 몰랐습니다. 그런데 제2진료실까지 만들어 주셔서 이 대표님을 '디자인 공간 창출의 천재'라고 생각했었습니다.
> 이 대표님께서 생각하시는 훌륭하고 싫증이 나지 않는 디자인은 무엇인지 궁금합니다.

A 훌륭하면서도 싫증 나지 않는 디자인은 현재의 트렌드와 관련이 있다고 생각합니다.

인테리어의 콘셉트를 정할 때 원장님의 성향이나 취향이 참 다양합니다. 어떤 분은 실용적으로 접근하시고, 어떤 분은 조금 더 화려한 공간을 만들어 주기를 바랍니다. 2023년의 트랜드는 전자에 가까웠습니다. 최대한 간단하고 단순한 디자인을 넣어서 그 공간에 있는 사람으로 하여금 공간만의 미를 느끼게 합니다.

2024년은 작년과 다르게 특정 색상이나 무늬, 강렬한 디자인을 넣어서 조금더 무게감을 주는 트렌드가 유행할 것으로 예상합니다. 따라서 이제는 최대한 간단한 공간의 표현만이 아닌 강렬한 디자인도 괜찮을 것 같습니다.

Q 인테리어는 진료 과목마다도 다양할 것 같은데요.
진료 과목 특성에 맞는 인테리어는 어떤 것이고, 도면 설계 시 진료 과목에 따라 중점을 두는 부분은 어떤 것인가요?

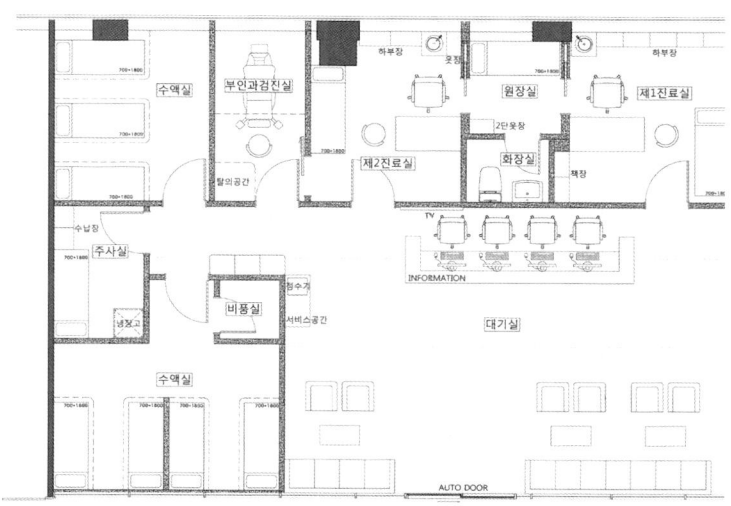

〈진료실, 수액실, 주사실이 가까운 동선설계〉

🅐 진료 과목에 따라 어떤 것이 편하고 불편한지에 대해서 저희는 어느 정도 이해하고 있는 편입니다. 원장님들께서 하루에 환자를 많이 보는 보험 위주의 과인 경우에는 대기실과 진료실이 최대한 가깝게 배치되어야 하고, 상대적으로 환자를 보는 시간이 많이 소요되는 과의 경우에는 진료실이 대기실과 좀 멀리 배치되어 있어도 덜 불편하다는 의견을 주셨습니다. 이처럼 진료실의 위치나 의료진의 동선, 환자의 동선은 워낙 과마다 다양해서 짧게 다 설명하기는 어렵습니다.

그래도 몇 가지 설명하자면, 대기실 소파 배치는 측면에서 한쪽을 응시하는 구조가 환자의 동선에 큰 도움이 되고, 옷을 갈아입는 환자의 경우에는 진료실 또는 치료하는 공간 가까이에 탈의실을 배치해서 환자의 동선을 짧게 배치하는 것이 중요합니다.

그리고 직원은 진료실에 가까이 배치해야만 간호사 동선이 짧아집니다. 그리고 주사실이나 수액실이 있는 경우에는 그 또한 직원들의 동선에 가까이 배치해야 직원의 인력 낭비를 줄일 수 있습니다. 직원 동선만 잘 나와도 직원 한 명을 줄일 수 있는 효과가 있기 때문에 중요합니다.

Q 동선이 잘 나와서 직원 한 명을 덜 뽑아도 된다는 것은 굉장히 중요한 부분이라고 생각합니다. 이는 매출하고도 직결되는 부분입니다. 그리고 원장의 피로도나 원장의 워라밸(work life balance)과도 큰 연관이 있습니다. 심지어 의료소비자 입장에서도 동선은 굉장히 중요한 역할을 합니다. 이 대표님께서는 고객 입장에서 편안한 인테리어는 어떤 것이라고 생각하시나요?

A 편안함을 주기 위해서는 일단 과한 포장을 자제하는 것이 좋다고 생각합니다. 너무 눈에 띄는 특정 색을 많이 사용하면 시선을 두기에 불편함을 주기 때문입니다.

그리고 치료를 위해서 옷을 갈아입어야 하는 경우, 옷을 갈아입은 환자가 대기하고 있는 환자와 마주치지 않게끔 동선을 짜는 것이 환자 입장에서 편안함을 줄 수 있는 인테리어입니다.

그 외에도 너무 직접적인 조명보다는 눈부심을 감소시킬수 있는 간접적인 조명을 사용해서 조금 더 부드러운 느낌의 분위기를 만들어 줄 수도 있습니다.

또한 쇼파의 디자인과 배치가 중요합니다. 환자가 장시간 대기를 하다 보면 피로감을 느낄 수밖에 없기 때문입니다.

Q 처음에 이 대표님께서 대기실을 좀 넓게 해서 도면을 그렸을 때 저는 그런 생각도 했습니다. '우리 병·의원에 환자가 이렇게 많이 올 것 같진 않은데 대기실을 왜 이렇게 넓게 하셨을까?' 그런데 그게 편안한 인테리어를 위함이 아니었을까 싶었습니다.

사실 인테리어 도면은 원장을 위한 것이기도 하지만, 한편으로는 의료소비자를 위한 것이기도 하니까요. 그래서 최대한 고객 입장에서 여러 가지를 배려하는 디자인이 좋은 디자인이 아닐까 싶습니다.

A 네. 그렇습니다. 어느 정도 큰 사이즈의 대기실은 좌석의 배치가 여유로워서 말씀하신 대로 편안한 인테리어의 디자인이 될 수 있습니다. 이와 반대로 대기실을 너무 작게 만든다면 그에 따라 좌석수는 적어지고 결국 의자들을 빽빽하게 배치할 수밖에 없는데, 이 경우 고객간 거리도 너무 가깝고 환자들이 이동 시에 다른 환자와 부딪히는 상황이 생길 수도 있습니다.

소아청소년과의 경우를 예로 들면 방문자들의 대부분 유모차를 끌고 방문합니다. 그래서 좌석 사이사이 간격을 넓게 해서 유모차가 지나다녀도 통행에 방해가 되지 않을 정도의 간격을 확보해야 혼란을 피할 수 있습니다. 또 피부과의 경우에는 진료 후 치료를 위해 대기실에서 다시 대기해야 하는 경우가 있기 때문에, 방문자 수만을 체크해서 좌석을 배치하면 부족한 좌석 때문에 환자의 불편함을 초래합니다. 가능하다면 호텔 라운지처럼 여유로움이 있도록 해야 좋습니다.

Q 대기실이 좁다고 느끼면 다른 병·의원에 가게 될 수도 있습니다. 이 대표님이 그려준 디자인을 보면 항상 대기실에 들어가면 병·의원이 넓다는 느낌을 줍니다. 서울에 개원한 후배의 병·의원에 가보면 전체 평수는 그리 넓지 않은데, 대기실에서 보면 상당히 큰 병·의원처럼 느껴집니다.

편안한 느낌의 소파 예시

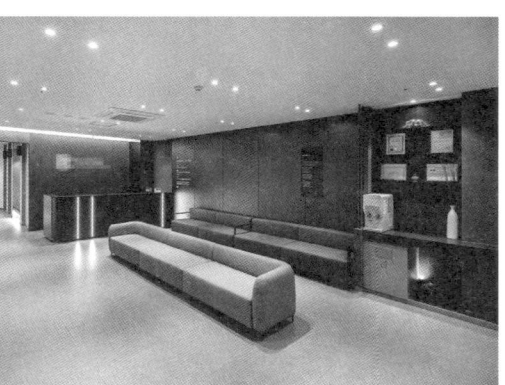
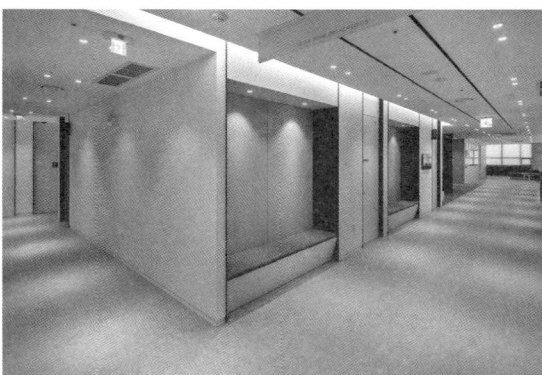
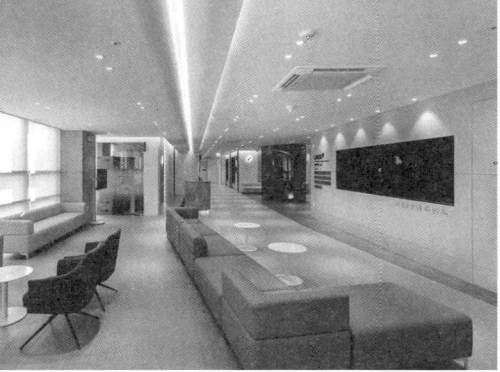
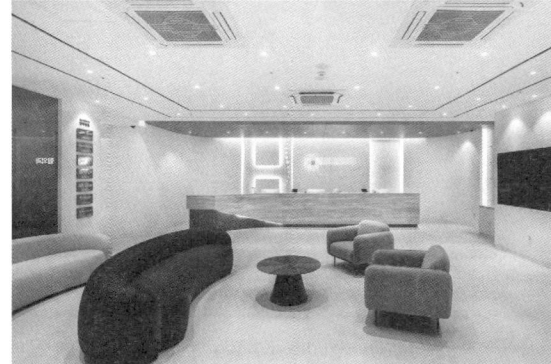

PART II 인테리어

04 인테리어 업체를 선정할 때 좋은 방법은 무엇인가요?

Q 이제 인테리어 업체 선정에 대한 이야기를 하고자 합니다. 인테리어 공사가 원만하게 진행되기 위해 인테리어 업체를 선정할 때 원장님이 준비해야 할 것이 무엇인지 궁금합니다.

A 인테리어 회사 선정을 위해 체크해야 할 부분은 우선 공사의 종료까지 잘 이루어지는지, A/S를 제대로 보장하고 실행하는지, 회사의 연혁이나 정보가 믿을만한지입니다.

첫 번째, 공사의 종료까지 잘 진행되는 회사인지가 중요합니다.
공사가 끝난 추후에 과한 추가 금액을 요구하거나, 공사 잔금을 먼저 받고 공사를 제대로 끝내지 않는 경우가 있어서 끝이 좋지않은 경우를 많이 보았습니다. 이 같은 경우를 유발할 가능성이 조금이라도 있는 회사는 최대한 피해야 합니다.

두 번째, A/S가 제대로 보장되고 실행되고 있는지가 중요합니다. 따로 말씀드리겠지만 이를 확인하기 위해서는 직접 그 회사에서 인테리어를 진행해본 사람이 있는지 수소문 해본 후 직접 피드백까지 받아봐야 합니다. 시간에 쫓겨 회사의 홈페이지와 블로그로 정보를 얻은뒤 후기만 보면서 피드백 없이 결정하게 되면 조작된 후기나 잘못된 정보 때문에 올바른 결정을 할 수 없습니다.

세 번째, 회사의 연혁이나 정보가 믿을만한 회사인지가 중요합니다. 요즘은 온라인으로 홍보하는 회사가 상당히 많아져서 정보를 접할 수 있는 회사들이 많습니다. 회사들이 많다보니 전부 다 만나고 연락해보기에는 시간이 많이드는 것도 사실입니다. 그래서 온라인에 공개되어 있는 회사의 연 매출액, 규모, 직원 수 등을 사전에 알아보면 어느정도의 능력치가 있는지 가늠할 수 있습니다.

인테리어 회사가 도면을 잘 그린다고 해서 좋은 업체라고 할 수 없습니다. 도면을 가지고 내부를 얼마나 정확하고 실용적으로 꾸밀 수 있는지가 훨씬 더 중요합니다. 그러니 좋은 업체를 선정할 때 느낌에만 의지하거나, 외형만 보고 선정하는 것은 안 좋습니다. 주변 사람들의 객관적인 의견을 들어보고 참고해서 결정하는 것을 추천합니다.

Q 저도 그에 동의합니다. 그리고 저는 해당 인테리어 업체가 작업한 병·의원에 한번 가보는 것도 괜찮다고 생각합니다. 직접 가서 보면 그 회사가 만든 병·의원은 어떤 느낌인지 알 수 있기 때문입니다. 그 병·의원들의 전체적인 느낌이 좋으면 본인에게 맞는 업체일 가능성이 높다고 생각합니다.

사람끼리도 코드가 맞는 사람이 있고, 안 맞는 사람이 있는 것처럼 인테리어 업체를 선정할 때도 본인 스타일에 맞는 회사를 선정하는 것이 좋습니다. 블로그 리뷰 같은 것들을 곧이곧대로 믿고 선정하는 것은 안 된다고 생각합니다. 블로그 리뷰조작, 댓글 작업은 업체에서 얼마든지 할 수 있기 때문입니다.

그리고 전체 내역을 확인하지 않고, 낮은 가격만을 보고 계약을 하는 경우에는 추후 추가 공사비 폭탄을 맞게 되는 경우도 있습니다. 업계 관행이라고 하면서 추가 공사비를 많게는 전체 금액의 몇십 %를 요구하는 경우도 있으므로 이 같은 경우를 굉장히 주의해야 합니다.

제 생각에 가장 좋은 업체 선정 방법은 해당 업체를 이용한 원장님들의 후기를 듣는 것이라고 생각합니다.

그리고 A/S 때문에 불편해하는 경우가 참 많습니다. 그런 면에서 보면 하자이행증서를 발급해주는 인테리어 업체를 선정하는 것이 좋을 것으로 생각합니다. 이 대표님은 어떻게 생각하시나요?

A 하자이행증서 발급은 반드시 필요하다고 말씀드립니다.

하자이행증서란 서울보증보험을 통해서 하자가 발생시 반드시 보수하겠다는 약속을 담은 증서를 발급받는 것인데, 여기에는 공사 총 금액의

3%면 3%, 5%면 5%를 설정해 놓고, 만약 인테리어 업체에서 A/S를 처리해주지 않을시, 이 설정 금액만큼 서울보증보험에서 돈을 받아 그 비용으로 A/S를 처리할 수 있습니다. 그리고 서울보증보험에서는 하자이행 증서 발급 업체에 그만큼의 돈을 청구합니다.

즉, 하자이행증서를 발급받게 되면 인테리어 업체는 처음 계약시 약속했던 A/S 기간 동안 A/S를 반드시 해야하는 구조가 됩니다. 그러므로 회사가 믿을만 하거나, 괜찮을 것 같으니까 괜히 발급받지 않아도 되지 않을까 생각하지 마시고, 둘만의 약속을 위한 안전장치를 만든다고 생각하고 꼭 발급으시는게 좋습니다.

계약금이 크니까 보험금도 커서 인테리어 회사에 손해가 있을 수 있지 않느냐고 생각하실 수도 있습니다. 하지만 실제론 매우 적은 금액이 들어갑니다. 예를 들어, 인테리어 공사 비용이 2억이라고 가정했을 때, 내야할 보험료는 10만 원 이내입니다. 그러므로 인테리어 업체에서 자체적으로 증서를 발급해서 드리는 경우도 있으나, 그렇지 않은 경우에는 부담가지지 말고 꼭 요구해서 발급 받으시기 바랍니다.

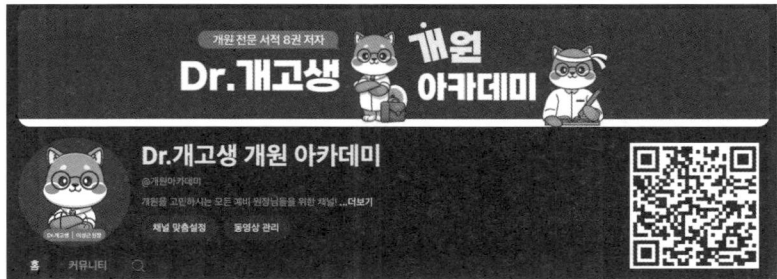

이행(하자)보증보험증권

(인터넷 발급용)

증권번호 제 100-000-2020 0444 2917 호

기본사항

보험계약자	376-81-00167 (주)디자인바이엘 이상영	피보험자		
보험가입금액	金 六百八萬壹阡九百 원整 ₩6,081,900-	보험료	₩23,350- ■ 일시납 ☐ 분납	
보험기간	2020년 09월 11일부터 2021년 09월 10일까지 (365 일간)			

보증하는 사항

보증내용	건설공사계약에 따른 하자보증금
특별약관	1. 신용카드이용보험료납입특별약관 본 증권에 첨부되어 있는 보통약관 및 이 보험계약에 적용되는 특별약관의 내용을 반드시 확인하여 주시기 바랍니다.
특기사항	
주계약내용	[주계약내용] 주계약명 담보기간 계약체결일자 계약금액 보증금율

알아두셔야 할 사항

1. '보증보험증권으로 보증하는 내용'이 '주계약상 보증이 필요한 내용'과 일치하는지 여부를 반드시 확인하시기 바랍니다.
2. 증권발급사실 및 보험약관, 보상심사 진행사항은 회사 홈페이지(www.sgic.co.kr)에서 확인하실 수 있습니다.

우리 회사는 이행(하자)보증보험 보통약관, 특별약관 및 이 증권에 기재된 내용에 따라 이행(하자)보증보험 계약을 체결하였음이 확실하므로 그 증으로 이 증권을 발행합니다.

2020년10월14일

⑤ 서울보증보험주식회사
서울 종로구 김상옥로 29(연지동, 보증보험빌딩)

대표이사
사 장 김상택

증권 발급	대리점	대리점명 모집자 고유번호	
	지점	고객지원센터	신영주 1670-7000 서울 종로구 김상옥로 30 12층 기독교연합회관내(연지동, 기독교연합회관)

대한민국 정부 인지세 200원
종로세무서장
인쇄승인 제2003-1호

SGI was rated "A+(stable)" by S&P Global Ratings

"AA-(Stable)" Fitch Ratings

한국서비스품질우수기업
산업통상자원부
(사)한국서비스인증원

202010160004927-0012-001

> **Q** 많은 원장님께서 인테리어 업체를 선정할 때, 가장 중요한 기준으로 공사 비용을 생각합니다. 하지만 너무 비용만 가지고 따지다 보면 뒤통수를 맞는 경우도 있습니다. 저는 '싼 게 비지떡'이라는 명언이 인테리어 업체 선정에 참 맞다고 생각하는데, 어떻게 생각하시나요? 싼 게 비지떡이 맞습니까?
> 그리고 구체적인 항목을 비교하는 것이 원장에게는 어려운 일이라고 생각되는데, 어떻게 하면 쉽게 견적을 비교할 수 있을까요?

A '싼게 비지떡'이라는 표현이 맞다고 생각합니다.

업체에서 견적을 낼때 통상적으로 냉·난방 공사, 간판 공사, 전기 증설에 관련된 부분은 인테리어 공사 비용에서 제외하는 편입니다. 소방 공사를 별도로 넣는 경우도 있고, 가구 공사를 별도로 넣는 경우도 있고, 커튼 공사를 별도로 넣는 경우도 있는데, 인테리어 업체에 이 부분을 견적에 전부 포함해서 넣어달라고 요구하면 됩니다. 그러면 동일 항목이 전부 들어가 있으므로 비교가 훨씬 용이합니다.

하지만 외형상 총 금액을 줄이기 위해 몇몇 인테리어 업체에서 고의적으로 몇몇 항목을 빼는 경우가 상당히 많습니다. 그 예가 바로 위에서 말한 가구 공사, 소방 공사 항목인데, 커튼 또한 제외하는 경우가 있으니 항목이 다 포함되어 있는지 꼭 확인하셔야 합니다.

> ❓ 인테리어 예상 비용이 어느 정도인지는 궁금하지만, 이는 매년 달라지는 것이므로 인테리어 업체 대표님을 만나 물어보는 것이 가장 정확하니 넘어가겠습니다.
> 대신에 추가되는 공사 비용에 대해 질문하겠습니다. 원장님이 알아야 할 추가 공사 비용 항목은 어떤 것이 있을까요? 미리 체크해서 알아볼 수 있을까요?

🅐 1. 냉·난방공사
2. 간판(내부사인, 외부사인)
3. 전기증설 및 분전함 신규 설치
4. 가전제품

인테리어 공사 외의 비용에 대해서 설명드리겠습니다.
1. 냉·난방 공사는 대략 전용면적기준 평당 25~30만원대가 요즘 시세입니다.
2. 간판 및 사인 관련 비용은 외부건물 면적에 노출되는 크기에 따라 금액 차이가 있습니다. 대략 2000~3000만원대가 많습니다. 간판 비용 같은 경우는 홍보 때문이라도 최대한 아끼지 않고 지출하시라 권하는 편입니다.
3. 전기 증설 및 분전함 신규 설치는 해당 층의 전기 용량에 여유가 있다면 해당 층에서 전기선을 가져와서 공사하면 되기 때문에 대략 300~400만원 선으로 계산할 수 있지만, 해당 층에 전기용량이 부족

해서 다른 곳에서 전력을 끌고 와야 한다면 비용이 더 올라갈 수 있습니다.
4. 가전제품 비용은 의외로 예상 비용에서 놓치는 경우가 많습니다. 컴퓨터가 10대라고 가정했을 때 모니터와 본체 가격만 해도 1천만 원 이상이며, 냉장고나 세탁기, 직원이 사용하는 가전제품, 대기실에서 사용하는 공기청정기나 TV 등의 예산도 예상보다 높은 경우가 많기 때문에 미리 알아보고 산정하는 것이 중요합니다.

생각보다 공사 외에 별도로 들어가는 항목이 많으므로, 미리 예산을 충분히 잡아놓아야 나중에 여유 자금을 확보하는 데 도움이 될 수 있습니다.

Q 대체적으로 전체 인테리어 비용이 예상보다 꽤 많이 나옵니다. 그런데 그 인테리어 견적에 추가비용이 전부 포함되어 있다고 생각하면 안 됩니다. 즉, 인테리어 공사 비용 이외에 추가적으로 들어가는 항목이 제법 있으므로, 사전에 충분히 인테리어 업체 대표님과 이야기하고 조율해야 합니다.
미리 조율하고 협의까지 끝마쳤는데 한참 공사를 진행하다가 중간에 인테리어 업체 대표님이 갑자기 추가 공사비가 필요하다고 이야기하면 원장님은 당황하게 됩니다. 벌써 공사를 진행하고 있는데, 갑자기 인테리어 비용의 10~30%까지 추가 공사비를 요구하게 되면 당황스럽습니다. 이에 대해서는 어떻게 생각하시나요?

🅐 실제로 처음에는 낮은 금액의 견적을 제시했다가 추후에 추가공사비를 요구하는 인테리어 회사들이 있습니다. 그건 '어차피 한번 보고 말 사람, 한몫 챙기겠다.'는 심보입니다. 조금 더 원장님과 관계를 유지하고 싶었다면 미리 상의해서 납득할만한 금액을 제안했겠지만, 그렇지 않기 때문에 그런 식으로 갑자기 금액을 더 요구하는 것입니다.
이럴 경우 감정이 상하는 것도 문제지만, 금전적으로도 문제도 커집니다.

🅠 제가 아는 분은 베드 29개 정도 되는 병·의원을 진행하다가 추가 공사비 때문에 소송까지 하는 경우도 있었습니다. 더해서 개원이 8개월 정도 늦춰지기까지 하는 사태가 일어나기도 했습니다. 추가 공사비는 원장님께서 사전에 충분히 고려했다고 하여도, 인테리어 공사비용의 5~10% 보다 더 많은 비용이 나오게 되면 당황스러울 수밖에 없습니다.

🅐 당연히 당황스러울 수밖에 없고, 충격도 상당하실거라 생각합니다. 그래서 그 같은 상황을 방지할 수 있는 방법을 알려드리겠습니다.

인테리어 업체와 계약서를 작성할 당시 추가로 비용이 들어갈 내용이 있으면 사전에 미리 공지를 하고 진행해 달라고 요구해야 합니다. 중간 공사를 끝낸 뒤 사전에 공지받지 못한 비용을 갑자기 지불하라고 할 때 당연히 납득이 안되므로, 추가 비용이 나올만한 공사를 진행하기 전에 원장님께서 직접 협의하고 체크하는 것이 중요합니다.

그러므로 공사 계약을 할 때, 추가비용에 관한 내용을 사전에 공지 해 줄 것을 요구할 뿐만 아니라, 계약서에 해당 내용을 기입하도록 요구하시는 게 좋습니다.

> **Q** 좋은 팁(tip)입니다.
> 추가 공사비가 발생하는 이유 중 하나는 원장님의 생각이 바뀌는 경우도 있습니다. 도면을 봤을 때는 별 이야기 없다가, 어느 정도 공사가 진행된 이후에 문의 위치를 바꾸고 싶다거나, 추가로 방을 넓히고 싶다거나, 위치를 바꾸고 싶을 때 추가 공사비가 발생하게 됩니다.
> 그러므로 원장님은 공사를 시작할 때 시행하는 '먹매김'을 할 때 직접 현장에 방문해서 실제로 도면대로 공사가 진행되어도 괜찮은지 확인하는 절차가 매우 중요합니다. 그래서 저는 '먹매김' 미팅을 할 때 원장님께서 꼭 방문해서 확인하라고 이야기하는데, 이 대표님께서 조금 더 자세히 설명해 주세요.

A '바닥 먹매김'이라는 작업은 현장 바닥에 먹을 이용해서 도면에 있는 그림을 그리는 작업입니다. 5~6시간 정도 업체에서 작업한후 원장님께서 오셔서 마지막으로 벽체 공사를 하기 전에 확인하시는 절차입니다.

현장에서 직접 진료실 사이즈나 치료하는 공간 등의 사이즈가 불필요하게 넓거나 좁지 않은지 등을 보셔야 합니다. 이때가 현장에서 비용 추가없이 벽의 위치를 변경할 수 있는 시간입니다. 이때를 놓치면 추후에 마음이 바뀌어 벽의 위치를 변경하고 싶을때 추가 비용이 발생할 수 있습니다.

원장님은 도면만 봐서는 정확한 느낌을 모르는 경우가 많고, 3D를 제공해 주는 곳이 있긴 하지만 실제로 현장에서 확인해보면 받은 자료와 느낌이 다를 때가 있습니다. 도면으로 봤을 때는 진료실이 굉장히 좁다고 느꼈는데 실제 현장에서 보면 좀 넓게 느껴지는 경우도 있고, 복도가 넓다고 생각했는데 생각보다 넓지 않은 경우도 있습니다. 수술하는 병·의원 같은 경우에는 침대가 회전해야 하는데 복도가 좁아서 회전반

바닥 먹매김 현장사진

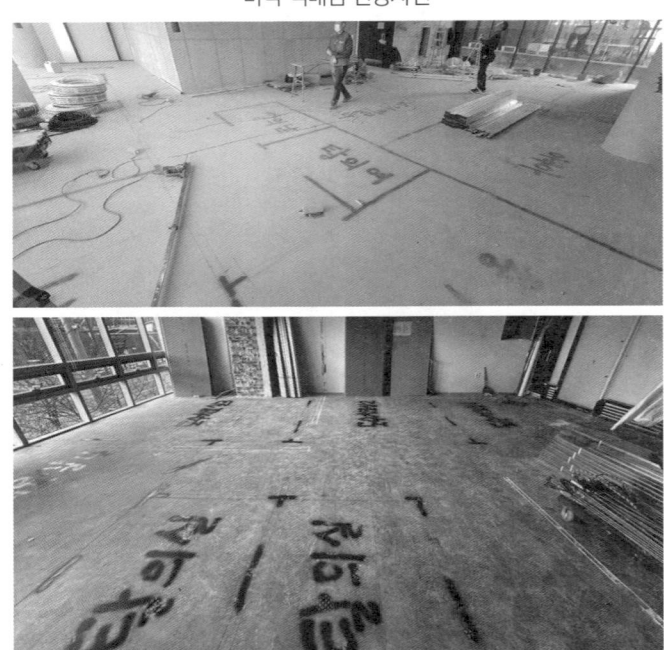

경이 안나오면 나중에 문제가 생길 수도 있으므로, '먹매김'을 할 때는 빠지지않고 꼭 확인할 필요가 있습니다. 그것이 공사 비용을 줄일 수 있는 방법중 하나 입니다.

> **Q** 저는 처음에 도면을 그리는 과정도 매우 중요하다고 생각합니다. 원장님이 '그냥 알아서 해주세요.'라고 했다가 나중에 본인 입맛에 안 맞으면 여기저기 바꾸게 되는데, 그러면 추가 공사를 하게 되고 추가 비용이 발생하므로, 처음에 밑그림을 그릴 때부터 굉장히 신경써야 한다고 생각합니다. 그러므로 도면을 그릴 때부터 원장님의 의지가 충분히 반영되어야 한다고 생각합니다.
> 그외 실제 인테리어 비용을 절감할 수 있는 방법은 무엇인가요?

A 비용을 절감하기 위해서는 공사 내용 중 많은 부분을 다른 업체에 나눠서 맡기기보단 한 업체에 일괄적으로 맡겨서 진행하는 것이 좋습니다. 하나부터 열까지 파트별로 저렴한 것만 찾게 되면 분명 그중에 놓칠 수 있는 부분이 있어, 그런 부분에서 금액이 증가할 수 있습니다.

또한 그렇게 비싸지 않아도 전체적인 분위기에 어울리는 색상을 가졌거나 마감재와 잘 어울리는 소재를 찾는 것이 중요합니다. 무작정 비싼 것만 고집하다 보면 비용이 많이 올라가게 되기 때문에, 저렴하면서도 좋은 효과를 내는 소재를 적극 활용해달라고 인테리어 업체에 요구하면 됩니다. 그러면 인테리어 회사에서도 직접 샘플을 준비해서 보여주는 식으로 원장님의 의견을 충분히 반영하기 위해 노력할 것입니다.

Q 자재 선택이 비용 문제에 있어서도 큰 영향을 미칩니다. 이 대표님께서는 자재 샘플을 가져와서 원장님께서 직접 선택하게 하시는데, 정말 인상적이었습니다.

A 저는 어느 정도 염두에 두었던 소재를 준비하여 보여드리는 샘플링을 통해 '이 소재로 공사하겠습니다.'라고 설명을 드린 뒤 원장님께서 동의하면 그 소재로 마무리를 합니다.
비용 측면에서 생각할 때 포기할 것은 포기하고, 선택할 것은 선택하는 지혜가 필요합니다. 마냥 좋은 것으로만 하려고 하면 인테리어 비용이 끝도 없이 올라가기 때문입니다.
그렇다고 해서 비용 절감을 하겠다고 너무 아끼다 보면 개원 병·의원임에도 불구하고 오래된 병·의원처럼 느껴져서, 다른 병·의원과 비교했을 때 메리트(merit)가 없어 환자가 줄어드는 결과를 초래할 수 있습니다.

Q 제가 마지막으로 이야기하고 싶은 것은 비용 절감을 위해 너무 견적이 낮은 업체를 선정하지 않았으면 좋겠다는 것입니다. 너무 터무니없이 낮은 견적은 나중에 높은 추가 공사비로 돌아오므로, 배보다 배꼽이 더 커지는 일이 생길수도 있기 때문에 견적이 낮은 업체라고 해서 마냥 좋은 것은 아닙니다. 그리고 업체 선정에 있어 비용 부분만이 아니라 다른 사항도 고려해야 한다고 생각합니다. 무엇을 집중적으로 보고 인테리어 업체를 선정해야 하는지에 대해 조언해 주세요.

🅐 간혹 인테리어 업체의 견적서 목록을 살펴보면 병·의원 화장실을 불필요하게 많이 넣는 경우가 있습니다. 화장실 하나 만드는 비용도 상당해서 양변기, 소변기, 세면대가 들어가는 화장실 하나만 만들어도 400~500만원 정도의 고비용이 드는데도 불구하고, 한 병·의원에 화장실을 7~10개까지 만드는 경우가 있습니다. 물론 그것이 환자의 편의성과는 연관이 있을 수도 있겠지만, 그래도 너무 과한 경향이 있습니다. 이런식으로 무언가 추가로 들어가지 않아도 되는 내용들을 넣거나, 다른 것들을 너무 과하게 넣는 업체는 처음부터 피하시는걸 추천합니다.

그리고 계약을 하지 않는다고 통보했을때 갑자기 너무나 많은 금액할인을 제시하면서 계약을 다시 제안해 오는 업체 또한 마찬가지입니다. 얼마의 금액을 부풀렸길래 저 정도의 금액할인을 하는지 가늠이 되지 않기 때문입니다.

그리고 다른 견적부분에 대한 설명을 잘 해주고, 비용 절감에 대한 조언도 해주는 업체를 선정하시는게 도움이 됩니다.

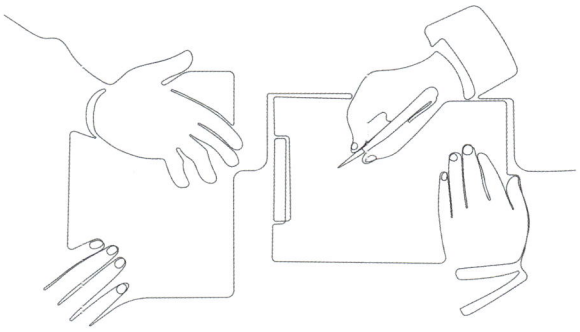

PART II **인테리어**

05 인테리어 공사 시 원장의 역할은 무엇인가요?

Q 인테리어 업체 선정 이후에 진행되는 공사나 다른 내용들은 대표님에게 일임하면 되는 것인데, 공사기간 동안 원장은 무엇을 하면 되나요?

A 저희 회사 기준으로 봤을 때 원장님의 역할은 우선 저희가 그려드린 도면을 꼼꼼하게 재점검하시는 겁니다.

그리고 앞에서 말씀드렸듯이 먹매김 미팅할 때 현장에 오셔서 도면과 구성에 별문제 없는지 또는 사용하는 각 공간이 너무 좁거나 넓지는 않은지를 보는 것이 중요합니다.

또한, 결정된 디자인으로 마감 공사를 하기 전에 시공하는 마감재에 대한 설명을 '샘플링 시간'에 들으셔야 합니다.

마지막으로, 어느 시기에 개설 신청을 하는 것이 제일 좋은지에 대해서도 미리 체크해야 합니다. 이 부분은 개원 시기와도 밀접한 연관이 있기 때문에 중요합니다. 인테리어가 끝나면 소방 점검을 해야 하고, 보건소 신고를 해서 개설 허가증이 나와야 하는데, 이 타이밍이 너무 늦으면 늦어지는 만큼 개원이 늦어지게 됩니다.

그래서 저희 회사는 개설 날짜에 대해 안내를 미리 드리고 있습니다. 예를 들어, 40일간 공사하는 과정에서 개설 신청을 공사 마무리하기 5일 전에 신청하는 식입니다.

소방서에서 점검을 나오고, 그게 끝나야 보건소가 와서 체크하는데, 이런 것이 전부 끝나면 의료기관 개설증이 나옵니다. 그런데 소방 점검 때 바로 합격하지 못하면 보완해서 다시 한번 점검을 받아야 하고, 보완점검하러 나오는 기간이 몇 일이 아닌 몇 주가 될 수도 있기 때문에 그렇게되면 의원 개설이 늦춰질 수 밖에 없게 됩니다. 또한 소방점검을 통과했더라고 보건소에서 체크하다가 추가 보완을 요청하게 되면 또다시 기다려야 하기 때문에 그만큼 개원이 지연되게 됩니다.

그래서 개원신청 날짜를 전략적으로 정하는 것도 매우 중요한 문제입니다.

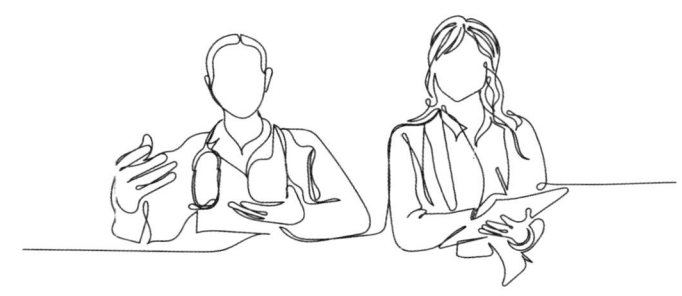

Q 결국 시작과 끝은 원장님께서 관심을 많이 가져야 하는 것입니다.

A 그렇습니다. 처음에 다양한 업체를 선정할 때 열흘 정도 신경 써야 하고, 마지막에 열흘 정도는 소방 점검 및 보건소 개설증을 위해 신경 써야 합니다.

인테리어 공사 기간 내내 원장님들께서 너무 신경만 쓰시면 결국 피곤해질 수 밖에 없습니다. 1주 혹은 2주 정도씩 두세 번에 걸쳐서 원장님이 인테리어공사에 신경써야 되는 시간대가 있는데, 그 외의 시간은 휴식을 취하시면서 다른 개원 준비를 하시면 됩니다.

Q 우스갯소리로 '개원하는 원장님께서 휴가 갈 수 있는 기회는 인테리어 공사 기간이다.'라는 이야기도 있습니다. 저는 걱정돼서 가진 못했지만, 실질적으로 그 기간에 여행을 가는 원장님도 있는 편인가요?

A 코로나 전에는 대부분 원장님이 여행을 다녀오셨지만, 코로나 때는 아무래도 가시지 못하는 분들이 계셨습니다. 지금은 규제가 완화되어 많이 다녀오십니다.

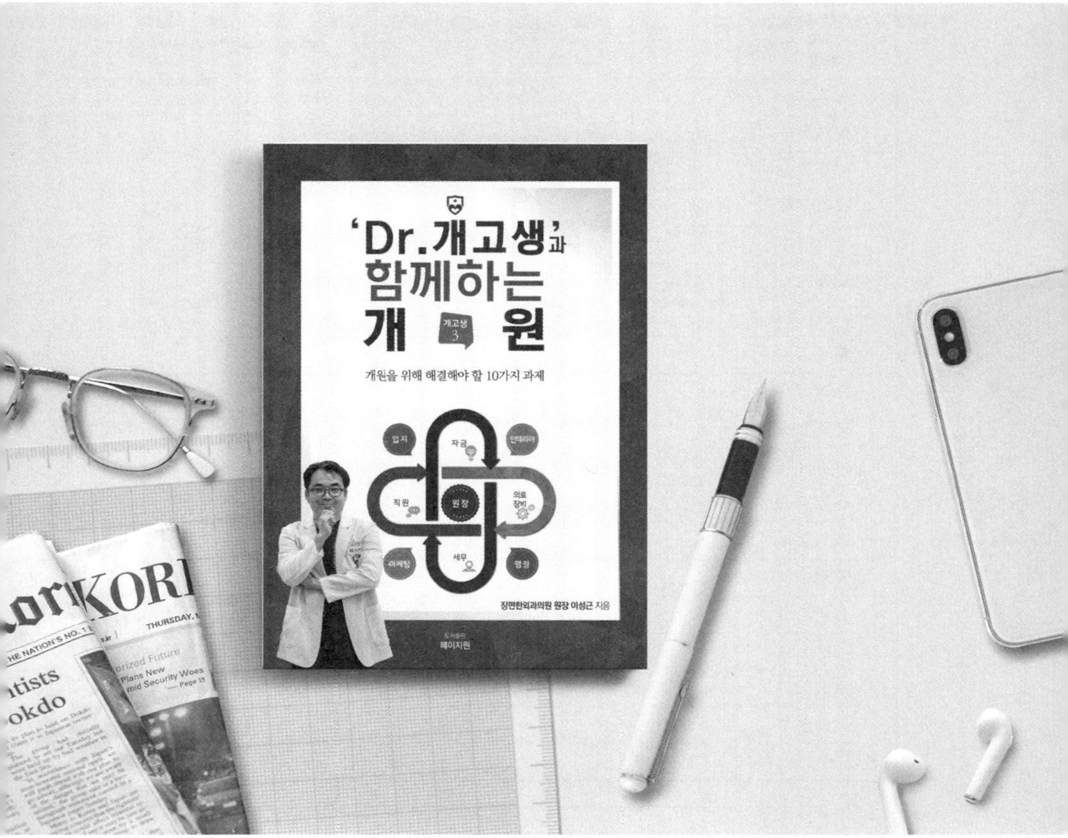
'Dr.개고생'과
함께하는
개 원
개고생 3
개원을 위해 해결해야 할 10가지 과제
입 지
자금
인테리어
직 원
원장
의료 장비
마케팅
세무
행정
장편한외과의원 원장 이성근 지음
페이지원

▎공사일정표 (점선부분이 원장님 체크하실 부분입니다)

공 사 명																						
현 장 책 임 자																						
	일수	1	2	3	4	5	6	7	8	9	10	11	12	13	14	15	16	17	18	19	20	21
	월									3월													
	요일	수	목	금	토	일	월	화	수	목	금	토	일	월	화	수	목	금	토	일	월	화
공정	날짜	15	16	17	18	19	20	21	22	23	24	25	26	27	28	29	30	31	1	2	3	4
원장님 미팅								바닥 먹놓임, 장비업체 도면확인 필요(현장 미팅 마감재 샘플링(사두														
기타확정사항								통신회사,무인경비회사(CCTV) 차트업체 선정 가전제품 선정														
경량공사							천정,벽체공사															
목공사										목공사												
전기공사						전기 배관,배선공사								등타공								
필름공사																					필름 공사	
설비공사																						
타일공사																						
유리공사																						
미장공사																						
냉난방공사		냉난방 배관											냉난방 타공									
도배공사																						
도장공사																						
준공청소																						
가구공사																					가구 실	
이동가구																						
바닥공사																						
자재반입		경량 자재반입																				
금속공사														자동문 후레임 설치								
마루공사																						
철거공사		천정 철거공사																				
기타공사																						
원장님 전달내용																						
특 이 사 항																						

	공 사 기 간																							
	현 장 주 소																							
25	26	27	28	29	30	31	32	33	34	35	36	37	38	39	40	41	42	43	44	45	46	47	48
						4월																	5월
토	일	월	화	수	목	금	토	일	월	화	수	목	금	토	일	월	화	수	목	금	토	일	월
8	9	10	11	12	13	14	15	16	17	18	19	20	21	22	23	24	25	26	27	28	29	30	1

이동가구샘플링, 개설허가신청(현장미팅)   의료기구 반입

문짝 시공

조명 설치 및 전기 마무리

필름 마무리

위생 기구 설치

바닥 벽 타일공사

유리 실측   유리시공

방수 공사

냉난방 마무리

도배공사

공사

준공청소

가구 설치

이동가구 설치

데코타일 시공

반입

자동문 마무리

강마루 시공

큐비클 설치

PART II **인테리어**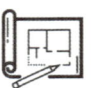

06 인테리어에 대한 소소한 질문

Q 조금 더 구체적인 질문을 드리려 합니다.
전용 공간 외에 건물 내 공용 복도를 활용할 수 있는 방법이 있다고 하는데, 그건 어떤 방법인가요?

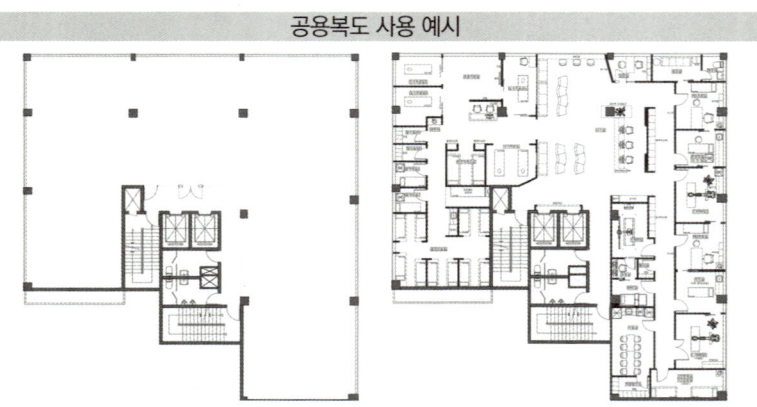

〈공용복도 사용 예시〉

〈공용복도가 나뉘어져 있는 상태의 도면〉   〈설계를 통해 공용복도를 병·의원 내부 복도 및 대기실로 사용한 도면〉

🅐 만약 한 층에 우리 의원 말고 다른 의원이 있고, 2~3개 점포가 모여 있다면 공용 복도를 전용으로 사용할 수 없습니다. 하지만 한 층을 우리가 전부 다 사용한다고 가정하면, 공용 복도를 없애고 그 앞에 출입구를 전부 철거한 이후에 복도 혹은 대기실로 사용하는 것은 가능합니다. 그러므로 한 층을 전부 다 사용하는 의원이라면 과감하게 공용 복도를 없애고, 대기실로 사용하는 것을 권장합니다. 그러면 엘리베이터에서 내리자마자 대기실이 넓게 펼쳐진 모습이 되어 조금 더 커보이므로 홍보에도 좋습니다.

🅠 병·의원 공사를 진행할 때, 원장님 입장에서는 홍보 때문에 미디어 활용을 극대화할 수 있는 방안이 필요합니다. TV나 모니터 등을 어느 공간에 배치하는 것이 좋을까요?

🅐 대부분은 대기실에 배치하는 데, 요즘에는 대기실에 TV 또는 모니터를 한 대만 설치하는 것이 아니라 2~3대 정도 설치해서 한 대는 대기 환자를 띄우는 화면으로 활용하고, 나머지 1~2대 정도는 DID(distributed information database)를 활용하여 병·의원의 홍보영상물을 연속 재생하는 것이 추세입니다. 원장님이나 간호사가 설명하는 것 외에도 홍보에 이용될 수 있는 내용들을 대기실에 띄워놓으면 좋습니다.

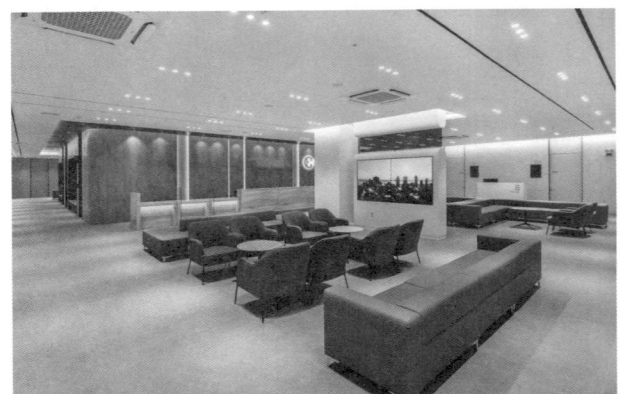

〈대기실 모니터, TV 위치 예시 1〉

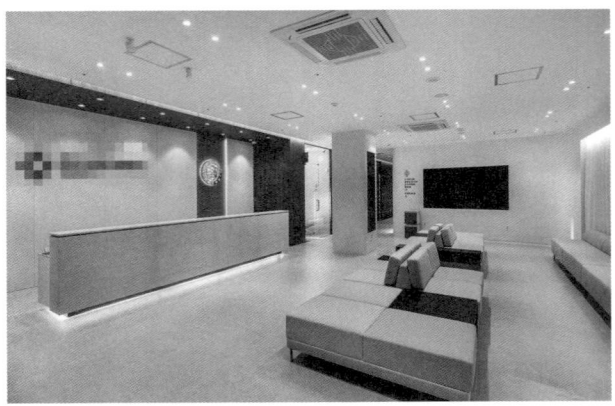

〈대기실 모니터, TV 위치 예시 2〉

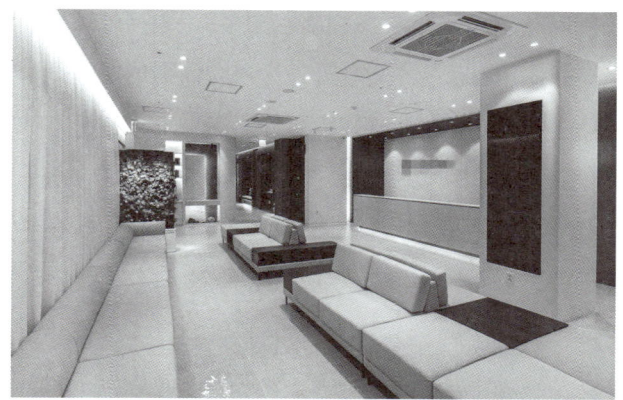

〈대기실 모니터, TV 위치 예시 3〉

그리고 환자가 복도나 그 안쪽에 대기해서 기다리는 경우도 있습니다. 물론 그 시간은 굉장히 짧은 편이지만, 대기하는 동안에는 핸드폰을 바라보고 있는 경우가 별로 없으므로, 시선이 가장 많이 모이는 대기의자 전면 부분에 모니터나 TV를 설치해서 이곳에도 병·의원 홍보물을 띄워 놓으면 좋은 효과를 낼 수 있다고 생각합니다.

Q 최근에는 CCTV가 필요한 병·의원도 있습니다. CCTV는 어떤 공간에 설치하는 것이 좋을까요?

A 대기실과 접수대에는 기본으로 설치를 합니다. 하지만 CCTV를 설치할 경우 법적으로 문제가 될 수 있는 공간들이 있습니다.
진료실에 설치하는 것은 불법입니다. 그리고 간혹 대기실이나 복도에 설치한 카메라가 진료실 안쪽을 비추는 경우도 있는데, 그 또한 문제가 될 수 있습니다. 하지만 정형외과의 도수치료실 같이 환자와 의료진의 신체적인 접촉이 있는 곳은 CCTV 설치를 권해드리는 편입니다. 그런 공간에 CCTV를 설치해놓지 않으면, 나중에 환자로부터 불필요한 신체 접촉으로 신고를 받았을 경우에 대처하는데 문제가 생길 수 있습니다.

> **Q** 개인 화장실이 필요해서 진료실 옆에 화장실을 만들고 싶어하시는 원장님들이 계시는데, 배관 작업이 어려워 화장실을 만들지 못하는 경우가 있어서 고민이 될 때는 다른 방법이 있을까요?

A 원래 화장실을 만들 때는 우리 병·의원 아래층 천장과 우리층의 바닥이 맞닿는 면에 구멍을 뚫어서(코어작업) 배관 작업을 해야 합니다. 그래서 아래층의 허가를 받고 천장을 열어서 작업해야하는 경우가 있어서 허가를 받지 못할 경우 작업이 어렵거나 불가할 수 있습니다.

하지만 아래층에서 배관 작업을 하지 못해도 화장실을 만들 수 있는 방법이 있습니다. 요즘은 양변기와 연결할 수 있는 양변기 모터 펌프나 세면대와 연결할 수 있는 세면대 모터 펌프 등이 있어서 우리 층의 천장으로 배관작업을 할수 있기 때문에 이런 부분들을 활용하면 충분히 화장실을 만들 수 있습니다. 그러므로 화장실 설치에 대한 걱정은 조금 접어두셔도 좋습니다.

Q 요즘 인테리어 트렌드는 어떤가요?

A 트렌드는 보통 2~3년 주기로 계속 바뀌는 것 같습니다. 2023년에 유행한 트렌드는 미니멀리즘(minimalism)이었습니다. 최대한 간소화하고 깔끔한 느낌입니다. 백색 계열이나 무채색 계열 색상을 활용해서 최대한 밝게 병·의원을 표현했다고 한다면, 2024년에는 색상부분에서 조금 바뀌어 나가고 있습니다.

2023년에 전체적으로 화이트 백색 계열이 많았다면, 지금은 조금 더 진한 색상의 색감을 사용하는 추세입니다. 앞으로 개원을 준비하는 분들은 주변의 다른 인테리어를 보고 화이트컬러만 활용하지 말고, 조금은 특정 색상을 넣어서 무게감 있는 공간을 만드는 것도 트렌드에 맞추는 방법이라고 생각합니다.

Q 인테리어 공사가 지연되는 주된 이유는 무엇인가요?

A 잘못된 스케줄 관리 또는 일하는 기술자를 제 시기에 투입하지 못했을 때와 자재 공급을 원활하게 하지 못했을 때 주로 발생하게 됩니다. 기술자들은 들어와있지만 자재가 기간안에 들어와 있지 않거나, 또는 이와 반대되는 상황이 대부분입니다.

이유가 무엇이든 공사기간이 계약서에 표시된 날짜보다 지연된다면 당연히 페널티(penalty)를 적용해야 합니다. 계약서상에 공사 지체 상환금이라는 항목을 넣어서, 인테리어 회사가 공사를 지체할 경우 1일당 도급 금액의 0.3%를 갑에게 지불한다는 식으로 미리 기재해 놓는다면, 인테리어 공사 완료 기간이 늦어지는 경우를 줄일 수 있습니다. 만약 이 같은 항목이 없으면 공사 지연을 해도 페널티(penalty)를 적용받지 않아서 아무래도 인테리어 회사의 긴장이 좀 풀려 하루 이틀 정도 늦는 것은 대수롭지 않게 여길 수 있습니다.

> **Q** 원장님 입장에서 봤을 때 공사기간이 하루 이틀 지연되는 것은 엄청 큰 손실로 이어집니다. 개원날짜에 맞추어서 직원도 다 뽑아놨고, 임대료는 나가고, 진료를 보지 못함으로 인해 여러 손실이 발생하므로 저는 인테리어 공사 기한을 잘 맞춰주는 업체, 부적절한 추가 공사비를 요구하지 않는 업체, A/S를 잘해주는 업체, 이 세 가지가 업체 선정에 굉장히 중요한 기준이라고 생각합니다.
> 주위 이야기를 들어보면 공사가 지연되는 경우가 왕왕 있으므로 개원을 준비하는 원장님은 이 부분을 꼭 숙지해야 할 것 같습니다.
> 그리고 공사가 끝난 이후의 사후 관리 및 하자 보수가 무척 중요합니다. 이 부분에 대해 설명해 주세요.

A 인테리어 공사를 할때 처음부터 하자가 일어나지 않게 시공하는 것이 제일 중요합니다. 결국 인테리어 회사의 노하우 차이에 따라 하자 발생률이 결정되기도 합니다.

그리고 병·의원의 운영 중 시설물이 파손되거나 훼손되는 경우가 왕왕 있습니다. 이는 마감재를 어떤 소재로 사용했는지, 그리고 얼마나 꼼꼼하게 시공했는지에 따라 예방이 어느정도 가능합니다. 만약 하자가 자주 발생하면 인테리어 회사의 이미지에도 안 좋은 영향을 끼치고, 하자를 처리하기 위해서 결국 원장님께도 피해가 발생하기 때문에 저희같은 경우는 하자보수에 최선을 다하는 편입니다.

그래서 하자 발생시 최대한 곧바로 처리하고자 노력하고 있으며, 공사가 끝난 이후에 하자가 발생하면 1년동안 무상으로 하자보수를 해드립니다. 앞서 말씀드렸던 하자이행보증보험 증서도 발급해 드립니다.

인테리어 회사에서 A/S를 해주지 않거나, 늦장을 부려서 처리기간이 오래 걸린다는 것은 결국 회사가 하자 보수를 위한 비용을 아끼기 위해 시간을 끈다는 이미지가 생길 수 있고, 이는 곧 회사의 신뢰저하 및 매출타격까지 이어지기 때문에 저희는 특히 신경을 많이 씁니다.

간혹 공사가 끝난뒤 원장님과 연락이 끊기는 업체들이 있습니다. 이런 경우를 소위 '먹튀'라고 하는데, 공사비만 입금되면 연락이 안 되고, 연락이 되어도 수리하러 온다고 기별만 하고 방문조차 하지 않는 경우입니다. 그렇게 되면 결국 하자 보수에 들어가는 손해를 전부 원장님께서 책임지셔야 할 수도 있습니다.

인테리어 회사를 선정 하실 때 사후 관리와 하자 보수에도 충분한 비중을 두고 염두해 두시길 바랍니다.

PART II 인테리어

07 인테리어는 예술이다.

Q 인테리어 파트는 특히 지면으로 설명하는 데 한계가 있습니다. 저는 『개원은 개고생』이라는 유튜브 채널을 운영하고 있는데 다른 파트는 말로 설명이 가능한데, 인테리어는 현장에서 이루어지는 것이므로 말만으로는 설명하기가 참 어렵습니다.
특히 디자인은 감각적이고 예술적인 파트이므로 도면만으로는 모든 것을 설명해 드리기에는 부족합니다. 저는 결국 인테리어는 작품으로 승부하는 '예술'이라고 생각합니다. 이 대표님께서는 어떻게 생각하시나요?

A 저는 인테리어도 다른 미술작품이나 예술작품처럼 아무것도 없는 빈 공간을 꾸며서 완전히 새로운 공간으로 바꾼다는 것, 무(無)의 공간에서 유(有)를 창조하는 것으로 '작품'이라고 생각합니다.
인테리어 일을 하다보면 저희도 일에 대한 보람을 크게 느끼게 되는 순간이 있습니다. 저희가 완성한 인테리어 공간을 보면서 보람을 느끼기도 하지만 그것은 반쪽짜리 보람이고 반쪽짜리 작품입니다. 나머지 반쪽을 채워주는 것은 실제 그 공간을 오랫동안 사용할 원장님께서 저희가 완성한 공간을 보고 만족하고 좋아해주시는 모습을 보는 것입니다. 그런 순간이 와서야 비로소 '이번에도 작품이 잘 되었다.'라는 생각이 들면서, 설명할 수 없는 큰 보람을 느낍니다. 그리고 저희를 거쳐 간 원장님들께서 매우 만족하셔서 다른 원장님께 저희를 소개해 주실 때가 제일 뿌듯합니다.

세상에 인테리어 회사는 상당히 많습니다. 하지만 그 많은 인테리어 회사들이 전부 좋다고는 빈말로도 하기 애매합니다. 그럼에도 소신과 책임감을 갖고 운영하는 인테리어 회사가 비단 저희 회사만 있는 것도 아니고, 또한 그만큼 나쁜 회사만 있는 것도 아니기 때문에 어느 회사와 공사를 진행하시더라도 옆에서 같이 의견을 나누고 적극적으로 호응하고 응원해 주시면 좋은 결과물을 만들어 낼 수 있다고 생각합니다.

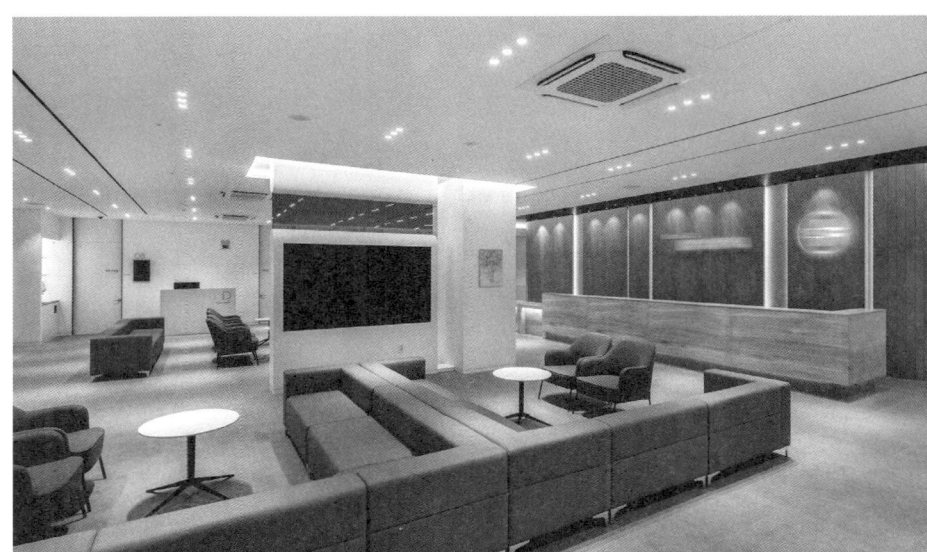

> **Q** 저는 인테리어 공사 기간 중에 원장님들께서 공사현장에 방문하고 일하는 분들에게 감사하다고 이야기하고, 간식도 사드리는 것이 도움이 될 것 같습니다.
>
> 개원하면 아시겠지만 결국 우리 일은 사람과 사람과의 관계고, 내가 어떻게 상대를 대하느냐에 따라서 상대가 나를 어떻게 대하는지가 결정되기 때문입니다. 인테리어 업체분은 우리의 일터와 보금자리를 만들어주는 분들입니다. 그 분에게 감사 표현을 한다면 그분들도 역시나 최선을 다해 자기 일처럼 해주실거라 믿습니다.
>
> 저는 원장님과 인테리어 업체 관계에서 중요한 건 '신뢰'라고 생각합니다. 이 대표님께서 말씀하셨듯, 업체를 선정했을 때 신뢰할 수 있는 모습을 보여주고, 그 업체를 신뢰하고 지지하는 과정이 있으면 모두가 좋을 것 같습니다.
>
> 이 대표님, 마지막으로 개원을 결심하고 큰 결정을 앞둔 원장님들에게 보내는 응원의 메시지를 부탁드립니다.

A 개원을 준비하는 원장님을 뵈면 불안감으로 초조해하시는 분이 참 많습니다.

그래서 임대차계약 이후부터 인테리어 완공까지 걸리는 대략 3개월 정도의 시간동안 잠도 잘 이루지 못하는 분도 계시고, 평소 술도 못드시던 분이 하루도 안빼놓고 술을 드신다거나 살이 10kg이나 빠지는 분도 있습니다.

하지만 3개월이 지나고 원장님의 본업인 진료를 시작하면 그런 불안감이 싹 사라진다고 공통적으로 이야기하시니, 너무 불안해하지 마시고 그 기간만 이겨내시면 좋은 날이 금방 올 것이라고 생각합니다.

Q 의료장비는 나중에 언제든 바꿀 수 있습니다. 마케팅 업체 또한 마찬가지입니다. 하지만 인테리어는 바꾸고 싶다고 쉽게 바꿀 수 없습니다. 적어도 2~3억 정도의 비용과 대략 2~3개월의 시간을 투자한 인테리어를 바꾼다는 결정을 내리는 것은 쉽지 않습니다.

그리고 개원하고 2~3년 만에 인테리어가 마음에 안들어서 다시 바꾼다거나 병·의원을 이전하는 것도 쉽지 않습니다. 그래서 인테리어는 입지만큼이나 중요하고 매우 심사숙고(深思熟考)할 필요가 있는 부분이라고 생각합니다.

개원을 하면 하루 중에 제일 많이 지내는 공간이 병·의원이므로, 여러분의 '제2의 집'이라고 생각할 수 있겠습니다. 그만큼 중요한 공간이라는 것입니다.

이 책을 읽는 여러분께서도 좋은 인테리어 업체 대표님을 만나 완벽한 공사를 하시길 기원합니다.

좋은 정보 주신 이 대표님에게 매우 감사드립니다.

개원을 고민할때 꼭 만나야할 인테리어 전문가

병·의원 인테리어 전문회사 (주)디자인바이엘 대표 이상영입니다.

디자인바이엘은 십수년 동안의 많은 시행착오와 경험을 바탕으로 원장님께 최적화된 공간과 인테리어 디자인을 만들어내는 회사입니다.

인간에게 행복의 터전을 만들어주는 전문가이자 환경적 행복의 가치를 만들어주는 중차대한 본분을 가진 전문가로 거듭나기 위해 끊임없이 노력하겠습니다.

믿고 맡겨주시는만큼 보답하는 회사가 되겠습니다. 감사합니다.

한 페이지로 끝내는 개원 준비 프로세스 : **인테리어편**

		D-63			D-42			D-21		
		63	56	49	42	35	28	21	14	7
인테리어	관리사무소 신고/동의/행위허가				■					
	기반 및 제반시설 파악 (가스, 전기 등)				■					
	관할 시군구 관련 조사(용도)									■
	소방 완비, 방염, 시설 조사									
	보양, 철거					■				
	창호, 하이샷시 실측 및 시공					■	■			
	설비, 에어컨 배관					■	■		■	
	전기, 조명						■		■	
	덕트						■			
	방수							■		
	미장					■				
	목공, 도어, 철물									
	잡철									
	바닥 타일/화장실 타일							■		
	위생기구/기타 장식구									
	필름							■		
	도장							■	■	■
	도배								■	
	바닥재(데코타일)									■
	간판, 시트								■	■
	주방시설, 주방가구									
	사용검사(가스, 전기, 용도)									
	폐기물 처리							■		
	네트워크						■			
	준공 청소									■

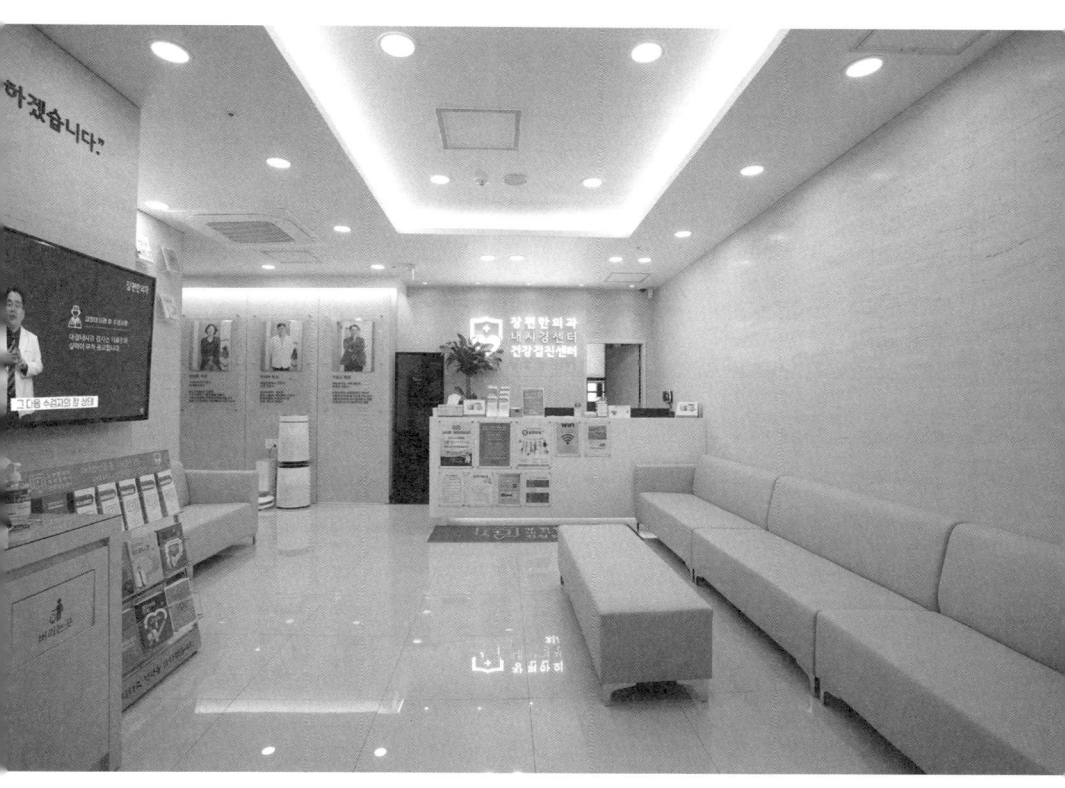

'Dr. 개고생'이 제안하는
개원하는 원장님들을 위한 체크리스트

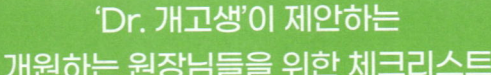

- [ ] 1. 입지 선정 때부터 인테리어 업체를 만나셨나요?
- [ ] 2. 임대차 계약 시 인테리어 대표로부터 여러 가지 조언을 받으셨나요?
- [ ] 3. 인테리어 업체와 함께 입지 선정 시 함께 확인해야 할 사항을 체크하셨나요?
- [ ] 4. 계약하신 곳의 용도가 제1종 근린생활 시설(의원)로 표기가 완료되었는지 확인하셨나요?
- [ ] 5. 건물 내에 전기 용량에 대해 확인하셨나요?
- [ ] 6. 인테리어 업체를 만나기 전 공간 구성에 대해 고민해 보셨나요?
- [ ] 7. 전체적인 병·의원의 인테리어 컨셉과 분위기를 결정하셨나요?
- [ ] 8. 인테리어 업체를 선정하기 위해 어떤 것들을 비교·확인해야 하는지 확인하셨나요?
- [ ] 9. 인테리어 업체로부터 공사일정표를 받아보셨나요?
- [ ] 10. 인테리어 업체의 A/S 등 사후 관리에 대해서 확인하셨나요?
- [ ] 11. 인테리어 업체가 믿을만한 업체인지 매출액, 규모, 직원 수 등을 확인하셨나요?
- [ ] 12. 인테리어 공사를 진행했던 다른 원장으로부터 피드백을 받으셨나요?
- [ ] 13. 인테리어 소요 기간과 비용에 대해 확인하셨나요?

- 인테리어 파트 -

- [ ] 14. 다른 인테리어 업체와 비교 분석하셨나요?
- [ ] 15. 인테리어 공사 전 어떤 통신회사를 선택할지 결정하셨나요?
- [ ] 16. 인테리어 공사 전 어떤 무인경비 업체를 선택할지 결정하셨나요?
- [ ] 17. 인테리어 공사 전 어떤 가전제품을 어디에 배치할지 결정하셨나요?
- [ ] 18. 인테리어 공사 전 어떤 간판 업체를 선택할지 결정하셨나요?
- [ ] 19. 인테리어 공사 전 어떤 냉·난방 공사 회사를 선택할지 결정하셨나요?
- [ ] 20. 차트 업체와 장비 업체를 인테리어 회사와 연결해주셨나요?
- [ ] 21. 인테리어 도면 작업과 디자인 작업 시, 동선에 대한 의견을 제시했나요?
- [ ] 22. 인테리어 공사 초기에 진행되는 먹매김 미팅에 참석하셨나요?
- [ ] 23. 인테리어 공사 후반에 진행되는 마감재 미팅에 참석하셨나요?
- [ ] 24. 인테리어 비용을 절감할 수 있는 방법에 대해 인테리어 대표와 상의하셨나요?
- [ ] 25. 인테리어 대표와 계약 시에 공사 지체 상환금 특약을 추가하셨나요?
- [ ] 26. 하자이행증서를 요청 하셨나요?
- [ ] 27. 의료기관 개설 신고 전략을 수립하셨나요?
- [ ] 28. 간판 위치를 확인하셨나요?

Part

III

입지와 인테리어의 실전

The real world of
LOCATION and INTERIOR

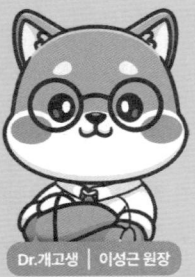

Dr.개고생 | 이성근 원장

개원을 하는 원장님들이 알아야 할 '입지' 실전 사례

1. 건물 준공 전 시행사 및 신탁사 소유일 경우 신탁 원부 확인 필수
2. 준공 전 미분양 집합건물 병·의원 독점 계약시 사전 수 분양자 동의 확약서 필수
3. 계약 전 관리비 실제 금액 계약서 특약사항에 반드시 기재
4. '상가 임대차보호법' 범위 외 상가 건물 재계약 시 월 차임 상한률 기재 필수
5. 노후 건물 입점 시 용도변경 및 소방시설 체크 필수
6. 용도변경 인허가 불허 시 계약 해지 및 손배 청구 특약 사항 기재
7. 계약 전 인테리어 업자 또는 건축사 동행하여 사전에 실측
8. 병·의원 내부 화장실 설치 시 임대차 계약서 작성 시 특약 사항 기재할 것
9. 병·의원 개원 시 현장 답사 및 인근 경쟁 병·의원 매출 데이터 확인 필수
10. 신도시보다는 구도심 재건축 재개발 입주 단지가 좋은 경우
11. 개원 시 등기부등본 및 건축물대장, 등기권리증 소유자 동일한지 반드시 확인
12. 개원할 해당 부동산이 임대인 단독 소유 시 다른 임차인 보증금 확인 필수
13. 계약서 작성 시 수도 전기 가스 인입 비용 사전에 반드시 체크
14. 준공 전 건물 임대차 계약 시 준공이 늦어져서 개원 시기가 늦춰지는 경우 계약 조건 및 손해배상 청구
15. 폐업 또는 이전 시 원상복구 범위 상세히 사진 첨부 작성 필수
16. 병·의원 개원 시 양도·양수 임대인 동의 반드시 특약 사항 기재

PART III 입지와 인테리어의 실전

개원을 하는 원장님들이 알아야 할 '입지' 실전 사례

1. 건물 준공 전 시행사 및 신탁사 소유일 경우 신탁원부 확인 필수

경기도 화성시 병점역 인근 갑상선 외과 원장님의 경우입니다. 이 원장님은 분양대행사 직원 말만 믿고, 신탁원부 확인을 하지 않고 보증금을 시행사로 입금하였습니다. 나중에 신탁원부를 확인하게 되었는데 신탁사가 임대 보증금을 수령 및 환불하는 권리가 있었고, 시행사는 대출이 너무 많아 대출 이자도 연체 중인 것으로 확인된 적이 있었습니다. 다행히 신탁사가 시행사와 협의하여 계약이 인정되어 개원이 가능했지만 하마터면 소송까지 갈 수 있었던 사례입니다.

준공 전의 시행사(신탁사) 물건이라면 병·의원 개원 입점 시 반드시 신탁원부를 확인하여 해당 건물 호실에 위탁사(임대인)를 확인하고, 대출금액, 수익자 순위, 분양률, 위탁자, 수탁자, 임대차 조건(보증금 환불 조건) 등을 정확히 파악한 후 계약금 및 잔금 입금을 해야 합니다. 따라서, 준공 전 건물은 반드시 신탁원부 확인이 필수입니다.

이성근 원장_ '건물 준공 전에 시행사 및 신탁사 소유인 상황이면 신탁원부 확인이 필수이다.'라는 이야기를 해 주셨는데요. 이는 간단히 말하자면, 준공 전에 소유자를 확인해야 한다는 거네요.

전문가_ 네. 맞습니다. 보통 준공 후의 건물들은 등기부 등본을 확인하면 소유자가 개인이든 법인이든 나와 있으므로 그것을 확인하고 진행하시면 됩니다. 그런데 특히 준공 전 2~3개월을 앞둔 건물에 사전 임대차 계약을 할 때, 그 건물은 땅을 사는 시행사, 건물을 소개 컨설팅하는 대행사, 건물을 시공하는 시공사 이렇게 3개로 나뉜다는 것을 아셔야 합니다.

준공 전 건물에 임대차 사전 계약을 할 때 원장님들이 소유자를 확인하지 않고, 건설사나 시행사하고 계약하는 경우가 많습니다. 그렇게 하면 나중에 보증금을 떼일 수 있는 상황이 발생할 수 있으므로 등기부 등본이 존재하지 않는 준공 전 건물은 반드시 '신탁원부'라는 서류를 알고 확인해야 합니다.

등기소에 직접 가서 등기부 등본을 열람해 보면 해당 번호가 있으므로 그 번호를 확인하고 신탁원부를 보면 됩니다. 신탁원부에는 해당 건물이 현재 시행사가 대출을 얼마 받았는지, 시공사하고 관계가 어떻게 돼 있는지, 시행사가 신탁사에 위탁했을 때 임대차 관련해서 보증금 수령을 신탁사가 하게 돼 있는지, 시행사가 하게 돼 있는지를 다 알 수 있습니다. 몇십 장 정도의 분량으로 다 기재 되어있습니다.

제 경험에 비추어보면 개원하는 원장님 중에 신탁원부를 확인하시는 분이 거의 없었습니다. 많은 경우에 그냥 시행사하고 계약하거나, 시공사하고 계약하거나, 대행사 직원들 말만 믿고 계약을 진행하는데 그렇게 되면 준공 후에도 분양이 다 안 된다면 보증금을 떼일 수 있습니다. 따라서, 신탁원부를 반드시 확인해서 대출금액과 임대차 계약의 주 주관사가 신탁사인지, 시행사인지 확인해서 소유주와 계약을 진행해야 합니다.

보통의 경우 보증금 입금도 신탁사에 입금해야 하고 나중에 환불도 신탁사가 해주는 경우가 많으므로, 임대차 계약을 준공 전에 할 때는 신탁사와 계약하는 것이 피해를 줄일 방법입니다.

이성근 원장_ 준공 전이라는 것은 건물이 이제 막 올라가는 상황이라는 거죠. 마음이 급한 원장님들이 마음에 드는 입지가 보이면 사전에 먼저 자리를 잡으려고 준공 중인 건물과 계약을 진행하려 하잖아요. 입지가 좋은 곳은 내가 먼저 확보해야 하니까 건물이 시공되고 있는 상가와 계약하게 되는데 이것 때문에 잘못된 경우가 많다는 거네요.

전문가_ 맞습니다. 사기당하는 경우가 많습니다. 그리고 분양 대행사 직원들은 준공 전이므로 이 물건을 팔기 위해 분양이 원래 50%밖에 진행이 안 됐는데도 불구하고, 80~90% 됐다고 소개를 하는데 원장님들의 경우 그것을 실제로 확인할 방법이 없습니다. 하지만 신탁원부를 보면 건물의 대출 여부를 알 수 있고, 신탁사에 전화를 해보면 현재 몇 % 정도 분양이 진행되었는지도 확인할 수가 있습니다.

이성근 원장_ 이런 경우는 전문가의 도움이 필요한 것 같습니다. 개인이 어떻게 할 수는 없을 것 같네요.

전문가_ 개인이 알아보기는 힘듭니다. 반드시 중개사나 일을 진행하는 담당자한테 신탁원부를 발부해서 확인한 후 신탁사에 같이 들어가서 실제 진행 여부를 확인해야 합니다.

이성근 원장_ 사실 신탁이 뭔지 모르시는 분도 계실 것 같습니다. 정확하게 '신탁'이 뭔가요?

전문가_ 예전에는 개인이든 법인이든 돈이 있으면 땅을 구매한 후, 시공사 선정을 해서 사전에 분양 또는 임대를 했습니다. 그런데 여기에서 문제가 생기는 경우가 많았습니다. 일례로 동대문의 굿모닝시티처럼 건물이 올라가기 전에 사전 분양을 하다 보니 시행사들이 돈을 건물 완공되는데 써야 하는데, 다른 사업에 그 돈을 써서 준공도 되기 전에 시행사가 파산하는 경우 등이 생긴 겁니다. 그래서 개개인이 전부 소송을 했음에도 불구하고, 시공사도 돈이 없다고 하고, 시행사도 돈이 없다고 해서 보증금을 떼이는 임차인이 많았습니다.

그래서 '신탁'이라는 제도가 생겼습니다. '신탁'이란 준공되기 전까지 임차인이나 매수자들을 보호하기 위해 보증금이나 매매 대금을 전부 신탁사로 입금하면, 신탁사에서 준공 때까지 관리를 해주는 제도입니다. 즉, '신탁'이라는 제도 덕분에 준공 전 건물이라도 보증금을 안전하게 지킬 수 있게 된 것입니다.

이성근 원장_ 신탁이 매우 중요하네요. 그래서 특히 준공 전 건물은 신탁원부를 확인하는 것이 필요하군요.

전문가_ 부동산을 하시는 분들도 모르는 경우가 많은데 일반인들은 신탁원부가 있는지도 잘 모르는 것이 당연합니다.

특히 요즘 같은 불황에는 준공 전 건물을 계약하는 것이 조금 위험한 일입니다. 왜냐면 현재 소유주도 불분명하고, 준공 때까지 안전하면 좋은데 요즘 경기도 어렵고 대출 이자도 높다 보니까 준공 후까지 분양이 안 되는 상가들이 너무 많습니다. 그러면 사전에 임대차 계약을 하는 원장님들이나, 다른 업종의 임차인들이나 매수자분들이 큰 피해를 보게 되는 거죠. 그래서 사실은 준공 전 건물은 준공되기 한두 달 아니면 2~3개월 전에 계약을 하는 것이 조금 더 피해를 막을 방법이라고 생각합니다.

이성근 원장_ 물론 그렇게 하면 좋겠죠. 정리하자면 좋은 자리를 선점하기 위해서 건물이 올라갈 때 먼저 계약을 하는 경우는 조금 위험 부담이 있는데, 그것을 해결하려면 신탁원부 확인이 필요하다는 거죠?

전문가_ 네. 반드시 필요합니다.

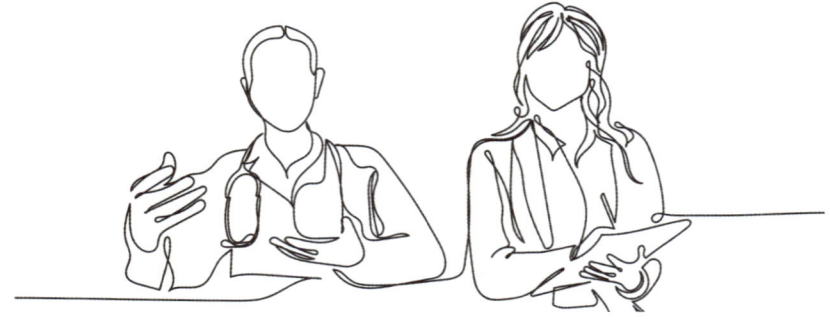

PART III 입지와 인테리어의 실전

개원을 하는 원장님들이 알아야 할 '입지' 실전 사례

2. 준공 전 미분양 집합건물 병·의원 독점 계약 시 사전 피분양자 동의 확약서 필수

수원 정자동 소재 미분양 물건에 내과 병·의원을 개원하려던 원장님의 경우입니다. 주변 상권 분석 및 임대 조건 협의 과정에서 해당 건물에 내과 입점을 하면, 이후 해당 건물에 내과 및 동일 진료과는 입점하지 않기로 시행사와 계약을 했고 기재도 하였습니다. 하지만 그 이후 다른 층을 제3자가 분양을 받았고, 그 피분양자는 내과 병·의원을 임대하게 되었습니다. 먼저 계약한 원장님이 시행사에게 항의했지만, 법적으로도 해당 건물의 호실 소유자가 다르므로 시행사와 계약 시 동일업종 불가 계약을 하였어도 효력이 없는 것으로 되었습니다. 이 같은 상황 때문에 내과 원장님은 소송까지 하게 되었습니다.

이 같은 사례를 방지하기 위해서는 준공 전 미분양 상가 병·의원 입점 개원 시, 시행사와의 분양계약서에 동일업종 임대 불가 확약서와 입점 이후에 분양되는 호실에 대해서 피분양자에게 동일업종 임대 불가 확약서를 시행사가 받아주는 조건부 계약을 해야 합니다.

이성근 원장_ '준공 전에 미분양인 집합건물, 즉 여러 상가가 있는 건물에 들어가기로 하고 독점 계약을 했는데 이행되지 않았다.'라는 이야기를 해주셨는데요. 이와 관련하여 자세히 설명해주세요.

전문가_ 이 사례의 내과 원장님처럼 사전에 계약할 때 준공 후에도 내과가 독점으로 운영할 수 있도록 구두상이든, 서류상으로 작성을 하고, 다른 내과는 입점을 못 하도록 한다는 금지 조항을 하고 계약을 진행하는 상황이 있습니다. 그런데 준공 후에 이 경우처럼 소유자가 다 달라서, 예를 들어 3층에 내과 계약을 먼저 했지만, 4층 소유자가 달라서 '3층에 내과가 있어도 4층은 개인 재산이기 때문에 내과를 또다시 임대차 계약을 하겠다.'라고 해서 소송이 붙은 경우를 많이 보았습니다.

이런 경우 사전에 확약을 제대로 하지 않고 진행하면 100% 패소를 하게 됩니다. 왜냐하면 이것은 개인 재산이기 때문에 동일업종이 들어와도 전혀 문제가 되지 않기 때문입니다. 그래서 사전에 시행사나 신탁사하고 독점 계약을 할 때 분양계약서를 살펴볼 필요가 있습니다. 임대차 계약서 말고, 분양계약서에 피분양자의 날인을 다 받아주는 조건으로 사전에 계약하면 나중에 소송이나 다툼의 분쟁을 피할 수가 있습니다.

이성근 원장_ 즉, 미리 건물마다 주인들한테 전부 도장을 받아야 한다는 말씀이지요?

전문가_ 맞습니다. 사전에 분양된 것도 그 분양계약서에 명시해서, 예를 들어 '내과는 추후 준공 후에도 들어오지 못하고 독점으로 사용할 수 있다.'라는 것을 사전에 받아놓으면 피해를 막을 수가 있습니다.

이성근 원장_ 그게 가능한가요?

전문가_ 가능합니다. 하지만 이것을 모르시는 원장님들이 많습니다. 그래서 사전 임대차 계약서에만 시행사에서 '추후 내과 입점은 안 하기로 한다.'라고만 받는 경우가 있습니다.

이성근 원장_ 그 시점에서는 다른 곳들도 좋은 업종이 들어오기 위해서는 내과 하나 정도는 들어오는 게 좋다고 생각하기 때문에 도장을 찍어줄 수도 있겠네요.

전문가_ 시행사에서는 이렇게 요구하면 대부분 들어줍니다. 시행사 차원에서 접근해야지, 소유자하고 원장님하고만 상의해서는 안되는 겁니다. 왜냐하면 집합건물이라는 것은, 예를 들면 5층짜리 건물에 상가가 10개 정도 있다고 하면, 10개 상가의 주인이 전부 다를 수가 있습니다. 그 각각의 주인한테 '301호에 내과가 들어가니 다른 데 내과를 입점시키지 말라.'는 요구를 할 수는 없습니다. 현실적으로 잘 안 들어 줍니다. 각 소유자가 다른 곳 상관없이 똑같은 업종을 임대하겠다고 하면 그만이거든요.

이성근 원장_ 하지만 시행사가 분양하기 전 단계여서 상가의 주인이 정해지지 않은 상황에서는 어떤 조건부 계약을 하더라도 충분히 들어줄 수 있다는 말씀이지요?

전문가_ 네. 맞습니다. 오히려 분양계약서에 추후 분양되는 물건에 대해서도 내과는 입점 안 하기로 한 것을 분양계약서에 명시를 해버리면 됩니다. 그렇게 해서 시행사나 신탁사에게 미리 확약을 받으면 됩니다.

이성근 원장_ 이것은 역시 전문가의 도움이 필요할 것 같네요.

전문가_ 이 사례도 경험이 많은 전문가의 도움이 필요합니다. 일반적인 부동산 중개를 하는 분들도 잘 모르는 부분이고, 사전에 시행사가 잘 협의를 안 해줄 수도 있기 때문입니다. 반드시 경험 많은 중개업을 하는 분하고 진행을 해서 피해를 막으면 좋을 것 같습니다.
아무래도 분양사 입장에서는 이 부분이 독소 조항이 될 수 있기 때문입니다. '다른 내과는 못 들어오게 한다.'는 조항을 걸어버리면 다른 상가를 분양하는 데 장애가 될 수도 있으므로 웬만하면 잘 안 해줍니다. 하지만 협상을 잘하는 전문가가 도와준다면 가능하기도 합니다. 사전에 꼭 협의하고 임대차 계약을 진행하는 것이 나중에 큰 피해를 막을 수 있는 길입니다.

이성근 원장_ 개원하는 원장님들 입장에서는 엄청 큰 문제이죠. 만약에 내과가 들어갔는데 같은 건물에 내과가 또 들어와 버리면 경영권이 흔들릴 수 있으므로 이런 것은 매우 유용한 팁이라고 생각합니다.

PART III 입지와 인테리어의 실전

개원을 하는 원장님들이 알아야 할 '입지' 실전 사례

3. 계약 전 관리비 실제 금액 계약서 특약 사항에 반드시 기재

평택 지제역 근처에 이비인후과를 개원하려던 40대 원장님의 사례입니다. 원장님은 위치 선정 후 임대인과 계약을 하기로 하였고, 임대 조건 협의 후 계약금과 잔금까지 입금하였습니다. 그런데 잔금 후 인테리어 공사를 한 뒤, 1개월분 관리비 고지서를 받고 당황했습니다.

계약할 때 특약 사항에 관리비는 건물 관리 규약에 따르는 것으로 기재하고 평당 1만 5천 원 정도 관리비가 부과될 것이라고 했는데, 실제로 고지서는 실평수 기준이 아니고 계약 평수로 부과되어 실면적 기준보다 2배인 평당 3만 원에 실사용 비용까지 관리비 폭탄을 받게 되었고, 개원하기도 전에 예상 고정 비용이 너무 과도하게 발생하여 병원 운영에 상당한 차질이 생겼던 사례입니다. 계약 전에 관리비(기본 관리비), 실사용 이용요금 등 관리비 내역을 체크하여 계약서에 반드시 기재 후 진행하여야 분쟁을 줄일 수 있습니다.

이성근 원장_ '계약 전에 얘기한 관리비와 실제 금액이 달라졌다.'라는 이야기를 해주셨는데요. 어떻게 이런 상황이 일어난 것인가요?

전문가_ 과거에는 개원을 하실 때 병·의원들의 평수가 그렇게 넓지 않았습니다. 보통 50평이나 70평 이내로 개원을 많이 했었는데, 최근

1~2년 사이의 추세가 대형 병·의원으로 개원하는 원장님들이 많다 보니까 처음에 '보증금 및 월세는 사전에 임대 계약 조건에 넣고, 관리비는 건물 관리 규약에 따른다.' 이렇게 해놓는 경우가 많습니다.

그런데 차후에 인테리어까지 다 하고 나서 관리비 부과 고지서를 보면, 실질적인 평수는 100평이지만 계약 평수는 200평인 경우가 많습니다. 그런데 사전에 '100평에 대해서 평당 1만 원 정도 나올 거다.' 이렇게 예상을 하고 막상 개원했는데, 관리비 고지서를 받아보면 '200평에 대해서 평당 1만 원'으로 거의 2배 가까운 금액을 부과하는 경우가 많습니다.

그래서 기존에 입점 되어있는 상가의 관리비 고지서를 본다든지, 아니면 관리실 사무소에 직접 가서 실제 책정된 기본관리 규약을 먼저 확인을 하고 임대차 계약을 진행하는 것이 나중에 고정비를 줄일 방법입니다.

이성근 원장_ 원장님들은 여기서 조금 당황스러운 경우가 많은 것 같습니다. 실제 사용하는 평수 말고도 공용 면적이 있는데요. 화장실이나 엘리베이터, 복도, 계단 이런 것까지 들어가는 것이 이해가 안 되는 거죠.

전문가_ 맞습니다. '평당 1만 5천 원씩 100평'을 계산해서 관리비가 어느 정도 나올 것이라고 생각했는데, 실제 평수보다 계약 평수가 훨씬 더 많은 경우에는 당황하게 되는 겁니다. 거기서 정신이 혼미해지게 됩니다. 앞선 사례의 이비인후과 원장님은 이 부분을 두고 건물주에게 소송했습니다. 결국에는 졌는데 그 이유가 뭐냐면, 건물 관리 계획에 임대 평수로 기재가 됐고, 공용 면적이나 엘리베이터는 공용으로 쓰는 거라서 부과되는 기본관리비가 맞다는 것입니다. 그래서 결국 패소하게 됐습니다.

병·의원을 개원하면 월세나 직원들 채용하는 것까지 고정 비용이고, 관리비도 다 들어가기 때문에, 병·의원 운영상 꼭 사전에 관리비도 체크를 한 후 임대차 계약을 진행하는 게 피해를 막을 방법입니다.

이성근 원장_ 맞아요. 그리고 관리비와 관련돼서 당황스러운 것은 임대료보다 관리비가 더 나오는 상황도 있다는 겁니다. 이게 말이 안 된다고 생각했거든요. 임대료가 500만 원인데 관리비가 700만 원인 것이 어떻게 가능한 건가요?

전문가_ 네. 상당히 말도 안 되는 상황입니다. 하지만 서울 같은 경우는 그런 데도 많습니다. 그래서 면적을 확인하실 때 실제 쓰는 면적 말고 공용 부분, 복도, 엘리베이터, 주차장까지 다 포함되어 있는 실제 임대 면적을 꼭 체크를 해야 합니다. 그리고 거기에 부과되는 평당의 금액을 알고 진행하셔야 피해를 막을 수 있습니다. 그리고 이상하게 어떤 건물은 관리비가 비싼 데가 있습니다. 관리비는 그 건물 관리실에서 개별적으로 부과하는 것이라서 평균 금액이 없습니다.

이성근 원장_ 실제로 관리실에서 부과하고 있는 금액을 확인해야겠네요.

전문가_ 네. 그게 제일 좋습니다.

기존 임차인들에게 관리비 고지서를 요청해서 기본관리비가 얼마이고,

실제 썼을 때 전기나 수도 요금이 얼마인지를 대략이나마 파악하고 하는 게 좋습니다. 하지만 이걸 안 하시는 분이 많습니다.

기본관리비라는 것이 건물마다 천차만별입니다. 여기는 1만 원인데, 어떤 곳은 3만 원인 경우도 많이 있습니다. 10만 원인 곳도 있고, 10배 차이 나는 데도 있고, 그래서 제가 깜짝깜짝 놀랄 때가 있었습니다. 따라서, 반드시 관리비 고지서와 관리사무소 건물 관리 규약을 확인 후에 임대차 계약을 진행하는 게 좋을 것 같습니다.

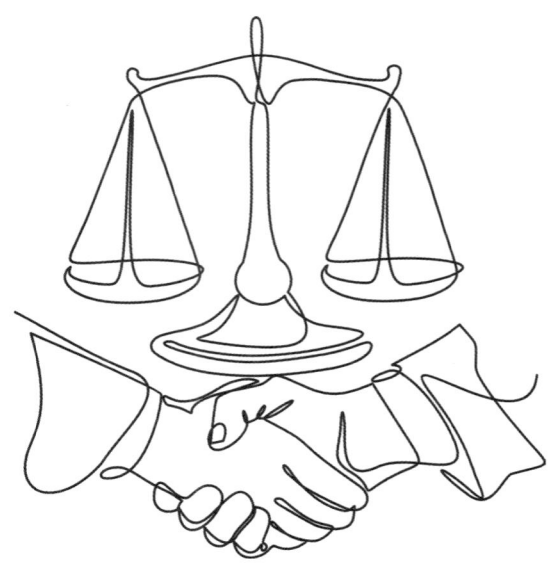

PART III 입지와 인테리어의 실전

개원을 하는 원장님들이 알아야 할 '입지' 실전 사례

4. 「상가임대차보호법」 범위 외 상가 건물 재계약 시 월 차임 상한률 기재 필수

50대 마취통증과 원장님의 경우입니다. 수원 광교에 개원했고, 2년 후 재계약을 하려고 하는데 임대인이 월 차임을 30% 이상으로 터무니없는 인상을 요구하여 당황스러운 상황이었습니다. 이 원장님의 경우 최초 계약할 때 '2년 계약을 하였고, 연장 재계약 시에 월차 임대료는 상호 협의하에 증액하기로 한다.'라고 작성하였습니다. 당연히 '2년 후에는 5% 이내 협의하면 되겠지.'라고 생각했었습니다. 하지만 임대인은 해당 호실은 「상가임대차보호법」 적용 범위에 해당하지 않는다며 월 차임을 30% 이상 요구하였고, 원장님은 항의하고 불응하였지만 결국 20% 이상 월 차임을 증액해 줄 수밖에 없었던 사례입니다.

서울·경기 지역은 월세가 대부분 「상가임대차보호법」 범위를 초과하는 물건이 많으므로, 계약서 작성 시 '재계약 시 5% 이내 협의하기로 한다.'라는 조항을 반드시 기재하여야 피해를 막을 수 있습니다.

이성근 원장_ '2년 후 재계약을 하려 했을 때, 임대인이 월 차임을 30% 이상 인상하겠다고 했다.'라는 이야기를 해주셨는데요. 이에 대해 자세히 설명해주세요.

전문가_ 개원을 하면 보통 '상가 계약을 기본 2년을 하고 협의에 따라서 5년 그리고 2년 후에 차임을 올려주기로 한다.' 그리고 '경제적 상황 및 물가 상승률을 비교해서 거기에 맞게 협의를 한다.' 이렇게 쓰는 경우가 많습니다. 이 부분에서 원장님들이 꼭 체크를 해야 하는 것이 「상가임대차보호법」에 적용이 안 되는 경우입니다.

보통 원장님들은 다 5% 이내로 알고 계십니다. 하지만, 월 차임을 올릴 수 있는 상환율이 법적으로 「상가임대차보호법」 범위 내에 들어가지 않으면 임대인이 5%보다 초과해서 올려도 법적으로 문제가 되지 않습니다. 그래서 2년 후 재계약을 할 때 임대인이 '20% 올려줘라. 30% 올려줘라.' 그러면 당연히 올려줄 수밖에 없습니다. 원장님들도 개원을 하면서 수많은 돈이 들어가고, 계속 그 정도의 차임을 가지고 운영을 해왔는데 갑자기 재계약 때 30%, 40% 올려달라고 하면 경영상 문제가 바로 생길 수 있습니다.

사전에 임대차 계약을 할 때 5년 계약을 했더라도 2년 후에 5%, 그다음 4년 차에 5%, 7년 차에 5% 이렇게 10년을 보장받은 기간 동안 상환율을 5% 이내로 정해서 계약서에 기재하고 픽스하는 것이 나중에 다툼의 소지가 없고, 원장님한테도 유리한 조건으로 임대차 계약을 하실 수 있습니다.

이성근 원장_ 보통 2년 후에 재계약하는데 30% 올려달라고 하면 말도 안 되는 금액을 이야기해도, 법적으로 원장 입장에서는 어쩔 도리가 없잖아요. 그래서 30% 인상률을 내든지, 아니면 병·의원을 옮기든지 해야 합니다.

임대인들이 그것을 노리고 처음에는 좋은 조건으로 제시해서 병·의원을 유치하다가 나중에 2년 있다가 임대율을 높게 올리고, 안 되면 나가라고 하는데 2년 지나서 나가려면 인테리어 비용도 아깝고, 그동안 여기서 병·의원을 다진 것도 있어서 울며 겨자 먹기로 30%로 인상해 줄 수밖에 없는 경우인데요. 이 모든 것을 차단할 방법은 사전에 계약할 때 계약 특약 사항에 넣는 거라는 말씀인데, 이게 아무나 넣어주지 않잖아요.

전문가_ 네. 그래서 병·의원 개원이나 컨설팅 중개를 많이 하는 경험이 있는 중개업을 하신 분이라면 사전에 임대인하고 협의합니다. 보통 2년 계약을 많이 하는데, 어차피 법적으로는 10년 영업권 보장을 받기 때문에 조율합니다. 저 같은 경우에는 3년 차에 5%, 7년 차에 5%, 10년 차 이후 5% 그렇게 연차별로 금액을 5%로 임대인하고 미리 협의해서 진행하는 경우가 많습니다.

이성근 원장_ 그래서 이 특약 사항을 넣냐, 안 넣냐가 제가 볼 때는 부동산 전문가의 능력이라고 생각합니다. 하지만, 대부분 공인중개사들은 임차인의 눈치도 봐야 하지만, 임대인의 눈치도 봐야 하잖아요. 중개인들은 임차인한테도 수수료를 받고, 임대인한테도 수수료를 받으니까 둘 다 고객이기 때문에 한쪽 편만 들 수는 없거든요. 그래서 임차인한테 유리한 것을 마냥 요구할 수는 없는 것이라 중재가 필요한 것 같습니다. 원장님 입장에서는 최대한 자신에게 유리하게 계약을 하는 것이 중요한데, 이 부분에 대해서 조금 더 부연 설명을 좀 해주세요.

전문가_ 그래서 부동산 중개인이 처음에 임대인하고 협의할 때 가능할 수 있도록 하는 능력이 필요합니다. 보통의 경우 '임대인이 2년 계약을 하고, 그 이후로는 서로 협의하기로 한다.' 이렇게 중개 계약을 하는 경우가 많은데, 그렇게 되면 나중에 재계약할 때 법정한도 이상으로 상향하면 원장님이 피해 볼 수 있는 경우가 많으므로 임대인을 설득합니다. 지금 현재 경기 상황도 안 좋고, 다른 업종보다 병·의원이 들어오면 장기적으로 운영할 수도 있고, 또 안전하게 임차할 수 있으므로 어느 정도 편의를 봐주는 쪽으로 계약하는 조건으로 '5년 차, 7년 차 5% 이내로 사전에 정하는 게 어떻냐?'라는 식으로 임대인을 설득해서 계약 진행을 하고 있습니다.

이성근 원장_ 그러니까 분양을 처음 시작할 때 어떤 병·의원이 들어오느냐가 분양을 성공시킬 수 있는 요인이기도 하니까 그런 부분을 강조하신다는 말씀이시죠? 이 부분이 굉장히 디테일하고 노하우가 필요한 것 같습니다.
워낙 중요해서 조금 더 질문을 드리면 처음에 「상가임대차보호법」 범위에 적용이 안 되는 상가라고 얘기를 했는데, 대부분 병·의원은 「상가임대차보호법」이 적용이 안 되는 거잖아요. 그런데 「상가임대차보호법」이 뭔지 모르는 원장님이 많으실 것 같습니다. 설명을 해주세요.

전문가_ 사실은 「상가임대차보호법」의 취지는 소액 임차인을 법적인 테두리 안에서 보호를 해주는 차원에서 만들었습니다. 너무 조항도 많고 체크할 것도 많지만 가장 핵심적으로 봐야 하는 부분이 「상가임대차보호법」의 범위입니다. 이 범위를 산정하면 '월세 × 100 + 보증금'으로 되는데, 이게 보증금 환산 금액입니다. 이 금액이 일정 범위 이내에 들어 왔을 때 「상가임대차보호법」의 보호를 받게 되는데, 이게 지역마다 좀 다릅니다. 예를 들어, 서울 지역 같은 경우에는 보증금 환산액이 9억 원을 초과하면 안 됩니다. 수도권 과밀억제권역 및 부산광역시 6억9천만 원 광역시, 세종특별자치시, 파주시, 화성시, 안산시, 용인시, 김포시 및 광주시 5억4천만원, 그밖에지역 3억7천만원 범위에 들어와야 「상가임대차보호법」에 있는 법의 테두리 안에서 소액 임차인으로 보호를 받을 수 있는 법이라고 생각하면 되겠습니다. 그래서 굉장히 중요한 것이 처음에 계약할 때 '월세 × 100 + 보증금'의 금액이 해당 개원하는 지역의 「상가임대차보호법」 범위 안에 들어가는지 안 들어가는지를 사전에 꼭 체크를 하고, 그다음에 계약을 진행하시는 게 좋을 것 같습니다.

이성근 원장_ 슬픈 사실은 병·의원은 대부분 이 범위 밖이라는 거네요.

전문가_ 그렇죠. 대부분은 낮게 책정이 돼 있습니다. 자세한 건 전문가와 상의를 하면 좋습니다. 중요한 건 특약 사항에 임대료 상승률에 대해서 꼭 기재하는 것이 좋다는 것입니다.

PART III 입지와 인테리어의 실전

개원을 하는 원장님들이 알아야 할 '입지' 실전 사례

5. 노후 건물 입점 시 용도변경 및 소방시설 체크 필수

40대의 비뇨기과 원장님이 성남시 구도심에 위치가 좋아서 개원 결정을 하였고, 계약서 작성 과정에서 용도변경은 임차인이 직접하는 것으로 하고 계약금을 입금하였습니다. 그런데 실제 용도변경 과정에서 원장님은 해당 건물이 너무 오래되어서 스프링클러도 설치되어 있지 않았고, 화장실 입구 규격 및 계단 규격이나 장애인용 화장실 설치 등 비용 견적이 너무 많이 나와 계약 해지를 요구했지만, 임대인이 받아주지 않아 결국 계약금을 포기할 수밖에 없었습니다.

이런 피해를 줄일 방법은 사전에 해당 건물을 인테리어 업자 및 건축사와 상의를 하여 용도변경 비용 산출 후에 진행하는 것입니다.

이성근 원장_ '기존 노후 건물에 입점했다가 낭패를 본 이야기'를 해주셨는데요. 앞선 사례에서는 준공 전에 들어갈 때의 주의사항을 말씀해주셨는데, 그와 반대되는 상황도 있네요.

전문가_ 신도시 같은 경우에는 대부분 신축 건물이고 건축물대장이라든지 기타 서류를 보면 확인할 수 있는 것이 확실하게 되어있어서 별로 체크할 것이 없는데, 20~30년 된 건물에 들어갈 때는 일단 용도부터 체크해야 합니다. 요즘에는 법이 많이 개정되어서 근린생활시설 1종처럼 병·의원을 개원할 때 체크해야 할 부분들이 아주 많아졌습니다.

특히 요즘 화재나 재난이 너무 많아서 구 건물에 대한 소방법이 굉장히 강화가 됐습니다. 그래서 스프링클러라든지, 건물 안 창문 규격, 장애인시설을 갖췄는지 등의 여부를 봅니다. 그런데 구 건물은 건축물대장 같은 서류들이 오래됐기 때문에 현재의 법과 반드시 꼭 비교해서 사전에 소방시설이나 장애인시설이 현 시점의 법 규격에 맞춰져 있는 건물인지를 꼭 확인한 다음에 임대차 계약을 진행하는 것이 나중에 피해를 줄일 방법입니다.

이 부분을 간과해서 임대차 계약을 진행하고 난 뒤 인테리어 업체와 미팅 후 용도변경을 하려면 인테리어 비용과 별도로 상당한 금액이 들어갑니다. 스프링클러 설치라든지, 규격에 맞는 창호나 소방시설, 장애인시설을 하게 되면 인테리어하는 비용보다 더 많이 들어갈 수 있기 때문에 사전에 꼭 그 부분을 임대인과 협의해야 합니다. 금액이 많이 나오면 사전에 견적을 뽑아서 임대인이 어느 정도 비용 부담을 해야만, 임차인인 병·의원 원장님이 개원하는 데 비용을 줄일 수 있습니다. 막연하게 생각하고 급한 마음에 계약을 먼저 진행해 놓고 사후에 수습하려면 피해가 더 커지게 됩니다.

이성근 원장_ 그리고 또 하나, 기존 건물에 들어갈 때 소방시설이랑 장애인시설 등을 체크해야 하는데 이것 때문에 당황스러운 경우도 많이 있습니다. 이 부분도 설명해 주세요.

전문가_ 최근에 법이 바뀐 것이 호실마다 스프링클러가 전부 설치돼야 합니다. 그다음에 장애인용 규격도 화장실 입·출입을 할 때, 휠체어 타고 화장실을 왔다 갔다 해야 하는 장애인분들을 위해서 예전에 비해 출입구의 규격(폭)이 더 넓어졌습니다. 그런데 그런 부분이 구 건물 같은 경우에는 예전의 법에 따라서 80cm, 70cm로 폭이 좁다 보니 이 부분을 지금의 법대로 90cm, 1m로 맞춰야 하는 상황이면 건물 일부를 공사해서 늘려야 하는데, 구 건물들은 구조적으로 안 되는 경우가 많습니다. 이렇게 되면 비용이 엄청나게 많이 들어가기 때문에 결국에는 계약은 했지만, 개원을 못하게 되는 상황까지 이르게 됩니다. 그래서 반드시 이 부분은 사전에 체크해야 합니다.

원장님_ 앞서 이야기했지만, 장애인용 화장실이나 장애인시설을 설치해야 하는 경우가 있는데 그게 150평 정도의 병·의원급인가요?

전문가_ 예. 맞습니다.

이성근 원장_ 그런데 이런 상황도 있지 않나요? 기존에 있는 병·의원은 합쳐도 150평이 안 돼서 장애인시설이 없어도 되는데, 내가 그 상가에 들어감으로써 병·의원이 합쳐서 150평이 넘어가 버리면 장애인 편의시설을 해야 하는거죠. 이때, 새로 들어가는 원장이 다 해야 하는 거잖아요?

전문가_ 네. 그렇습니다. 자신이 들어가면서 150평이 넘게 되면 하셔야 합니다. 문제는 장애인 편의시설을 할 수 있으면 그나마 다행인데 못하는 상황도 있는 상황입니다. 구 건물 같은 경우에는 벽을 다 헐고 공사를 해야 하고, 들어가는 입구가 휠체어가 다닐 수 있도록 슬로프 작업도 해줘야 하는데 이게 구조적으로 안 되는 구 건물이 있습니다.

그리고 설치가 가능해도 돈이 몇천만 원은 들어갑니다. 그래서 개원을 못 하게 된 경우도 많습니다. 그래서 사전에 꼭 체크해야 합니다. 이 부분이 아주 중요한 부분인데 몰라서 당하는 경우가 많습니다. 또한, 병·의원은 근린생활시설 1종이어야 하는데, 그렇지 않은데도 계약을 진행하는 중개사들도 있습니다. 이 부분도 꼭 확인해야 합니다.

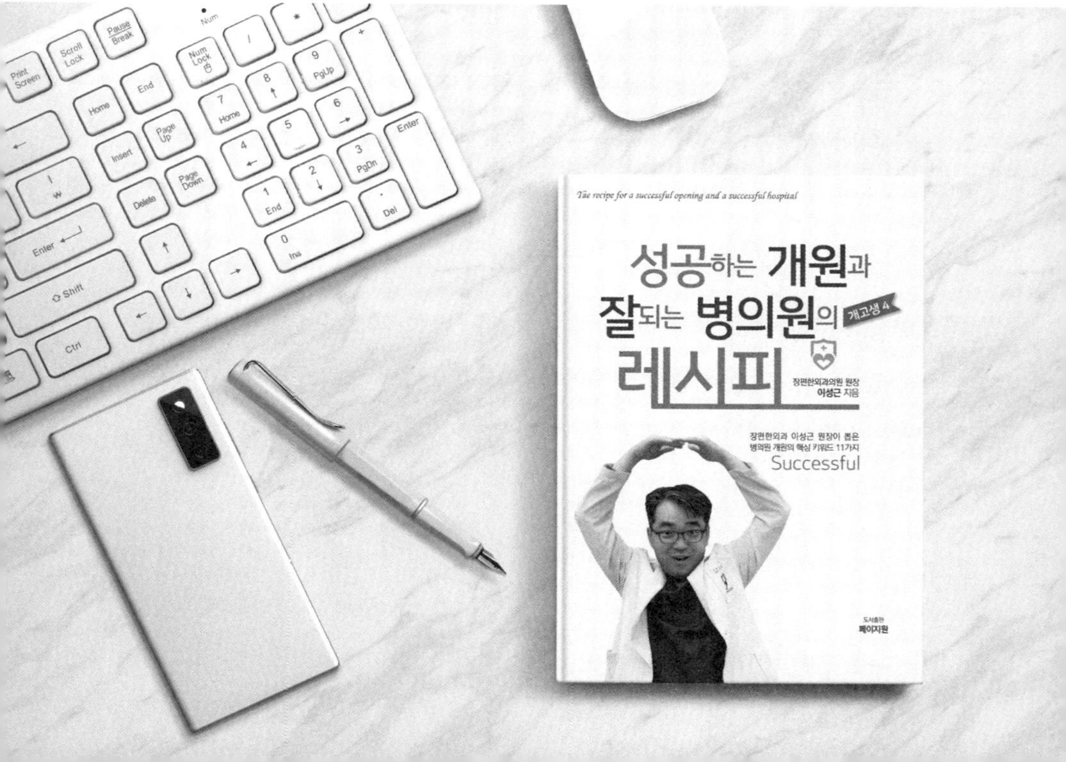

PART III 입지와 인테리어의 실전

개원을 하는 원장님들이 알아야 할 '입지' 실전 사례

6. 용도변경 인허가 불허 시 계약 해지 및 손해배상 청구 특약 사항 기재

수원에 개원을 알아보던 이비인후과 원장님께서 유동인구도 많고 인근에 경쟁 병·의원도 많지 않아 개원을 결심하고, 건물 용도를 체크해 봤는데 근린생활시설 1종으로 되어있지 않아 '계약 후 용도변경 불허 시 계약을 해지하기로 한다.'라고 작성하고, 인테리어업자도 정하고 의료장비 및 금융권 대출도 전부 계약하고 진행했습니다. 그런데 해당 건물은 1종 병·의원으로 용도가 불허한다고 관청의 연락을 받았습니다. 계약은 해지할 수 있었지만 인테리어 업자에게 계약금을 이미 지급했고, 의료장비 및 금융권 대출도 해놓은 상태라 금전적 피해가 생기게 되었습니다.

따라서, 계약서 작성 시 병·의원 용도변경 불허 시 계약해지 및 진행에 따른 금전적 손해배상액도 꼭 기재해야 나중에 다툼을 예방할 수 있고, 금전적 손해도 최소한으로 줄일 수 있습니다.

이성근 원장_ 이전 사례에서 '용도변경을 확인해야 한다.'라고 말씀해 주셨습니다. 그런데 원장 입장에서는 '용도변경의 인허가가 안 될 경우에는 계약을 해지한다.'라는 특약 사항까지 넣으면 해결이 될 수 있겠군요.

전문가_ 그렇습니다. 그리고 보통은 그렇게 합니다. 하지만, 여기서 더 확인해야 할 부분이 있습니다. 원장님 입장에서는 조건부로 계약 해지 조항까지 달았기 때문에 인테리어 업자 미팅도 하고, 금융 쪽 대출도 알아보고, 필요한 계약에 대한 절차를 진행하면서 비용이 들어갔을 겁니다. 그렇지만 보통 계약할 때 잔금 일정을 1개월에서 2개월, 많게는 4개월 후에 잡는 경우도 많으니까 잔금을 치르고 나서 용도변경이 불허된다는 사실을 알게 되면 문제가 생깁니다. 임대차계약은 해지하면 끝나지만, 손해배상액을 정해놓지 않았기 때문에 임차인 입장에서는 손해 보는게 거의 없습니다. 계약 해지해주고 비용만 돌려주면 되는데, 원장님 입장에서는 2~3개월 동안 다른 자리도 못 알아봤고, 인테리어 미팅 하고, 대출 미팅도 하고, 병·의원 개원을 위해 여러 가지 일을 하면서 비용이 들어간 부분에 대해서는 손해배상을 받을 수 없기 때문입니다.

그래서 계약 해지를 할 경우, '만약에 용도변경 불허 시 계약을 해지할 수 있다.'라는 조항뿐만 아니라 '잔금 결제전에 용도변경이 불허했을 때는 개원 준비 중에 실질적으로 들어간 비용과 거기에 대한 기회비용을 손해배상액으로 지급한다.'라는 내용을 특약 사항에 명시하는 것이 좋습니다. 그래야 나중에 소송을 가든, 법적 다툼이 돼도 서로 합의한 금액이 적혀 있으므로 원장님께서 금전적인 손해를 덜 볼 수 있습니다.

이성근 원장_ 임대인이 그 부분을 승낙해 주는 경우가 많은가요?

전문가_ 모르기 때문에 중개업자들은 '불허가 시 계약을 해지할 수 있다.'라고 적는데, 원장님 입장에서는 2~3개월의 시간을 날리는 거니까,

그 항목을 넣자고 하면 임대인들이 그걸 허락해 주는 경우도 있습니다. 그리고 경험이 많은 중개업자라면 임대인에게 이유를 설명해주고 동의를 이끕니다. 왜냐하면 잔금 날이 가까우면 상관이 없는데, 보통 준공 전 건물은 계약을 3~4개월 전에 하는 경우도 많습니다. 그래서 만약에 용도변경 불허될 때를 대비하여 어느 정도 손해배상액을 책정해서 특약사항에 적어주는 것이 제일 좋습니다.

이성근 원장_ 사실 이것은 협상을 얼마나 잘하느냐가 중요하겠네요. 원장님 입장에서는 계약 해지뿐만 아니라 손해배상 청구까지 특약 사항에 넣는다고 하면 정말 좋죠. 이건 그 조건까지 특약 사항에 넣을 수 있는 공인중개사랑 진행을 해야 가능하겠죠.

전문가_ 네. 꼭 필요합니다. 저도 예전에 경험이 없었을 때는 그냥 '용도변경 불허 시에 계약을 해지할 수 있다.'만 작성했고, 3개월이나 4개월이 지난 후에 용도변경이 불허가된 적이 있습니다. 그래서 실질적인 비용들을 임대인한테 청구하는 소송을 걸었습니다.
그런데 소송 기간도 너무 오래 걸렸고, 어느 정도 피해인지 실질적으로 알아보는 부분이 애매해서 실제로 들어간 비용의 1/3 정도밖에 못 받았습니다.
그래서 그때 이후로 '계약할 때 해지뿐만 아니라 어느 정도의 손해배상액까지 정해놓으면 서로 다툼의 소지가 없겠구나.'라고 생각했고, 지금은 그렇게 계약을 합니다.

PART III 입지와 인테리어의 실전

개원을 하는 원장님들이 알아야 할 '입지' 실전 사례

7. 계약 전 인테리어 업자 또는 건축사 동행하여 사전에 실측

건물은 오래 되었지만 위치가 좋아 개원을 결정하였고, 건축물대장 및 등기부 등본 확인 후 면적을 85평으로 인지하고 계약을 진행했는데, 나중에 인테리어 업자가 실측한 결과 75평도 되지 않았던 사례가 있었습니다.

이 원장님은 임대인과 재계약을 협의했으나 여의치 못했고, 실제 진료실 및 동선이 너무 좁아졌고 결국 개원을 포기하게 되었습니다. 이런 경우도 생길 수 있으므로 임대 계약 전 반드시 사전에 인테리어 업자 또는 건축사와 동행하여 실측을 꼭 해야 합니다.

이성근 원장_ 사실 입지 증례에 대해 얘기를 하면 정말 황당한 경우가 많습니다. 이번 증례는 '85평이라고 했는데 알고 보니까 75평이었다.'라는 정말 당황스러운 상황인데요. 이렇게 실제 평수가 다른 경우가 많은가요?

전문가_ 이런 경우가 의외로 많습니다. 원래 계약 진행을 할 때는 등기부 등본이나 건축물대장을 확인하고, 거기에 기재돼 있는 면적대로 진행합니다. 특약 사항에도 실제 면적과 공부상 면적이 다를 때는 공부상 면적으로 계약을 진행합니다.

이렇게 진행을 하는 것은 중개사한테는 문제가 없습니다. 하지만, 개원을 하는 원장님 입장에서는 문제가 있을 수도 있습니다. 바로 인테리어 미팅 끝나고 실측을 했는데 달라진 경우입니다. 분명히 85평으로 알고 앞에 동선까지 짜서 도면을 설계하고 실제 공사를 하려고 실측을 했는데 85평이 아니고 75평이나 70평인 경우가 있습니다. 하지만 이 경우에도 특약상으로는 문제되지 않습니다. 왜냐하면 공부상 면적이 85평으로 나와 있기 때문입니다.

그래서 원장님께서는 임대차 계약을 하기 전에 인테리어 업자와 동행을 해서 반드시 실제 면적을 실측해야 합니다. 그래야 나중에 다툼에서 벗어날 수 있습니다. 그런데 의외로 이런 경우가 구건물 같은 경우에 제법 많습니다. 신축 건물 같은 경우에는 호실별로 등기가 돼 있다 보니까 그런 경우가 드문데, 20~30년 된 건물들은 통으로 건축물대장이 나와 있어서 원장님이 100평 중에서 80평을 쓴다고 했을 때 구분이 불명확한 경우가 많습니다. 그래서 꼭 인테리어 업자와 동행을 해서 실측하여 그 면적을 확인하고, 계약서에 기재해 주는 것이 피해를 막을 방법입니다.

이성근 원장_ 저는 앞서도 이야기 드렸지만, 마음에 드는 입지를 찾았을 때, 계약하기 전에 인테리어 업체를 불러서 같이 보는 것이 좋을 것 같습니다.

전문가_ 네. 그게 제일 좋습니다.

이성근 원장_ 제가 예전에 김경수 대표랑 용인의 모 건물을 보러 간 적이 있습니다. 저는 그때도 인테리어 업체에게 조언을 구했죠. 인테리어 대표님한테 '이 건물이 마음에 드는데 여기 들어가도 되겠냐?'라고 물었고, 실측을 다 하고 난 후 구체적인 조언을 해 주셔서 결국 그 상가랑 계약을 안 했어요. 입지를 전문으로 하시는 공인중개사님들은 앞에서도 얘기했지만, 임대인과 임차인 모두가 다 고객이기 때문에 원장 입장에서 봐줄 수 있는 든든한 중개인을 만나야 하고, 더불어 인테리어 업체가 원장 편에서 봐주는 것도 좋습니다.

전문가_ 그래서 피해를 막기위해 병·의원을 개원하는 원장님께서 인테리어 업체하고 동행해서 실측하는 것이 제일 안전합니다. 의외로 이런 경우가 제법 있습니다.

이성근 원장_ 나중에 인테리어 전문가와도 이야기도 하겠지만, 여러 가지 체크해야 할 것이 있는데요. 여러가지 것들을 인테리어 대표와 사전에 체크하는 것이 도움이 되겠습니다.

PART III 입지와 인테리어의 실전

개원을 하는 원장님들이 알아야 할 '입지' 실전 사례

8. 병·의원 내부 화장실 설치 시 임대차 계약서 작성 시 특약 사항 기재할 것

내과를 개원할 원장님이 서울에서 개원하려고 현장 답사 및 임대차 조건을 체크하고 계약을 진행하게 되었습니다. 진행 후 인테리어 업자와 실측하고 나서 내부에 화장실을 설치하기로 하였는데, 계약 당시 구두로 임대인이 동의는 해주었지만 막상 공사를 하려고 보니 아래층 임차인이 동의를 해주지 않아 결국 내부 화장실 설치를 불가피하게 못하게 되었고, 외부 화장실만 사용하게 되어 개원 후에도 환자 및 직원들의 불편함을 감수해야 했습니다.

임대차 계약할 때 반드시 특약 사항에 내부 화장실 설치는 '임대인이 책임지고 아래층 임차인과 협의해 주기로 한다.'라고 써야 하며, 임대차 계약 전 동의를 받고 진행하는 것이 피해를 막을 방법입니다.

이성근 원장_ 병·의원 내부 화장실 문제는 정말 신경써야 하는 문제입니다. 이에 대해 자세히 설명해 주세요.

전문가_ 내부 화장실 문제는 경험이 없으면 원장님도 피해를 보고, 중개를 하는 중개업자도 피해를 보는 경우가 있습니다.

서울에 개원한 한 내과 원장님께서 상권 분석도 다 하고, 유동인구도 체크하고, 공부상 체크도 다 하고, 인테리어 업자 미팅까지 해서 내부 화장실을 설치하기로 임대인하고 협의를 해서 임대인이 동의까지 해줬습니다. 그런데 잔금을 치르고 인테리어를 시작하고 공사를 하려다 보니까 문제가 발생하였습니다. 원래는 외부 화장실에서 내부로 하수관을 연결해서 내부 화장실 설치를 해야 하는데, 막상 하려고 하니까 임대인인 건물주는 동의를 해줬는데 아래층이 프랜차이즈 카페였습니다. 카페의 천장을 약간 뜯고 나중에 원상복구를 해주겠다고 원장님이 말했는데, 카페에서 동의를 안 해줬습니다. 결국에는 내부 화장실을 못 만들고, 외부 화장실만 사용하게 되었습니다. 그래서 환자들도 불편하고, 원장님도 불편하고, 직원분들도 불편했던 사례가 있었습니다.

따라서, 사전에 임대차 계약을 할 때 내부에 화장실이 필요하면 인테리어 업자와 사전에 미팅해서 외부 화장실에서 하수관을 연결하는 것이 가능한지, 비용이 얼마 드는지, 그 비용을 임대인이 부담할건지 등도 확인해야합니다. 원장님이 부담한다면 이 부분에 대한 동의를 누가 해주는지. 그것을 반드시 '임대인 동의뿐만 아니라 아래층에 있는 임차인 동의까지 임대인이 받아주기로 한다.'라고 작성해야 나중에 다툼의 소지가 없습니다.

이성근 원장_ 화장실 문제가 생각보다 복잡해요. 인테리어 대표님 이야기는 '아래층에서 동의 안 해주면 어떻게든 방법은 있다.'라고 이야기는 하는데, 이게 굉장히 번거롭고 돈이 많이 드니까요. 게다가 실제로 계약할 때 공사를 하겠다고 했는데도 불구하고 아래층 상가 주인 또는 임차인이 거부하는 경우가 많아요. 화장실 공사라는 게 사실은 아래층의 천장을 통해서 배수관이 나가는 공사를 해야 하기 때문이에요. 문제는 아래층 상가 입장에서 보면 공사하는 동안 손실도 있고, 장사를 하는 데 불편함도 있고, 굳이 자신이 해줄 이유가 없다고 생각하기 때문이라는 거죠.

전문가_ 맞습니다. 이게 문제가 되는데 그런 것을 사전에 특약 사항으로 잘 기재할 필요가 있습니다.

이성근 원장_ 네. 이 부분은 반드시 필요합니다. 임대인의 동의도 필요하지만, 반드시 아래층의 임대인 또는 임차인의 동의 확약서를 받고 진행하는 게 좋아요.

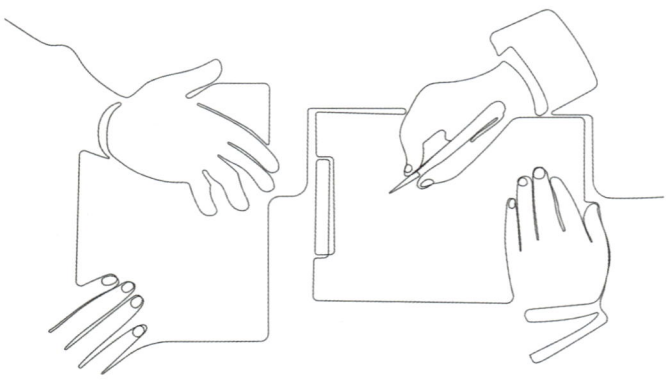

PART III 입지와 인테리어의 실전

개원을 하는 원장님들이 알아야 할 '입지' 실전 사례

9. 병·의원 개원 시 현장 답사 및 인근 경쟁 병·의원 매출 데이터 확인 필수

용인에 개원 결심을 한 정형외과 원장님의 경우입니다. 현장 답사를 하고 유동인구 파악도 한 후 입지가 괜찮다고 판단한 후 임대차 계약을 하게 되었습니다. 하지만 개원 후 병·의원 운영이 생각보다 잘되지 않았고, 결국 1년 만에 폐업하게 되었습니다.

개원 준비할 때 현장 답사나 유동인구 분석도 중요하지만, 주변 약국이나 약사 및 의료기기 판매 영업사원을 통해 인근 경쟁 병·의원 매출 파악도 필요합니다. 약사에게는 처방전 건수를 알아보고, 의료기기 영업사원에게는 경쟁 병·의원의 매출을 물어 대략적이나마 확인해야 합니다.

이성근 원장_ 입지를 정할 때 병·의원 원장들이 챙겨야 할 게 참 많은데, 그중 하나가 '경쟁 병·의원 여부'입니다. 이것도 현장 답사가 중요한데 앞서도 잠시 이야기했지만, 현장 답사를 안 하고 로드뷰(road view)로 보는 사람이 대단히 많아요.

전문가_ 사실은 개원 입지를 정할 때 체크할 게 많습니다. 그 중 디테일하게 체크해야 하는 부분이 직접 현장에 가서 요일별로 유동인구 체크도 하고, 경정 병·의원들 체크도 해야 합니다. 물론 사진이나 로드뷰

(road view)를 보는 경우도 있지만, 현장 답사를 빼놓으면 안 됩니다. 경쟁 병·의원이 많으면 경쟁에서 앞서야 하고, 경영상의 문제도 생길 수 있습니다. 따라서, 체크를 외부적으로 하는 것도 중요하지만 병·의원 개수라든지, 면적이라든지, 실제 그 병·의원에서 진료하는 환자수 등 디테일한 것을 봐야 합니다. 저 같은 경우에는 주변 약사님을 통해 인근 경쟁 병·의원의 처방전 개수를 문의합니다. 또한, 의료기기를 판매하는 영업사원들은 다른 병·의원에 기계 장치를 설치하거나 A/S 하러 다니기 때문에 어느 정도 매출을 알 방법이 있으므로, 그런 분들에게도 문의합니다. 현장 답사나 유동인구 파악 등도 중요하지만, 해당 건물 주변에 있는 약사님이나 의료기기 영업사원들을 통해서 경쟁 병·의원의 환자수라든지 매출을 파악하고 개원 입지를 선택하는 것이 매우 중요합니다.

이성근 원장_ 현장 답사를 할 때도 주의해야 해요. 저녁에 잠시 가서 사람들이 많다고 유동인구가 많다고 판단하면 안 되는 겁니다. 또, 유동인구가 많다고 해서 그 상가에 많이 유입되는 것도 아닙니다.

전문가_ 그렇죠. 맞습니다.

이성근 원장_ 저희가 있는 아주대 삼거리만 해도 건물 하나 차이인데 유동인구의 차이가 크거든요. 횡단보도나 버스 정류장이 영향을 많이 끼치고요. 심지어 아파트 단지인 경우에도 사람들이 정문으로 안 다니고 후문으로 다니는 경우도 있습니다. 그래서 현장 답사가 정말 중요하고 절대 로드뷰(road view)로 판단하면 안 되는데, 원장들은 입지를 알아보다가 지치면 현장 답사를 안 하기도합니다. 가보지 않고 로드뷰(road view)만 보고 판단할 때도 있는데 이럴 때는 어떻게 해야 할까요?

전문가_ 로드뷰(road view)만으로 판단하는 건 절대 안 됩니다. 실시간으로 로드뷰(road view)가 업데이트되는 게 아니니까요. 말씀하신 것처럼 저녁과 주중이나 주말에 병·의원 앞에라도 찾아가서 시간대별로 체크를 하는 게 좋습니다. 그리고 카운터를 세는 기계로 연령대별 체크를 하는 것이 굉장히 중요합니다. 실질적으로 시간은 얼마 안 걸립니다. 그래서 그 시간대별로 가서 진료할 수 있는 환자의 연령대도 파악하는 게 좋습니다. 사실 소아과 개원을 하는데 신도시 근처에 사시는 분들의 연령대가 50대나 60대면 소아과가 잘 될 확률이 낮으니까요. 그래서 소아과 개원을 할 때는 그 근처에 아파트 세대수의 연령대가 30~40대인지, 또는 현재의 세대수의 아이들의 연령대까지 파악해서 개원하는 게 좋습니다. 즉, 디테일한 현장 답사가 꼭 필요합니다.

이성근 원장_ 좋습니다. 그리고 추가로 체크할 게 많죠. 앞에서도 많이 이야기했는데, 결국 폐업하는 병·의원들을 보면 경쟁 병·의원 때문에 힘들어하는 경우가 의외로 많잖아요. 그래서 경쟁 병·의원 분석은 마케팅 업체 대표님하고도 같이 분석을 해야 하지만, 병·의원 전문으로 하는 공인중개사분을 만나는 게 중요하다고 생각합니다. 왜냐하면 병·의원을 모르시는 분들은 유동인구까지는 이야기해 주시는데, 경쟁 병·의원 이야기는 잘 안 해주시기 때문입니다. 그리고 그 지역에 있는 공인중개사를 만나는 것도 괜찮지 않을까 합니다. 지역의 흐름을 잘 알고 분위기를 잘 아는 분이니까요. 저는 투 트랙(two track)이 중요한 것 같아요. 그러니까 전문적으로 병·의원을 하는 입지 전문가도 만나보고, 그 지역에서 오랫동안 터줏대감인 공인중개사도 만나보는 것이 필요하다고 생각합니다.

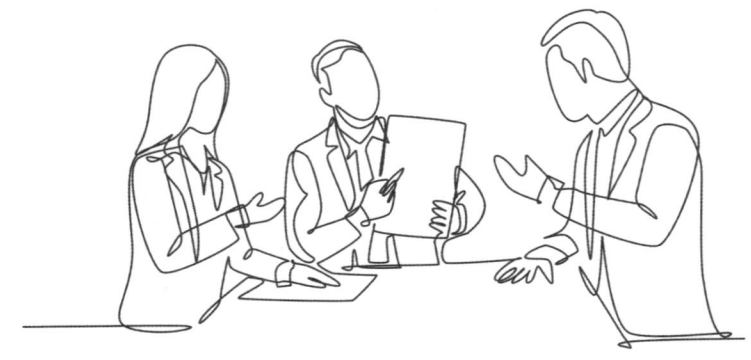

PART III 입지와 인테리어의 실전

개원을 하는 원장님들이 알아야 할 '입지' 실전 사례

10. 신도시보다는 구도심 재건축 재개발 입주 단지가 좋은 경우

50대 이비인후과 원장님께서 개원 입지 의뢰를 해주셨고, 상권 분석 후 수원 재개발, 재건축 단지 인근 대로변을 추천 제안 드렸습니다. 하지만 결국 원장님은 동탄 신도시에 개원을 하게 되었는데, 1년도 되지 않아 인근에 경쟁 병·의원이 2~3개 추가 개원하게 되었고, 경쟁에 밀려 결국 폐업하게 되었습니다.

이 사례처럼 처음 개원을 하실 때 신도시에 매력을 많이 가지는 원장님들이 많으신데요. 신도시는 경쟁이 치열하므로 신중하게 고민해야하고, 구도심 재건축이나 재개발 단지 중에서 옥석을 가려 상권 분석 후 개원하는 것도 추천드립니다.

이성근 원장_ 입지는 사실은 크게 4개의 상권으로 나누잖아요. 신도시, 재래시장, 오피스 상권, 구도심 지역으로 나뉘는데요. 신도시보다는 구도심, 재건축 재개발 입지 단지를 추천하시는군요. '상권을 잘못 분석해서 폐업한 병·의원'의 증례를 이야기하셨는데요. 조금 더 자세한 설명 부탁드립니다.

전문가_ 작년에 50대 원장님께서 의뢰를 주셔서 제가 수원, 용인, 평택 등 여러 군데 구도심 쪽으로 추천을 해드렸습니다. 그런데 결국에는 동탄 신도시에 개원을 하셨습니다. 처음에 개원하고 어느 정도 운영이 됐었는데 1년 후에 그 인근 지역으로 이비인후과가 평수 100평, 150평 정도 큰 병·의원이 2개가 더 생긴 겁니다. 그래서 결국에는 1년도 안 돼서 폐업하게 된 사례입니다.

제 경험을 통해서 신도시보다는 구도심을 추천하는 이유는 신도시들은 특성상 계속 건물이 들어오고 병·의원들이 추가로 들어올 수 있는 확률이 높아서 경쟁을 피할 수 없습니다. 그래서 처음에 조사할 때 경쟁 업체 병·의원이 한 군데였는데, 나중에 1~2년 지나서는 3~4개가 되는 경우가 많습니다. 그리고 만약 경쟁에서 못 이기면 결국에는 폐업을 하게 되는 경우가 많습니다. 그래서 지역마다 좀 다르겠지만, 재건축, 재개발 입주된 아파트 단지 인근으로 들어가야 하는 것을 추천드립니다. 재건축, 재개발 근처에는 상권 형성이 다 돼 있고 그 재건축, 재개발 단지에 신축으로 들어가게 되면 나중에 신축을 지을 수 있는 땅들이 현저하게 부족해서 어떤 과든 개원을 하더라도 경쟁을 피할 수 있습니다. 그래서 제 경험상 경쟁을 피하기 위해서는 신도시보다는 구도심에 옥석을 가려서 신축 상가에 입점하는 것이 병·의원 운영을 안정적으로 할 방법이라고 생각합니다.

이성근 원장_ 좋습니다. 앞서 워낙 자세히 상권에 대해 이야기를 좀 했고, '과마다 맞는 상권이 있다.'라고 이야기를 해주셨습니다. 제일 큰 고민이 '신도시로 갈까? 구도심으로 갈까?'이고, 특히 그곳에 있는 경쟁 병·의원도 역량에 따라 영향이 큰 것 같아서 강조해서 말씀을 드렸습니다. 입지를 정할 때 재건축, 재개발에 대한 향후 계획도 엄청 신경을 써야 하잖아요? 그런데 또 조심해야 할 부분이 재건축되고 재개발된다는 소문만 듣거나, SRT나 GTX가 들어온다는 소문만 듣고 개원해서 낭패를 당하는 경우도 있죠?

전문가_ 네. 맞습니다. 그래서 저는 개원 입지를 알아볼 때 재건축, 재개발 '예정'인 것은 잘 소개를 안 합니다. 왜냐하면 사업을 시공, 시행하는데 기간이 5년에서 10년 가까이 걸리고요. 그다음에 재건축, 재개발이 꼭 된다고 해서 좋은 게 아닙니다. 왜냐하면 재건축, 재개발을 하게 되면 기존에 있는 아파트 사람들이 전부 근처나 다른 지역으로 이주를 해야 하기 때문에 실질적으로는 그 입주 단계까지는 시간이 오래 걸립니다. 따라서, 병·의원을 운영하는 데 있어서 오히려 유동인구는 더 현저하게 적어질 수가 있습니다. 그런데 원장님들이 이 부분을 간과하는 경우가 많거든요. 그래서 저는 재건축, 재개발에 입주한 아파트 인근에 병·의원을 개원하는 게 안정적으로 병·의원 운영을 할 수 있는 방법이라고 생각합니다. 개발 호재만 듣고 개원하면 나중에 피해를 볼 수 있습니다. 그래서 꼭 현장 답사가 필요하고요. 주위 정보라든지 인근 부동산에 가서 정확한 데이터 등을 꼭 확인하고 개원하시는 게 좋습니다.

PART III 입지와 인테리어의 실전

개원을 하는 원장님들이 알아야 할 '입지' 실전 사례

11. 개원 시 등기부 등본 및 건축물대장, 등기권리증 소유자가 동일한지 반드시 확인

경기도 하남시에 안과를 개원할 예정인 원장님이었는데, 현장 답사 및 여러 가지 상황을 분석 후에 중개사 말만 믿고 계약금까지 입금하였습니다. 그런데 몇 개월 후 등기부 등본 및 각종 서류를 검토하고 보니 입금자가 소유자가 아니란 걸 알게 되었고, 중개사한테 연락해보니 연락 두절이 되었습니다. 알고 보니 중개사가 여러 사람에게 해당 물건을 이중계약을 하고 잠적한 상태였습니다.

이 경우같은 피해 사례가 있을 수 있으므로 계약 전 반드시 등기부 등본, 건축물대장, 등기권리증을 확인하여 꼭 소유자에게 입금하여야 피해를 막을 수 있습니다.

이성근 원장_ 앞서 꼭 해야 할 것 등 중요한 부분 몇 가지를 강조 드렸습니다만, 그다음으로 중요한 것이 '등기부 등본과 건축물대장'을 확인하는 것인데요. 이걸 확인하지 않아서 사기당하는 상황도 있더라고요.

전문가_ 이 사례는 '기본 중에 기본 아니냐?'라거나 '이걸 확인 안 하고 계약하는 사람이 어딨냐?'라고 생각할 수 있습니다. 하지만, 간혹 중개하는 중개업자 말만 믿고 확인을 안 하는 경우가 있어 사례로 넣었습니다. '중개업자가 하니까 공신력이 있겠지.'라고 생각하고 등기부 등본

하나만 열람을 해보고 입금을 했는데, 잔금을 치르려고 보니까 등기권리증(건물 문서)과 등기부 등본의 소유주가 다른 경우도 있습니다. 보증금이 1~2천만 원이 아니고 적게는 2억에서 3억 원, 그 이상도 들어갈 수 있는 큰 금액이기 때문에 등기권리증과 등기부 등본, 건축물대장의 세 공부상의 소유주가 반드시 일치해야 한다는 것을 알아야 합니다. 그리고 꼭 그 일치하는 소유자에게 보증금 입금을 해야 나중에 보증금을 떼일 수 있는 피해를 막을 수가 있습니다.

이성근 원장_ 이런 경우는 완전 사기잖아요. 자기가 소유주인 척하면서 계약해서 자기 계좌번호 주고 잠적하는 경우인데요. 이것은 너무 당연한 부분인데 확인을 안 하는 사람도 있다는 거네요.

전문가_ 맞습니다. 이런 착오가 왜 생길 수 있냐면 중개업자가 건물주한테 위임 대리를 받아서 진행하는 상황이 있기 때문입니다. 그래서 원장님들이 '중개업자한테 돈을 입금해도 되는구나.'라고 생각하고 입금을 하기 때문에 사기 피해가 발생합니다. 그래서 건물주가 모든 임대차에 관련해서 중개업자한테 위임했다고 하고 인감증명서나 신분증까지 확인을 해주면서 위임 대리 계약을 하더라도, 보증금 입금은 반드시 소유자한테 하는 게 피해를 막을 방법입니다. 그리고 돈도 억 단위로 들어가기 때문에 나중에 소송한다 해도 받을 수 있는 시간이 너무 오래 걸리기 때문에 피해가 눈덩이처럼 불어나게 됩니다. 이런 어처구니없는 일이 일어난다는 게 참 신기하지만 현실입니다.

등기사항전부증명서(현재 유효사항)
- 집합건물 -

고유번호 2601-2023-012959

[집합건물] 서울특별시 도봉구 창동 1-28 씨드큐브창동 제5층 제501-2호

【 표　제　부 】	(1동의 건물의 표시)		
표시번호	접　수	소재지번,건물명칭 및 번호	건 물 내 역	등기원인 및 기타사항
1	2023년9월6일	서울특별시 도봉구 창동 1-28 씨드큐브창동 [도로명주소] 서울특별시 도봉구 마들로13길 61	철골철근콘크리트구조,철근콘크리트구조 (철근)콘크리트지붕 지하7층,지상49층 업무시설,제1,2종근린생활시설,판매시설,문화및집회시설,운동시설 지7층 8,321.09㎡ 지6층 6,445.35㎡ 지5층 8,748.95㎡ 지4층 8,672.39㎡ 지3층 8,691.69㎡ 지2층 8,605.2㎡ 지1층 8,189.72㎡ 1층 4,496.46㎡ 2층 4,366.71㎡ 3층 3,943.98㎡ 4층 4,353.4㎡ 5층 3,571.76㎡ 6층 3,840.19㎡ 7층 3,279.87㎡ 8층 3,210.35㎡ 9층 3,288.87㎡ 10층 3,198.63㎡ 11층 3,165.31㎡ 12층 3,326.06㎡ 13층 2,887.3㎡ 14층 3,087.26㎡ 15층 2,840.26㎡ 16층 2,920.64㎡ 17층 1,073.46㎡ 18층 921.3㎡ 19층 921.3㎡ 20층 921.3㎡	

PART III 입지와 인테리어의 실전

개원을 하는 원장님들이 알아야 할 '입지' 실전 사례

12. 개원할 해당 부동산이 임대인 단독 소유 시 다른 임차인 보증금 확인 필수

젊은 외과 원장님이었는데 수원에 위치가 너무 맘에 들어 급한 마음에 해당 건의 대출 금액 및 다른 임차인 보증금을 확인하지 않고 계약을 하게 되었습니다.

알고 보니 해당 주인은 대출도 은행에 80% 이상 실행되어 있었고, 다른 임차인에게도 월세는 낮게, 보증금을 터무니없이 많이 받은 상태였습니다. 결국, 해당 건물은 경매로 넘어갔고 원장님은 소송까지 했지만, 보증금을 돌려받지 못한 상황까지 가게 되었습니다.

그러므로 반드시 등기부등본 확인 시 대출비율이나 다른 임차인 보증금까지 포함하여 시세 대비 실제 대출금액이 70% 이상을 넘지 않는 물건을 결정하는 것이 피해를 막을 수 있습니다.

이성근 원장_ 등기부 등본을 제대로 확인을 안 했는데, 임대인이 대출을 너무 많이 받은 상태였던 거네요. 보증금이 너무 많이 걸려 있는 상태라도 나중에 문제가 생길 수 있습니다. '임대인이 부도가 나서 보증금을 못 받는 경우'인데요. 자세히 설명해주세요.

전문가_ 서두에서 말씀하신 것처럼 소유자 확인을 해야 하는 경우입니다. 병·의원은 사실 「상가임대차보호법」에서 받을 수 있는 금액이 너무나 적습니다. 계약 보증금은 억 단위가 넘는데 경매에 넘어가면 받을 수 있는 금액은 몇천만 원 단위이기 때문에, 이것을 사전에 방지하기 위해서는 해당 건물의 대출을 확인할 수 있는 서류, 즉 등기부 등본을 열람했을 때 시세 대비 실제 대출금액이 70% 이상을 넘어가면 안 됩니다.

그리고 추가로 확인해야 할 것은 다른 임차인들이 세 군데가 더 있다고 하면 세 군데 업장에 보증금의 합산 금액을 임대인한테 요구해서 대출금액과 그 보증금의 합산액이 건물 가액의 70%가 넘어간다고 하면 그 계약은 웬만하면 진행을 안 하는 것이 좋습니다. 왜냐하면 경매에 넘어갈 수 있는 확률이 굉장히 높기 때문입니다. 건물주 입장에서는 다른 임차인들한테 보증금도 다 받고, 대출도 엄청 많이 받아서 얻을 수 있는 것은 다 얻었기 때문에 나중에 경매로 날리더라도 사실 임차인들의 보증금만 다 날아가는 것이기 때문에 그런 피해가 간혹 있습니다. 그래서 될 수 있으면 건물 시세 대비 근저당에 잡혀 있는 금액을 확인하고, 다른 임차인들의 보증금의 합산액이 70%를 넘지 않는 건물을 선택하는 것이 피해를 막을 방법입니다.

이성근 원장_ 그런데 원장님들이 이런 걸 어떻게 다 계산하나요? 원장이 근저당 70%를 계산하기는 어렵잖아요?

전문가_ 그렇죠. 그리고 시세 파악하기도 힘들고요. 현행법상 부동산 중개업자들이 반드시 다른 임차인들의 보증금의 합계를 임차인에게 확인 설명을 해주게 돼 있습니다. 의무적으로 해야 하는데 이걸 안 하는 부동산들이 매우 많습니다.

왜냐하면 건물 소유자한테 부탁해야 하기 때문입니다. 실제로 전입 세대 열람을 통해서 이 건물에 보증금이 얼마 있는지를 알 수가 있거든요. 그래서 이 사례는 원장님 말씀처럼 개원 병·의원의 입지와 컨설팅 중개 계약을 많이 한 경험 많은 부동산 중개사와 함께 계약을 진행하시는 게 피해를 막을 방법입니다. 근저당 설정이 다소 많이 돼 있거나 압류, 가압류 같은 것이 있으면 자리가 아무리 좋아도 계약을 안 하는 게 좋습니다.

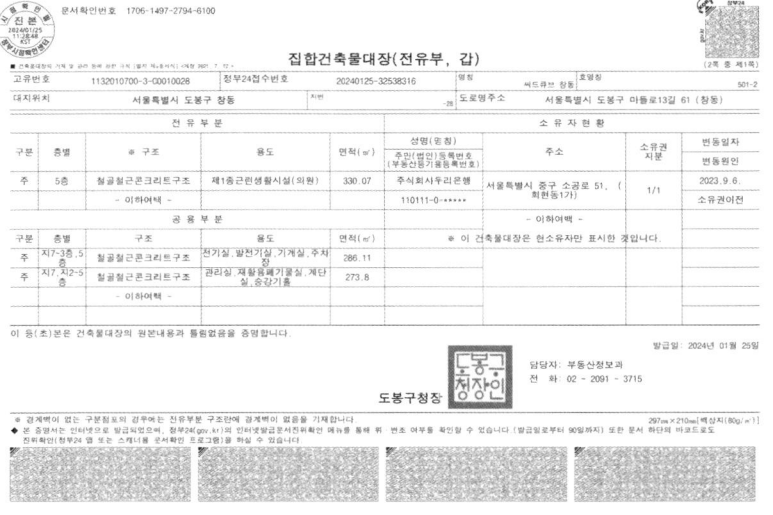

PART III 입지와 인테리어의 실전

개원을 하는 원장님들이 알아야 할 '입지' 실전 사례

13. 계약서 작성 시 수도, 전기, 가스 인입 비용 사전에 반드시 체크

365의원을 개원하는 원장님의 경우입니다. 임대인과 중개사 말만 믿고 계약을 먼저 진행해서 전력량을 사전에 체크하지 않고 인테리어 공사를 시작했는데, 의료장비에 사용되어야 할 전력량이 터무니없이 부족한 걸 알게 되었습니다. 임대인에게 승압 요구를 했지만 결국 받아들여지지 않았고, 개원을 해야 했기 때문에 불가피하게 원장님이 큰 비용을 들여 공사를 하게 되었습니다. 전력량의 체크는 병·의원의 입지 계약할 때 꼭 확인해야 할 부분입니다.

임대차 계약서에 '기본 전기 인입은 임대인이 비용 부담을 하기로 한다.'고 반드시 기재해야 비용을 줄일 수 있습니다.

이성근 원장_ 임대차계약을 할 때 디테일한 부분들도 할 얘기가 참 많은데요. 그중 하나가 '전력량 체크'입니다. 이와 더불어 어떤 부분을 디테일하게 체크해야 하나요?

전문가_ 앞서 말씀드렸던 소방시설을 확인할 때 함께 확인하면 좋은데요. 만약 그 건물에 100평을 원장님이 사용한다면, 그 100평 호실 안에 인입되어 있는 전기 킬로와트(kW) 수가 있습니다. 하지만, 이 부분을 원장님들이 체크를 안하고 놓치십니다. 나중에 계약을 다 하고 잔금을 치르고 나서 인테리어 공사를 할 때, 자체변압 등으로 승압을 할 수 있는 양이 남아 있으면 좋습니다만, 기존의 임차인들이 다 써버리고 없어서 승압하게 되면 비용이 몇천만 원 혹은 억 단위까지도 들 수 있습니다. 그래서 사전에 계약할 때 반드시 그 호실에 현재 사용할 수 있는 전기 킬로와트수가 몇 와트 인입이 돼 있는지 꼭 체크를 하는 게 좋습니다. 그리고 만약에 기본 전기가 10kW가 인입이 돼 있는데 원장님이 필요한 전기는 40kW라면, 과마다 다르긴 하겠지만 의료기기 장치에 따라서 사전에 승압 비용을 미리 체크한 다음에 계약 진행을 하는 게 나중에 비용이 추가로 들어가는 것을 최소화할 수 있습니다.

이성근 원장_ 인테리어 업체에서도 전력량 승압 부분을 이야기해 주셨는데, 의외로 이게 간단하지 않은 상황이더라고요. 그 건물 자체적으로 승압을 할 수 있는 여건이 되면 그나마 간단한데, 그게 안 되면 한국전력에 연락해서 전기를 끌어와야 해서 그 비용도 만만치 않게 발생하기 때문입니다. 그런데 문제는 부동산 중개인 입장에서는 이 병·의원이 전력을 얼마나 쓸지를 잘 모르니까 이런 구체적인 것까지는 이야기를 못 하는 것 같기도 하고, 인테리어 대표나 의료장비업체도 해당 원장이 어떤 의료장비를 쓸 건지를 정하지 않은 상황이라 필요한 전력량이 얼마인지 또 계산하기도 쉽지는 않아요. 그리고 원장님들도 잘 모르고요.
그 외에도 생각보다 디테일하게 신경 쓸 것이 참 많은 것 같아요. 저는 화장실도 확인해 봐야 할 것 같고, 주차장, 엘리베이터도 확인해 봐야 할 것 같습니다. 의외로 원장님들이 주차장을 간과하는 경우도 많은 것 같아요. 그래서 개원 후 주차 때문에 곤란한 경우가 의외로 많죠.

전문가_ 예. 주차는 건축물대장상으로 법정 대수(예를 들면 '이 건물은 법정 대수가 20대이다.')가 있습니다. 그래서 반드시 주차를 몇 대 댈 수 있는지 확인을 해봐야 합니다. 그리고 자주식 주차와 기계식 주차가 있는데, 기계식 주차까지 다 포함해서 건축물대장에 올라와 있으므로 확인이 가능합니다. 그런데 요즘에는 차량이 전반적으로 크기 때문에 실제 기계식 주차는 지하에 있더라도 사용 못 하는 경우가 매우 많습니다. 만약에 현장 확인을 하지 않고 계약을 했는데, 주차가 협소하면 병·의원 운영이 어려워지는 상황도 있고, 경쟁 병·의원보다 아무래도 경쟁력이 떨어져서 불편함을 겪게 되는 경우가 많거든요. 그래서 주차장 여건이 좋으면 경쟁 병·의원이 인근에 추가로 들어왔을 때에도 선점을 할 수 있기 때문에, 이 부분이 개원하기 전에 반드시 확인해야 하는 부분입니다.

이성근 원장_ 맞아요. 그 외에도 약국이 없으면 불편해서 안 오시더라고요. 내과나 소아과나 이비인후과처럼 약국 처방전 발행이 많지 않은 과라 하더라도 약국까지 다소 걸어가야 된다거나, 그 건물에 약국이 없다거나 하면 해당 병·의원을 꺼리게 되는 거 같아요. 환자 입장에서는 불편하기 때문입니다. 그래서 이것 역시 체크해 보는 것이 좋을 것 같습니다. 약국이 없어서 결국 병·의원을 옮기는 원장님도 계시더라고요.

전문가_ 네. 맞습니다. 그러니까 웬만하면 처음에 개원하실 때 1층에 약국이 있는 건물을 결정하는 것이 제일 좋을 것 같습니다.

이성근 원장_ 그리고 1층에 약국이 없으면 사실 병·의원으로서의 경쟁력이 좀 떨어지기도 하죠. 아무래도 A급보다는 B급이고, B급보다는 C급이 되는 것 같아요. 그리고 임대료도 확인해야 하는데요. 임대료가 너무 싼 데는 경쟁력이 다소 떨어지는 것 같은데, 어떻게 생각하세요?

전문가_ 물론 지역마다 차이는 있겠지만, 보편적으로 대로변 쪽으로 노출이 많이 되는 건물에 위치하면, 임대료는 평균보다 비싸게 책정이 돼 있습니다. 그런데 병·의원을 운영할 때 임대료와 같은 고정비를 절감하기 위해서 A급 위치보다는 약간 벗어나서, 임대료를 줄이는 차원에서 입지를 정하게 되면 그만큼 유동인구라든지 동선이나 노출도가 떨어집니다. 약간의 임대료를 아끼기 위해서 메인이 아닌 곳에 개원을 했을 때는 나중에 오히려 병·의원 운영에서 더 안 좋은 결과를 얻게 되는 경우가 많거든요. 그래서 임대료는 비싸면 비쌀수록 위치는 좋은 게 맞는 것 같습니다.

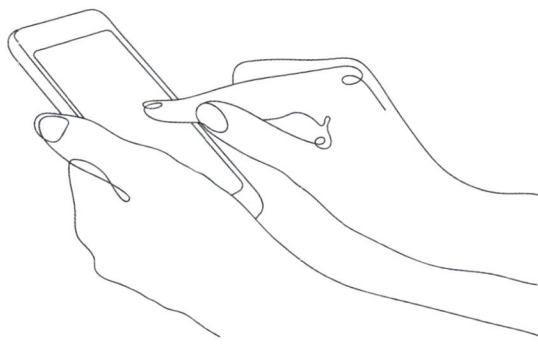

PART III 입지와 인테리어의 실전

개원을 하는 원장님들이 알아야 할 '입지' 실전 사례

14. 준공 전 건물 임대차 계약 시 준공이 늦어져서 개원 시기가 늦춰지는 경우 계약 조건 및 손해배상 청구

경기도 과천시에 개원 예정이던 내과 병·의원의 사례입니다. 신규 건물이라서 좋은 입지라고 생각하고 계약을 진행했는데, 준공이 계속 나지 않고 미뤄진 사례입니다. 개원 일정이나 다른 부가적인 부분들에 문제가 생겨 원장님이 공백기를 가졌고, 급기야 손해까지 입게 되는 경우가 생기게 되었습니다. 이 원장님의 경우 준공 전이라서 등기부 등본 같은 것을 볼 수 없어 분양계약서만 보고 계약을 진행해서 손해배상을 청구할 수 있는 부분이 어려웠습니다.

임대 계약 시 중요한 사항인데 준공이 계획했던 시기보다 밀렸을 경우를 대비해서 준비가 필요합니다. 통상적으로 시행사에서 준공일을 정해놓고 건물을 짓지만, 시공 과정에서 문제가 생겨 늦어질 수도 있고 행정절차에서 문제가 생겨 늦어질 수 있습니다. 실무적으로 봤을 때 대부분 건물이 준공 일정이 늦어지는데, 이럴 경우를 대비해서 특약 사항을 꼼꼼히 작성해야 합니다. '준공일은 언제까지로 하되 준공이 몇 개월 이상 늦어질 경우, 임차인의 판단으로 계약을 해지할 수 있고, 임대인은 해지되는 즉시 계약금을 반환한다.'라는 내용을 특약 사항에 넣고 계약서를 작성해야 합니다. 추가로 '상호 협의에 늦어진 기간만큼 무상 임대 기간을 요청 할 경우 그에 따른다.'라는 내용을 기재하면 임차인에게 유리할 것입니다.

이성근 원장_ '준공 지연 시 계약 해지 또는 손해배상 청구'도 역시나 특약 사항에 넣어야 하잖아요. 준공 전 상가일 때는 준공이 지연되는 경우가 너무 많아요. 그 부분에 대한 설명을 해주세요.

전문가_ 약속한 11월까지 분양이 다 완판이 돼서 12월에 준공 신청을 해서 준공이 되면 좋겠지만, 제 경험상 그렇게 된 경우가 거의 없습니다. 왜냐하면 일단은 그 기간 안에 완판이 되지 않는 경우도 많았고, 준공 허가 신청을 하면 시·도·관청마다 처리해 주는 기간도 다 다릅니다. 짧게는 2개월, 길게는 3개월도 가는 경우가 많습니다. 시·도·관청마다 소방법의 기준 잣대가 다르기 때문입니다. 그리고 건축 준공허가에 대한 잣대가 조금씩 다르므로 무조건 실제 준공 시점보다 2~3개월 지연되는 경우가 많습니다. 그러면 원장님 입장에서는 그 시간에 대한 보상을 못 받기 때문에, 사전에 '준공 전 건물들은 사전에 계약 해지를 할 수 있다.'라든지 '손해배상액'을 특약 사항에 기재하면 원장님 입장에서는 지연되는 것에 대한 보상을 어느 정도 받을 수 있습니다.

이성근 원장_ 문제는 이러한 협상이 매우 중요한데, 특약 사항을 여러 가지 요구하면 임대인이 나랑 계약을 안 할까 봐 불안한 거잖아요. 임대인이 계약 안 하겠다고 해서 원장이 원하는 상가를 못 들어갈까 봐 울며 겨자 먹기 식으로 특약을 빼는 상황도 있는데, 결국은 협상이 정말 중요한 것 같습니다. 그걸 어떻게 협상해서 원장이 원하는 것을 이끌 수 있는지가 관건인 것 같아요. 결국, 그러려면 전문가의 도움이 필요하겠죠.

전문가_ 네. 경험이 많은 전문가의 도움이 꼭 필요합니다. 저는 계약을 성사하는 게 중요하긴 하겠지만, 그 당시의 상황이 불편하다고 해서 임대인 쪽으로 아니면 시행사 쪽으로 조금 더 편의를 봐주고 원장님한테 불리하게 작성을 하면 나중에 반드시 문제가 된다고 생각합니다. 그래서 사전에 불편하더라도 확실하게 특약 문구로 작성을 해야 나중에 다툼의 소지가 덜하니까 그걸 반드시 체크를 하고 작성을 하고 있습니다.

이성근 원장_ 하지만, 그렇지 않은 공인중개사도 많다고 생각합니다. 제가 이야기를 들어보면, 그리고 '묻지마 게시판' 같은 곳에 들어가 보면 입지 상가 계약 때문에 문제가 된 원장들이 너무 많습니다. 능력있는 공인중개사를 만나는 게 제일 중요할 것 같습니다.

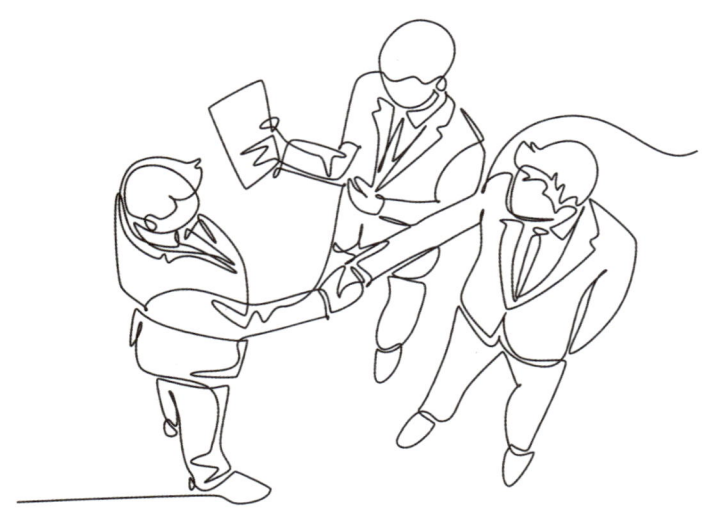

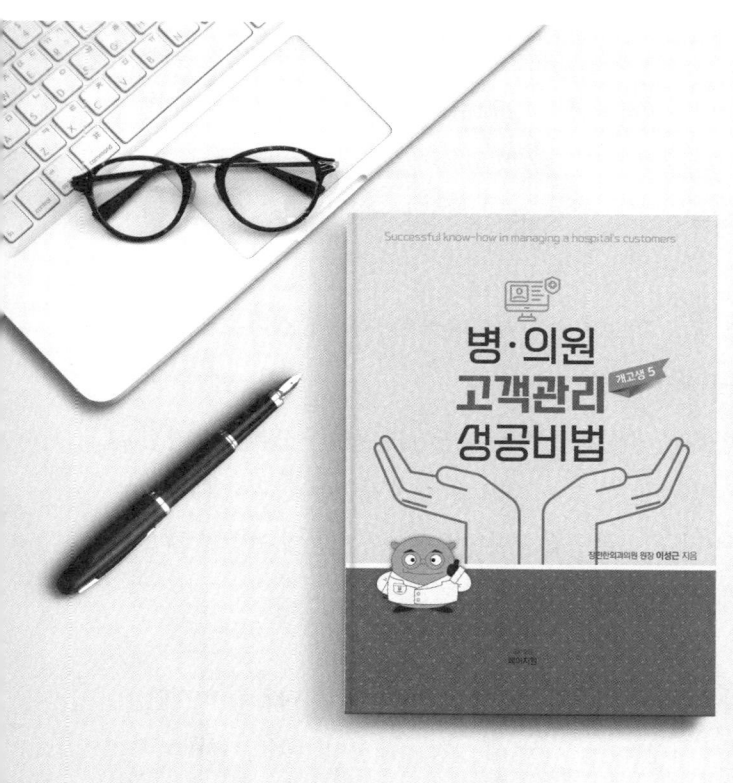
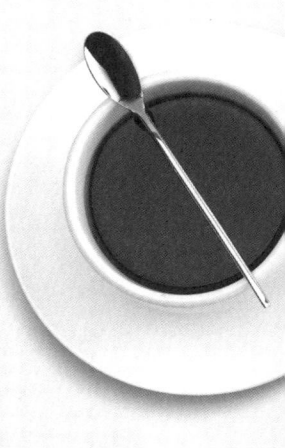

PART III 입지와 인테리어의 실전

개원을 하는 원장님들이 알아야 할 '입지' 실전 사례

15. 폐업 또는 이전 시 원상복구 범위 상세히 사진첨부 작성 필수

마취통증과 원장님의 사례입니다. 이 원장님은 개원 후 2년이 되지 않아 경영상 어려움으로 폐업을 하게 되었습니다. 이 병·의원의 경우 계약서상 원상복구를 해주기로 되어있어 비용까지 들여 원상복구를 해주었는데, 임대인은 원래 최초 상가대로 샷시 및 도어까지 전부 교체해달라고 요구하였습니다. 이 원장님의 경우 최초 개원 시 사진첨부가 되어있지 않아 결국 폐업으로 인해 금전적 손실도 많은데, 원상복구 비용까지 추가로 부담하게 되어 피해가 너무 컸던 사례입니다.

그래서 반드시 최초 개원 시 인테리어 전 사진을 꼭 첨부해 두는 것이 좋습니다.

이성근 원장_ 이번에는 '원상복구' 이야기인데요. 사실 개원할 때 자신이 폐업할 거라고 생각 안 하죠. 그리고 잘 돼서 옮기는 경우나 확장을 할 때 문제가 되는 게 원상복구를 해야 하는데, 이 비용이 만만치 않습니다. 그래서 계약할 때 신경을 써야 하는 거죠.

전문가_ 맞습니다. 병·의원 개원을 하면 면적에 따라 좀 다르긴 하지만, 보증금을 포함해서 인테리어를 하는 데 엄청난 비용이 들어갑니다.
그런데 경영이 어려워 폐업을 하거나 임대료 등의 문제로 병·의원을 이전할 때를 고려해서 계약할 때 특약 사항에 '원상복구 범위'를 기재해서 불가피한 상황도 대비해야 합니다. 만약에 폐업을 하고 나면 원상복구를 해야 하는데 폐기물 철거에도 비용이 발생하고, 원상복구 비용까지 나가게 됩니다. 그래서 개원을 하실 때 최초 현장 사진을 꼭 찍어서 임대인과 협의를 해서 '원상복구 할 때 이 부분까지만 원상복구를 하겠다.'는 것을 꼭 명시해서 비용이 추가되는 것을 막는 것이 중요합니다.

이성근 원장_ 제가 아는 분은 최근에 병·의원이 잘 돼서 확장 이전을 했는데, 기존에 임대한 상가를 새 건물처럼 원상복구해야 하는 경우가 있었습니다. 임대인이 완전히 새 건물처럼 원상복구하라고 요청했다고 합니다. 이러면 비용이 진짜 '억 단위'로 들어가요. 바닥 공사도 비용이 많이 들고, 원러 상태로 원상복구를 하려면 비용이 굉장히 많이 들어가거든요.

전문가_ 인테리어 전 현장 사진을 첨부를 안 해놓고 그냥 '원상 복구한다.'라고만 해놓으면 구분이 매우 애매하게 됩니다. 그런데 임대인 입장에서는 보증금을 갖고 있고 원장님 입장에서는 보증금을 환불받아야 하는 입장이니까, 말씀처럼 울며 겨자 먹기 식으로 신축 건물 상태로 원상복구를 하게되면 비용이 엄청나게 많이 들어가는 거죠. 그러면 피해가 막대합니다.

이성근 원장_ 생각보다 비용이 많이 들어요. 일반 상가인데도 10평 정도 원상복구 하는 데 천만 원 들었다는 분도 계십니다.

전문가_ 10평에 1천만 원이면 100평이면은 1억 원이잖아요. 이런 부분을 간과하는 원장님들이 많은데 원상복구 범위를 바닥이면 바닥, 천장이면 천장, 전기, 샷시 부분까지도 정확히 명시하고, 사전에 계약하고 개원하실 때 사진을 찍어서 첨부해 두는 게 제일 좋습니다.

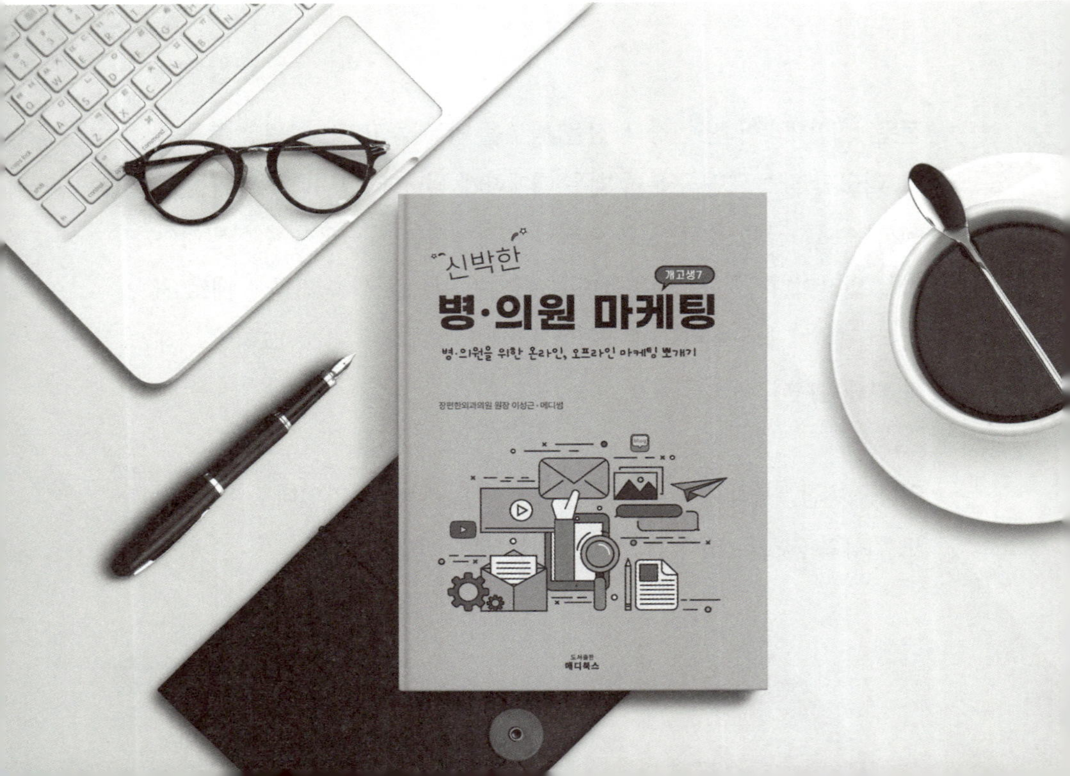

PART III 입지와 인테리어의 실전

개원을 하는 원장님들이 알아야 할 '입지' 실전 사례

16. 병·의원 개원 시 양도·양수 임대인 동의 반드시 특약 사항 기재

평택 근처에 개원을 한 50대 원장님인데 3년 후 병·의원 운영이 잘되어 인근으로 확장 이전을 하려고 했는데 임대인이 동의해주지 않았고, 원장님이 새로운 임차인을 구했는데도 월세를 터무니없이 올려 받겠다고 하여 양도·양수 진행이 되지 않아 결국 원장님은 권리금도 못 받고 확장 이전도 못 하게 되어 막대한 금전적 피해를 보게 된 사례입니다.

반드시 최초 임대차 계약서 특약 사항에 '계약 기간 전이라도 양도·양수 시 임대는 반드시 동의해주고, 현재 임대 조건을 그대로 승계해주기로 한다.'라고 기재 날인을 받아야 큰 피해를 사전에 예방할 수 있습니다.

이성근 원장_ 이번에는 '양도·양수' 이야기인데, 사실 양도·양수도 사연이 참 많죠. 몇 가지만 얘기를 해 주세요.

전문가_ 양도·양수 부분도 사실은 임대차 계약을 영위하고 계약 기간 안에 발생할 수 있는 일이라서 상당히 중요한 부분입니다.

나중에 병·의원이 사정상 안 돼서 출구 전략으로 나올 때도, 병·의원이 너무 잘 돼서 확장 이전할 때도 굉장히 중요한 부분이거든요. 처음 계약을 할 때 2년 또는 5년 계약 등으로 많이 하는데요. 제가 아는 원장님은 2년 단위로 재계약을 하게 됐는데, 병·의원이 너무 잘 된 거예요. 너무 잘 돼서 80평으로 운영을 하다가 150평으로 확장 이전을 하려고 임대인한테 통보하고 나오려고 했고, 이때 다른 임차인을 구하고 나오면 권리금도 받을 수 있고 거기에 따른 비용 시설비 투자한 것도 받을 수가 있는데 임대인이 동의를 안 해주는 거예요.

임대인이 '원장님이 지금 월 1천만 원씩 내고 있는데, 새로운 임차인이 들어올 때는 2천만 원의 월세를 받겠다.'라고 해서 원장님은 확장 이전을 해야 하는 상황인데 들어오는 사람을 못 구해서 계속 그 자리에서 머물러서 불편한 상태로 병·의원을 운영해야 하는 경우가 있었습니다.

따라서 '양도·양수는 임대인이 반드시 동의를 해줘야 한다.'라는 문구를 꼭 특약 사항이나 계약 조건에 넣어야 합니다.

이걸 안 하게 되면 나중에 제3자를 데리고 와서 임대차 계약을 진행할 때, 임대 조건이 변경돼서 원장님이 빠져나오고 싶을 때 못 빠져나오는 경우가 생겨서 원장님이 피해가 막대하게 되는 거죠.

따라서, '2년 후부터 양도·양수가 있을 때는 임대인이 반드시 동의를 해준다.'라는 문구를 꼭 기재해야 합니다.

이성근 원장_ 이 임대 양도·양수는 계약 기간 전에 나오는 걸 얘기하는 건가요?

전문가_ 네. 맞습니다. 계약 기간을 채우고 만료가 되면 해지가 돼서 나오는 건데, 만약에 10년 동안 법으로 영업권 보장을 해주지만 최초 계약을 5년 해서 나오는 상황에서도 '이 현재의 임대차 조건을 새로운 임차인이 오더라도 임차인이 데리고 온 제3자에 대해서는 동일한 조건의 임대차 조건을 임대인이 동의해주기로 한다.'라는 문구를 명시해 놓으면 나중에 다툼이 없습니다.

이성근 원장_ 임대인이 그것까지 해주나요?

전문가_ 사전에 설득하고 협의해야 합니다. 나중에 병·의원 운영이 잘 되거나 혹은 안 돼서 나오는 상황도 있으니까요.

입지증례 전문가

광교W스퀘어 공인중개사 대표 김경수입니다.

저희 회사는 병·의원 개원시 필요한 입지분석부터 임대차계약, 인테리어, 자금대출까지 병·의원 개원 종합 관리 컨설팅 회사입니다.
병·의원 개원시 처음부터 무엇을 해야 할지 고민하는 개원 준비 원장님들께 다년간 개원 컨설팅 경험을 토대로 현실적으로 병·의원 개원시 성공할 수 있는 위치를 현장 방문과 당사 환자 수요 데이터베이스를 통해 도움을 드리고 있습니다.

당사는 개원 의뢰를 받으면 컨설팅 업체에 아웃소싱하지 않고 대표가 직접 상담 및 현장 방문 입지분석을 하며, 개원 예정 원장님들께 유리한 방법으로 임대인과 임대차계약 작성 협의를 해드리고 있습니다.
임대차계약 이후 인테리어 및 자금대출 부분도 협업하는 정직한 업체 소개로 인테리어 비용 절감 및 신속한 자금대출을 통해 복잡한 개원준비 과정에 최대한 현실적 도움과 신속한 업무처리를 통해 성공적 개원을 위해 항상 노력하는 당사가 되겠습니다.

[Dr. 개고생 개원 아카데미] 개원 '입지' 심화편
- 광교 W 스퀘어 공인중개사 사무소 김경수 대표님 초대석

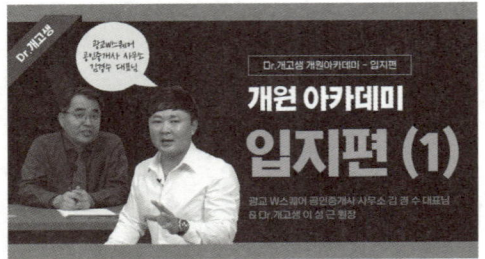 

입지1

좋은 입지의 조건, 상권 분석 등에 대한 전문적인 조언을 듣습니다. 가시성, 접근성, 편리성을 좋은 입지의 핵심 요소로 꼽고, 임대료가 비싸더라도 이 세 가지 조건을 충족하는 랜드마크 건물을 선택함이 장기적으로 유리하다고 강조합니다. 또한, 네 가지 상권 중 신도시와 구도심의 경계 지역 또는 중심 상업 지역의 경계에 위치한 곳이 안정적인 운영에 유리하다고 추천드립니다.

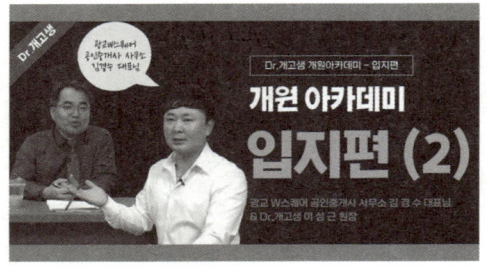 

입지2

개원 입지를 선정하는데 있어 필요한 시간, 전문가 동행의 중요성, 계약 시 주의 사항 등을 중점적으로 다루며, 개원 준비 과정에서 발생할 수 있는 위험과 어려움을 예방하는 데 초점을 맞추어 설명드립니다. 김 대표님은 개원 의사의 절박한 심정을 이해하고, 풍부한 경험을 바탕으로 실질적인 조언을 제공합니다.

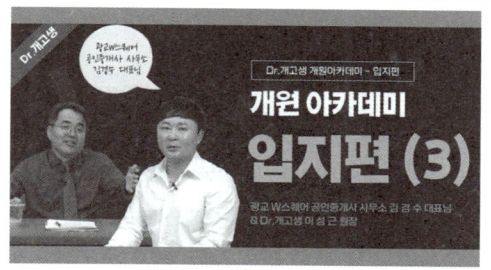 

입지3

임대차 계약의 중요성과 주의사항에 대해 논합니다. 특히, 임장 활동의 중요성과 임대차 계약 시 체크해야 할 필수 사항, 그리고 계약 시 발생 가능한 위험(용도변경, 근저당, 가압류 등)에 대한 구체적인 사례와 예방법을 제시합니다. 잘못된 임대차 계약으로 인한 피해 사례를 소개하며, 원장님들이 유리한 조건으로 계약할 수 있도록 전문가의 도움을 받을 것을 강조합니다.

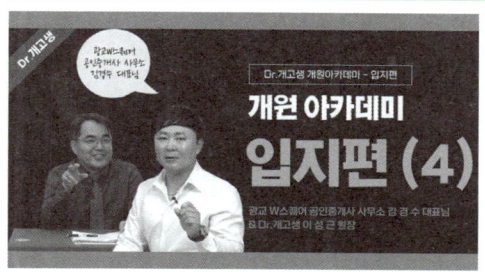 

입지4

관리비, 상가임대차보호법, 인테리어 전문가와의 현장 동행의 중요성을 강조하며, 실제 사례를 바탕으로 개원 과정에서 발생할 수 있는 문제점과 해결 방안을 제시합니다. 관리비 특약 기재의 필수성, 상가임대차보호법 주요 조항에 대한 이해, 그리고 인테리어 전문가와의 현장 동행을 통한 위험 최소화 전략을 구체적으로 설명합니다.

QR코드 사용방법

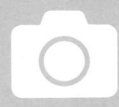 →  → 웹페이지
브라우저에서 Youtube에 접속하려면 여기를 누르세요.

1. 기본 카메라 앱을 열어주세요.
(애플/안드로이드 동일)

2. 화면에 맞춰 사진을 찍는 것처럼 QR코드를 화면 중앙에 배치합니다.

3. 위와 같이 나타나는 창을 누르면 영상이 유튜브에서 재생됩니다.
(애플도 팝업창 열기를 해 주세요.)

개원을 하는 원장님들이 알아야 할 '인테리어' 실전 사례

1. 해당 건물의 용도변경을 반드시 확인
2. 용도변경을 할 때 장애인시설 설치 가능 여부 등 확인 필수
3. 도면과 비교해서 건축물 내 불법 사항의 존재 여부 확인
4. 건물 계약 시 필요한 총 전력량 체크
5. 인테리어 업체 선정할 때 체크 사항
6. 건축물대장에 등재된 도면의 체크
7. 도면 작성 시 반드시 염두에 둬야 할 체크 사항
8. 인테리어 시공 시 의료장비 업체 등 다양한 업체와 협력해서 진행
9. 입원실 등이 필요하면 추가 소방시설(스프링클러(sprinkler)) 점검
10. 상하수도 및 오·배수 배관 설치 가능 여부 점검
11. 이전 임차인의 계약 전력 체크
12. 간판 위치에 대한 협의 진행
13. 임대차 계약할 때 건물주(임대인) 성향 파악
14. 인테리어 공사가 끝나고 대금을 지불한 후 A/S 체크 필수
15. 원상복구에 대한 정의는 계약서 쓸 때 반드시 기재할 것

PART III 입지와 인테리어의 실전

개원을 하는 원장님들이 알아야 할 '인테리어' 실전 사례

1. 해당 건물의 용도변경을 반드시 확인

서울 천호동 사거리에 내과 개원을 준비하셨던 원장님 사례입니다. 이 원장님은 병·의원을 개원할 장소를 물색할 당시 해당 지역이 병·의원이 밀집된 곳이 아니었기에, 병·의원을 개원하기 위해서는 해당 건물이 반드시 근린생활시설 1종 용도로 지정되어야 한다는 사실을 모르셨습니다. 물론 계약 후 용도변경은 흔한 일이지만, 병·의원의 개설 요건인 근린생활시설 1종 가능 여부는 부동산 중개사가 계약 이전에 반드시 확인해야 할 중요사항입니다. 그러나 이 원장님은 계약 체결 시점까지 이러한 필수 정보를 받지 못하였습니다. 다행히 해당 건물의 용도변경 절차가 순조롭게 진행되어 개원이 가능했습니다만, 운이 없으면 무척 난처한 상황에 직면할 수도 있으니 주의하시기 바랍니다.

근린생활시설 1종이 아닌 건물에서 병·의원 개원을 계획할 경우, 용도변경은 필수적인 절차입니다. 잘 아시다시피 의원급 의료기관의 개설을 위해서는 보건소의 허가를 필수적으로 받아야 합니다. 이때 가장 중요한 요건 중 하나가 상가의 용도가 근린생활시설 1종으로 되어있는지 여부이며, 이는 계약 전 건축물대장에서 확인 가능합니다. 부동산 중개사들이 이러한 정보를 기본적으로 제공하긴 하지만, 명확히 언급하지 않는 경우가 있어 개원 전 반드시 본인이 직접 확인하는 것이 무엇보다 중요합니다.

특히 최근 건축법이 과거와 조금씩 달라지고 있는 점을 유의해야 합니다. 기존

> 에 개원한 선배 원장님들의 조언만을 참고해 개원을 준비할 경우, 최신 법규를 반영하지 않아 예상치 못한 문제에 직면할 수 있습니다. 따라서 매번 최신 법규와 관련 정보를 본인이나 전문가를 통해 직접 점검하는 습관이 필요합니다.

이성근 원장_ 앞서 입지에서 잠깐 언급했던 용도변경과 관련한 주제입니다. 병·의원을 개설하려면 반드시 근린생활시설 1종이어야 합니다. 이걸 확인하지 않아서 고생하시는 원장님도 제법 계십니다. 인테리어 대표님과 미팅하면 용도가 근린생활시설 1종인지 확인을 해 주시나요?

전문가_ 그러한 임대차 계약 관련 사항은 공인 중개사를 통해 먼저 확인하시는 게 순서입니다. 저의 경우, 초기 미팅부터 사후 관리까지 모든 과정을 직접 진행해왔기 때문에 발생할 수 있는 문제들을 사전에 충분히 파악하고, 필요한 사항들은 미리 안내해 드리고 있습니다. 그러나 경험이 부족한 디자이너들은 관련 지식이 부족하거나, 원장님께서 이미 알고 계시거나 처리하셨을 것이라고 가정해 필수적인 사항들을 놓치는 경우가 흔합니다.

또한, 업체의 입장에서는 계약을 빠르게 체결하고 진행하는 것이 우선시되기 때문에 세부 사항을 일일이 확인해 드리는 것이 기업 이익에 부합하지 않을 수 있습니다. 더욱이 계약 이후에 발생하는 문제들에 대해 인테리어 업체가 책임을 지는 경우는 거의 없고, 최종적으로 모든 부담은 원장님께 귀속되기 때문에 업체가 적극적으로 나서지 않는 경우가 많습니다.

특히, 용도변경과 같은 문제는 업계에서 당연한 상식으로 여겨져 별도로 언급하지 않는 경우가 흔합니다. 그러나 이는 개원 가능 여부를 좌우하는 매우 중요한 사항이 될 수 있으므로 사전에 철저히 확인해야 합니다. 확인해서 손해 볼 건 전혀 없습니다.

이성근 원장_ 만약 용도변경을 해야 하는 상황이면 어떻게 진행되나요?

전문가_ 흔한 사례는 아니지만, 용도변경이 어려워 건축사 사무소에 필요 이상의 비용을 내야 하는 경우가 있습니다. 그나마 그렇게라도 용도변경이 가능하다면 다행인 경우라 할 수 있습니다.

예전에 한 정형외과 원장님께서 용도변경이 필요한 건물에 계약을 체결한 사례가 있었습니다. 이 과정에서 용도변경을 위해 건축사무소를 찾아 전문가의 도움을 구하기로 하셨습니다.

원장님들께서 알아두셔야 할 점은 용도변경에는 비용이 발생하며, 이는 건축사무소에 지급해야 합니다. 비용은 사무소별로, 그리고 용도변경 대상 상가의 상황에 따라 상당한 차이가 있을 수 있습니다. 따라서 여러 사무소를 비교해 비용이 합리적인 곳을 선택하는 것이 좋습니다. 기본적으로 평당 금액에 따라 비례해서 산정되지만, 상황에 따라 용도변경이 쉽지 않은 상황을 만나면 작업의 난이도에 따라 지나치게 높은 금액을 요구받는 상황도 있으니 주의가 필요합니다.

간혹 임대 계약 전에 건물주와 협의하면 건물주가 용도변경 비용을 부담하는 상황도 있으나 제 경험상 이는 드문 사례입니다. 건물주가 임대에 절박한 상황이 아니라면 거의 협조하지 않습니다. 더구나 계약이 체결된 이후라면 임차인의 용도변경 요구에 응하지 않는 경우가 일반적입니다.

만약 상가가 근린생활시설 1종이고, 단순히 '의원' 표기로 변경하는 경우라면 원장님께서 건축사를 통하지 않고 직접 구청에 신고해 비용을 절감할 수 있습니다. 그러나 그 외의 대부분의 용도변경 작업은 건축사무소에 위탁하여야 하는데 이때, 행정업무에 특화된 건축사무소에 의뢰하는 것이 효율적입니다. 건축사무소마다 전문 분야가 다르므로, 건축디자인이나 설계에 집중하는 사무소에 의뢰할 경우 용도변경 절차가 오래 걸릴 수도 있습니다. 따라서 행정 처리를 전문적으로 하는 건축사무소를 선택하는 것이 유리할 수 있습니다. 보통 행정 처리를 전문으로 하는 건축사무소는 담당 구청 주변에 많습니다.

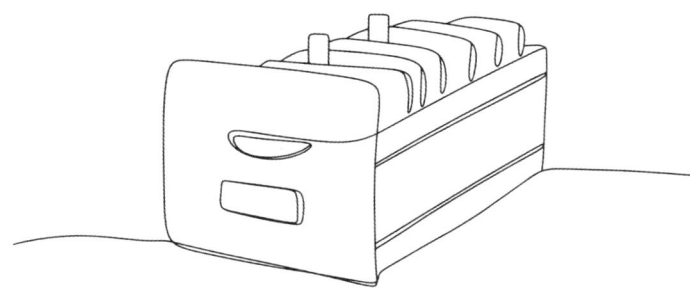

PART III 입지와 인테리어의 실전

개원을 하는 원장님들이 알아야 할 '인테리어' 실전 사례

2. 용도변경을 할 때 장애인시설 설치 가능여부 등 확인 필수

개원을 준비하는 원장님들께서는 대개 임대 계약을 체결한 후 용도변경 절차를 진행하게 되는데, 이 과정에서 정말 예상치 못한 문제들이 발생하기도 합니다. 대부분 일정 비용과 절차로 해결할 수 있지만, 돈으로도 해결되지 않는 장애 요소들이 존재합니다. 이와 같은 문제는 임대 계약 전에 꼼꼼히 파악하시고 대처하시는 게 중요한데, 그 이유는 임대계약 전이라면 원장님이 유리한 위치에서 협상을 할 수 있기 때문입니다.

일례로 경기도 하남시에서 안과 개원을 준비하던 원장님의 사례가 있습니다. 이 원장님은 계약 전 해당 건물에서 이전에 다른 병·의원이 개원할 당시 장애인시설 없이도 용도변경을 진행했다는 말을 듣고 안심하며 계약을 체결했습니다. 그러나 용도변경 절차가 진행되던 중 건축사무소로부터 장애인시설을 설치하지 않으면 용도변경이 어렵다는 통보를 받았습니다. 이전 병·의원이 문제없이 개원했는데 본인의 개원 시에만 이러한 요구를 받는 상황에 대해 원장님은 상당히 당혹해 하셨습니다. 하지만 법이 그렇게 정해져 있으므로 이를 해결하는 것 말고는 딱히 방법은 없었습니다.

이와 같은 상황이 발생한 이유는 해당 법규의 세부 조건 때문입니다. 동일 건물 내에서 동종 업종의 총면적이 500㎡를 초과할 경우, 장애인시설을 반드시 설치해야 합니다. 이전 병·의원의 경우 개원 당시 면적이 500㎡ 이하였기 때문에 장애인시설 설치가 면제되었지만, 이번 병·의원의 개원으로 인해 해당 기준을 초과하게 된 것입니다. 이로 인해 새로운 병·의원은 장애인시설을 법적 요건에 맞춰 설치해야 용도변경이 가능해졌습니다.

장애인시설 설치는 단순히 비용의 문제가 아닙니다. 건물의 구조적 제약으로 인해 설치가 불가한 경우도 발생할 수 있습니다. 대표적인 사례로는 다음과 같은 상황이 있습니다:

1. **엘리베이터 부재 또는 크기 제한**: 장애인용 엘리베이터를 설치해야 하지만, 기존 엘리베이터가 지나치게 작거나 없는 경우, 현실적으로 구조를 변경하기 어려워 용도변경 자체가 불가능할 수 있습니다.
2. **장애인 주차 공간 확보의 어려움**: 주차장 면적이 충분하지 않아 법정 장애인 주차 구역을 마련할 수 없는 경우입니다.
3. **장애인 화장실 설치 불가**: 화장실 면적이 충분하더라도, 휠체어 통과가 어려운 통로가 있는 경우 장애인 화장실 기준을 충족할 수 없습니다.
4. **경사로 설치 불가**: 건물의 바닥 높이가 지나치게 높아 법적 기준에 맞는 경사로를 설치할 수 없는 경우도 문제가 됩니다.

이와 같은 제약이 있는 건물에서는 용도변경이 근본적으로 불가능할 수 있습니다. 따라서 임대차 계약 체결 전 반드시 해당 건물의 조건을 꼼꼼히 확인해야 하며, 건물주가 문제 해결을 보장하지 않는다면 계약서에 서명해서는 안 됩니다. 개원 준비 단계에서 이러한 세부 사항들을 사전에 체크하는 것이 향후 발생할 수 있는 불필요한 손실과 개원 지연을 예방하는 길입니다.

이성근 원장_ 용도변경을 할 때 해당 구청의 담당자가 누구이고, 지역이 어디냐에 따라서 안 되는 것도 되고, 되는 것도 안 되는데 이유가 무엇인가요?

전문가_ 해당 지역이나 구청의 차이보다는 담당 공무원의 법 해석 차이에 따라 결과가 달라지는 경우가 더 많습니다. 이유는 연관된 사항들이 너무 복잡해서 법 적용을 깔끔하게 처리하기엔 난해한 경우가 많기 때문입니다. 그래서 단순히 법규만 확인하거나 타인의 경험에 의한 조언만 믿고 진행하기보다는 상황별로 면밀하게 점검하는 과정이 필요합니다. 원장님들께서 이 모든 사항을 미리 직접 체크하기란 현실적으로 어렵긴 하지만, 그래도 이런 상황을 미리 알고 접근하시는 게 그나마 최악의 경우를 막는 데 도움이 되실 겁니다.

임대차 계약 전에 경험이 있는 전문가라면 필수적인 사항을 간과했을 때 어떤 문제가 발생할지 예측 가능하지만, 그 또한 현장 상황에 따라 예상했던 것과 다른 결과가 나올지 모르는 일이므로 예측 범위 내에서 발생할 수 있는 결격 사유들을 사전에 파악해 원장님께 미리 안내합니다. 무엇보다 건물주와의 협의를 개원 준비 초기에 진행하도록 가능한 빨리 조언하는 것이 중요합니다. 임대차 계약 후에 문제를 발견하거나 공사가 한참 진행된 후에는 큰 도움이 안 되므로 임대차 계약 전 협의가 이루어지도록 해야 합니다.

또한, '서로 간의 노력에도 용도변경이 불가능할 경우, 임대 계약은 상호 위약금 없이 파기한다.'라는 특약 조항을 계약서에 명시해 두는 것도 좋습니다. 이와 같은 조항은 불필요한 분쟁을 예방하는 데 큰 도움이 되며, 계약이 원만하게 종료될 수 있도록 합니다. 그러나 실무에서는 이러한 특약 조항을 생략하는 경우가 빈번합니다. 왜냐하면 대부분 원장님들께서 오랜 시간 발품을 팔아 이상적인 매물을 발견하면, 해당 매물에 대해 심리적으로 애착이 생기기 때문입니다. 어렵게 찾은 입지인데 조목조목 조건을 따지면 건물주가 계약을 거부할 것을 우려하며 일단 도장부터 찍는 경우도 많습니다. 하지만, 임대차 계약 시 렌트 프리(rent free) 기간과 같은 조건만 확인하는 데 그치지 말고, 그보다 중요한 용도변경 가능 여부 및 기타 협조 사항을 꼼꼼히 점검해야 합니다.

최근에는 이전보다 용도변경 절차가 점점 더 까다로워졌습니다. 그 첫 번째 이유는 장애인시설의 설치 의무가 사전 점검 사항이 되었기 때문이며, 두 번째는 건물 내부의 불법 시설 여부가 문제가 되는 경우입니다. 마지막으로는 소방시설의 사전 승인이 필요하기 때문입니다. 이러한 요소들이 용도변경을 가로막는 주요 요인이므로 계약 전 반드시 철저히 확인해야 합니다.

이성근 원장_ 가장 쉬운 방법은 용도변경을 안 해도 되는 곳을 찾아야겠네요.

전문가_ 그런 이상적인 입지를 찾는 것이 가장 좋겠지만, 현실적으로 완벽한 조건을 갖춘 매물을 찾기란 쉽지 않습니다. 어쩔 수 없이 근린생활시설 1종이 아닌 상가를 계약하면서 "용도변경이 어렵지 않을 것이다."라는 말만 믿고 가볍게 생각했다가 예상치 못한 문제를 마주하는 경우가 적지 않습니다. 물론 용도변경 자체는 복잡하지 않고 흔히 접하는 과정입니다만, 앞서 설명한 특정 상황에 해당하지 않는 경우에만 해당됩니다.

예를 들어, 건물 내 동일 업종의 면적이 500m^2 미만일 경우, 장애인시설 설치 없이도 용도변경이 가능합니다. 그러나 건물주가 이러한 규정을 정확히 이해하지 못하거나, 알고도 모르는 척하는 경우가 있습니다. 계약 시 건물 측에서 "이전에 다른 병·의원도 문제없이 용도변경을 마쳤으니 문제가 없을 것"이라고 하더라도, 반드시 사전에 건축사무소에 의뢰하여 직접 확인하는 절차를 거쳐야 합니다.

실제 사례로, 한 원장님께서는 건물주의 말을 그대로 믿고 계약을 체결한 뒤 곧바로 공사에 착수하셨습니다. 그러나 본인의 병·의원이 들어서면서 건물 내 동일 업종의 총면적이 500m^2를 초과하게 되었고, 이로 인해 법 적용 기준이 달라졌습니다. 결과적으로, 해당 병·의원은 장애인시설을 추가로 설치해야 하는 상황에 직면하게 되었습니다.

이러한 예기치 못한 상황으로 인해 많은 어려움과 스트레스를 겪은 끝에 겨우 용도변경을 완료할 수 있었지만, 그 과정은 결코 순탄하지 않았습니다. 따라서 이를 막기 위해서는 계약 전 반드시 규정을 정확히 확인하고 전문가의 조언을 구하는 것이 중요합니다.

이성근 원장_ 이게 굉장히 중요하기 때문에 여러번 강조해도 될 것 같습니다. 입지에서도 반드시 확인해야 하고, 인테리어 계약하는 업체에서도 이런 부분을 확인해 주면 좋을 것 같습니다.

전문가_ 앞서 말씀드린 바와 같이, 임대차 계약 시 인테리어 업체가 용도변경 문제에 대해 부정적인 의견을 미리 언급하는 경우는 드뭅니다. 상식적으로 인테리어 업체는 계약 성사가 우선시 되기 때문에 용도변경 문제는 원장님이 스스로 해결해야 할 문제로 간주하며, 굳이 언급하지 않는 경우가 대부분입니다.

계약 성사 이후 문제가 발생하면 "법이 그래서 어쩔 수 없다."라는 식으로 상황을 넘기는 경우가 흔합니다. 냉혹하게 들리시겠지만, 인테리어 업체는 공사 계약 성사에 방해가 될 수 있는 사안을 미리 언급했다가 인테리어 계약이 무산되는 것이 더 두려운 경우입니다. 또한, 불필요한 관여로 인해 나중에 도의적인 책임을 지게 될 가능성도 예상되기에 책임이 따르는 일에는 적극적으로 개입하지 않으려 하는 게 관행입니다.

제 경우에는 인테리어 작업이 시작된 이후에 용도변경이 불가능해 인테리어 비용까지 손실될 뻔한 사례도 있었습니다. 다만, 운 좋게도 저의 경험에서는 용도변경 문제로 인해 개원이 완전히 무산된 상황은 없었습니다. 그만큼 흔한 경우는 아니니 너무 걱정하실 일은 아닙니다.

그러나 계약 전에 이러한 사항들을 미리 점검하고 안내해 드리는 업체를 만나는 것이 중요합니다. 다만, 임대 계약 이후에는 인테리어 업체의 역할이 제한적이기 때문에 큰 도움을 드리기 어려울 수 있습니다.

실제로, 사전에 용도변경과 관련된 문제를 체크해 드리다가 원장님께서 상가 임대 계약을 취소한 사례도 몇 차례 있었습니다. 설계 도면까지 모두 작성한 뒤 공사가 무산된 경우입니다. 예전에 제가 원장님께 장애인시설 설치가 불가능해 보이니 관련된 책임을 건물주에게 명확히 요구해야 한다고 조언해 드렸고 이를 근거로 원장님께서 건물주에게 직접 요구했지만, 건물 측에서 이에 응하지 않아 고민 끝에 계약하지 않은 사례가 실제 있었습니다. 이런 이유로 계약 전 단계에서 모든 잠재적 문제를 미리 확인하고, 사전 합의를 이끄는 것이 필수적입니다.

이성근 원장_ 좋습니다. 인테리어 계약을 하고 진행하다가 장애인시설을 설치해야 하는 경우도 실제로 있는데요. 이때는 어떤 과정을 거치나요?

전문가_ 장애인 화장실은 법적 기준에 따라 규정된 면적을 반드시 확보하고 시공해야 합니다. 단순히 '없으면 설치하면 된다.'라는 생각으로 접근하기 쉽지만, 필요한 면적이 확보되지 않으면 시공이 불가합니다. 장애인 화장실은 휠체어가 원활하게 진입할 수 있는 환경을 전제로 설계됩니다. 예를 들어, 작은 건물도 통로의 폭이 최소 1m는 확보되어야 하지만, 오래된 건물에서는 이러한 폭을 확보하지 못하는 경우가 흔합니다.

이런 경우 벽을 철거해 공간을 확보하려 시도하지만, 화장실 벽이 철거가 금지된 내력벽(기둥과 함께 건물의 무게를 지탱하도록 설계된 벽)인 경우가 많아 불가능합니다. 내력벽 철거가 불가능하면, 화장실 내부에 충분한 공간이 있다 하더라도 진입로가 좁아 장애인 화장실로서 적합하지 않게 됩니다. 이럴 때는 건물의 다른 구역에 장애인 전용 화장실을 별도로 설치해야 하는데, 이 과정에서 건물주와 협의해야 하며 의견 충돌이 발생하는 상황도 빈번합니다.

설사 건물주 측에서 장애인 화장실 설치를 허락했다 하더라도, 배관 시공 문제로 인해 아래층 세입자의 강한 반대에 부딪히는 경우가 있습니다. 이 경우 전용 펌프를 사용해 배수를 처리하기도 하지만, 펌프 사용은 유지 관리가 어렵고 추가 비용이 발생합니다. 이러한 문제들은 사전에 협의가 이뤄진다면 어느 정도 건물주 측의 협조를 받을 가능성이 있지만, 임대차 계약 후 협조를 구하는 것은 훨씬 어렵습니다. 건물주는 장애인시설 문제로 임대 계약이 파기되더라도 별다른 손해를 입지 않기 때문입니다.

다음으로 반드시 점검해야 할 부분은 주차장입니다. 건물의 주차 시설이 준공 당시와 현재 다를 수 있어 주차 면적이 제대로 확보되지 않은 경우가 있습니다. 특히 장애인 주차장을 설치할 공간이 없는 경우, 이는 용도변경이 불가능한 사유가 됩니다. 건물의 상가 용도에 따라 요구되는 주차 면적이 다르므로, 주차 대수를 추가로 확보해야 하는 상황이 발생할 수 있습니다. 그러나 주차 공간에 여유가 없다면, 이로 인해 상당한 어려움을 겪게 됩니다.

또한, 직접 휠체어를 사용해 본다고 생각하며 건물을 둘러보는 것도 중요한 점검 방법입니다. 이때 경사로를 주의 깊게 확인해야 합니다. 문턱이 높거나 바닥 높이가 너무 높은 경우, 적합한 경사로를 설치하지 못해 법적 요건을 충족하지 못할 수 있습니다. 물론 경사로 문제는 추가 비용을 투입해 해결할 수 있지만, 누가 그 비용을 부담할 것인지가 관건입니다.

따라서 가능하면 임대 계약 전 이러한 문제들을 건물 측과 철저히 협의하는 것이 필수적입니다. 사전에 협의하고 명확한 합의를 이끈다면, 향후 발생할 수 있는 문제를 예방하고 해결하는 데 큰 도움이 될 것입니다.

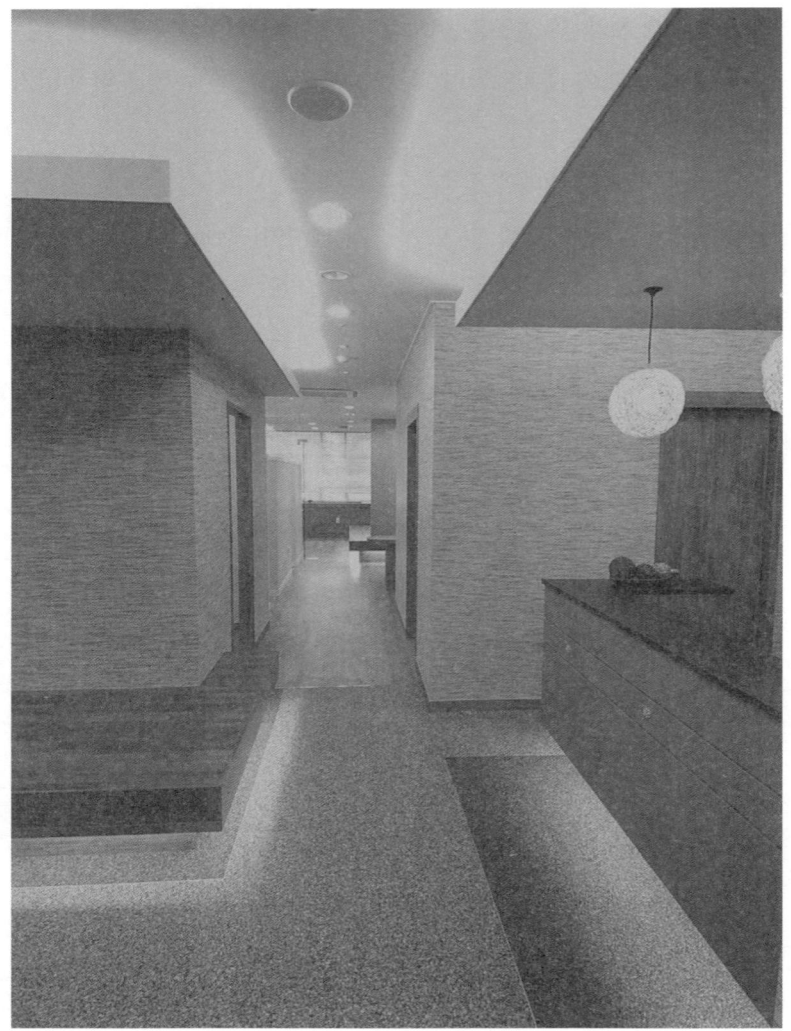

개원을 하는 원장님들이 알아야 할 '인테리어' 실전 사례

3. 도면과 비교해서 건축물 내 불법 사항의 존재 여부 확인

서울 구로구 개봉동에서 개원을 준비하던 원장님께서 건물의 불법 시설 문제로 인해 어려움을 겪었던 사례입니다. 해당 건물은 건축물대장에 등재된 도면과 실제 상태가 일치하지 않았고, 이로 인해 구청으로부터 용도변경이 불가능하다는 통보를 받았습니다. 문제는 이미 인테리어 공사가 진행된 상태였기에 상황이 더욱 복잡해졌다는 점입니다. 특히, 불법 시설물의 시정 조치와 관련하여 원인을 제공한 임차인이 협조하지 않아 서로 민원을 제기하며 갈등이 발생하기도 했습니다.

용도변경 절차에서는 구청 담당자의 해석과 판단이 승인 여부에 큰 영향을 미칩니다. 특히, 건축물대장의 도면과 실제 건물 상태가 불일치할 경우, 이를 시정하지 않으면 담당자가 용도변경을 승인하지 않는 사례가 자주 발생합니다. 현장 상황이 복잡하여 담당자에 따라 법 해석의 유연성에 차이가 있을 수 있는데, 어떤 경우에는 경미한 문제는 별일 아닌 것처럼 처리해주는 반면, 모든 불법 사항을 엄격히 적용하여 용도변경이 사실상 불가능한 상황도 있습니다. 이러한 상황을 겪다 보면 말 그대로 '피가 마른다.'라는 표현을 실감하게 됩니다.

이 책의 목적도 바로 그러한 문제들을 사전 예방하고 해결하는 방법을 제시하는 데 있습니다. 특히, 불법 시설 문제를 사전에 확인하고 이를 바탕으로 임대 계약을 체결하지 않으면 '개원 불가'라는 최악의 상황을 피할 수 있습니다. 그러나 만

> 약 인테리어 공사가 이미 진행된 상태에서 불법 시설 문제가 발견되면, 해당 문제를 해결하지 않는 이상 용도변경이 불가능해지는 난처한 상황을 겪게 됩니다. 이처럼 사전 점검의 중요성은 아무리 강조해도 지나치지 않으며, 계약 전에 모든 가능성을 철저히 확인하는 것이 개원 성공의 지름길입니다.

이성근 원장_ 용도변경이 안 되는 대표적인 사례가 또 있을까요?

전문가_ 건물 내 불법 증축된 시설물이 임차인이 아닌 건물 측에서 설치한 경우도 종종 있습니다. 대표적인 사례로는 옥상에 불법 구조물이 설치되어 있거나, 1층 화단이나 주차장을 훼손하고 확장한 상황이 있습니다. 또한, 기타 공간에 관리사무소나 건물 관리인의 휴식공간이나 숙소를 불법으로 조성해 사용하고 있는 경우도 가끔 확인됩니다. 이와 같은 시설물이 발각될 경우, 용도변경이 불가능해질 수 있으므로 건물 측에 불법 시설물의 철거를 요청할 수밖에 없습니다. 그러나 상황에 따라 이 과정이 쉽지 않을 수 있으므로, 임대차 계약 전에 반드시 해당 사항을 명확히 확인해야 합니다. 만약 철거가 불가하다는 답변을 받으면 계약을 진행하지 않는 것이 바람직합니다. 이러한 문제를 사전에 점검하지 않고 계약을 체결할 경우, 예상치 못한 장애를 마주하게 됩니다.

이와 같은 문제는 부동산 중개인이나 인테리어 업체에서도 적극적으로 언급하지 않는 경우가 많습니다. 계약 성사가 최우선 과제인 만큼, 이들은 문제를 미리 드러내지 않으려는 경향이 있습니다. 따라서 원장님께서 직접 관련 규정을 숙지하고 꼼꼼히 점검하는 것이 중요합니다.

또한, 인테리어 업체와 계약 시에는 '용도변경 불가로 인해 공사가 불가피하게 중단될 경우, 계약의 중단을 상호 협의 하에 인정한다.'라는 특약 조항을 포함하는 것도 도움이 됩니다. 미리 언급해주면 업체도 사전에 그 부분에 대해 준비를 할 것입니다. 이러한 조항은 인테리어 업체가 문제 해결에 적극적으로 나서도록 유도하는 효과도 있습니다.

이처럼 부동산 중개인이나 인테리어 업체의 협조를 유도하는 스킬(skill)을 적절히 활용하는 것이 필요합니다. 계약 전 단계에서부터 이러한 점을 신중히 고려하고, 필요한 다양한 루트로 협조를 끌어낼 방법을 사전에 마련해 두는 것도 원활한 개원 준비에 큰 도움이 될 것입니다.

이성근 원장_ 사전에 그런 것을 모두 체크해야 하네요. 사전 점검이 정말 중요한 일이라는 생각이 듭니다.

건축물의 불법 사항 때문에 용도변경을 못하는 상황에 대해 좀 더 자세한 설명 부탁드립니다.

전문가_ 보통 1층에 카페나 음식점이 영업 이익을 위해 임대 면적을 넘어 확장 공사를 진행한 경우가 가장 흔한 경우입니다. 임대 면적을 넘어 건물을 확장하는 것은 연면적과 건폐율을 위반하는 것으로 반드시 시정되어야 할 사안입니다. 1층이 보통 천정 고가 높아서 복층을 만들기도 하는데, 이것도 건물 연면적을 바꾸는 엄연한 불법 행위입니다. 해당 업장도 수정하지 않으면 매년 과태료를 물어야 하는 사안입니다. 이

때 구청에서 해당 확장 부분을 복구하고 증빙 사진을 제출할 것을 요구하는데, 건물주는 임차인 간의 문제에 개입하지 않으려는 경향이 강합니다. 이는 건물주 입장에서 직접적인 개입이 불편하고 부담스럽기 때문입니다. 결국, 이러한 상황에서는 임차인이 먼저 건물주를 설득하고 협조를 구해야 해결이 가능합니다.

만약 이와 같은 문제가 임대차 계약 전 단계에서 발견되었다면 말씀드렸다시피 원장님께서 협상에서 유리한 입장이 될 수 있습니다. 그러나 임대 계약 후 공사가 이미 진행된 시점에서 이러한 문제를 마주하게 되면, 외로운 싸움을 피하기 어렵습니다. 실제로, 불법 시설을 설치한 임차인과 협의하여 조건부로 철거한 뒤 증빙 사진을 제출하고 용도변경을 승인받은 후 다시 원래 상태로 시공하는 우회적인 방법을 사용한 사례도 있습니다.

이와 같은 복잡한 상황을 예방하기 위해, 계속 강조드리는 부분은 임대차 계약 전 충분한 사전 점검과 학습입니다. 이 책을 통해 사전에 준비된 상태로 계약을 진행하신다면, 시간과 비용을 절약하고 개원 과정에서의 불필요한 스트레스를 줄일 수 있을 것입니다. 철저한 준비와 계획이 성공적인 개원의 핵심임을 확신합니다.

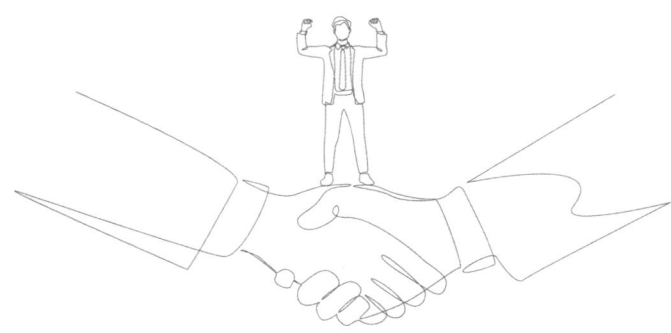

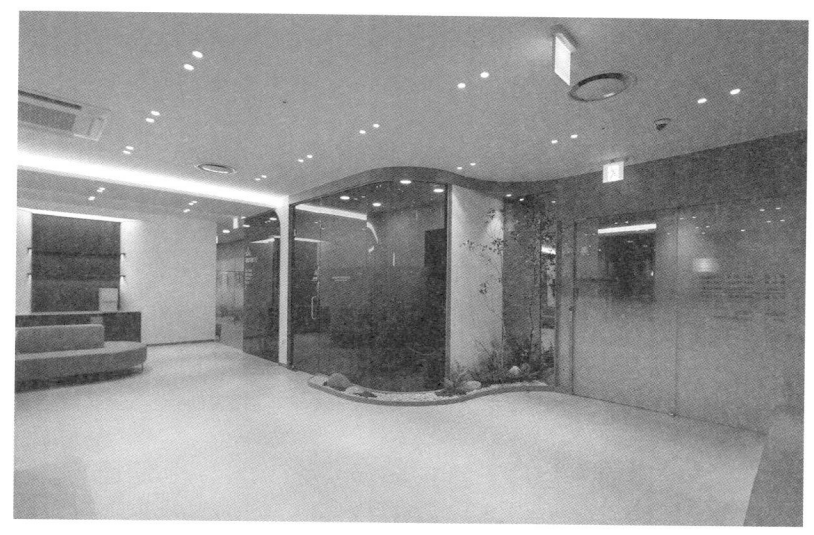

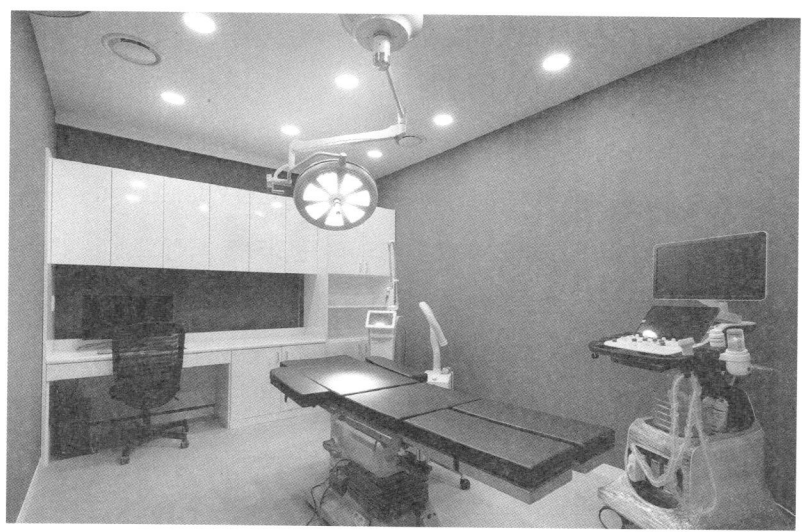

PART III 입지와 인테리어의 실전

개원을 하는 원장님들이 알아야 할 '인테리어' 실전 사례

4. 건물 계약 시 필요한 총 전력량 체크

서울 동대문구 전농동의 한 소형 건물에 정신과 개원을 준비하던 원장님이 건물의 전력 부족 문제로 인해 어려움을 겪으신 사례가 있습니다. 이 건물은 소형 빌딩으로, 계약 후 인테리어 공사를 진행하려 했지만, 해당 병·의원에 필요한 전력량을 감당할 여유가 없었습니다. 이에 따라 건물 전체의 전력 증설 공사가 필요해 한국전력에 증설을 요청하게 되었고, 상당한 비용을 들여 전력을 확보하게 되었습니다.

이처럼 계약 전 확인해야 할 중요한 사항 중 하나는 건물의 총 전력량입니다. 소형 빌딩(일반적으로 5층 이하)에는 75kW 정도의 전력이 기본적으로 공급되는 경우가 많습니다. 그러나 의료시설 개원을 위해서는 추가 전력이 필요할 수 있으므로, 계약 전 해당 건물에 남아 있는 여유 전력량을 정확히 확인해야 합니다.

예를 들어, 총 전력량이 75kW인 건물에서 1층에서 25kW, 다른 층에서 45kW를 사용 중이라면, 남은 여유 전력은 5kW에 불과합니다. 그러나 에어컨 한 대만 해도 약 10kW가 필요하고, 기타 의료장비나 전자제품, 특히 요즘 유행하는 인덕션은 3.5kW 이상 소모되는 경우가 많아 최소 20kW 이상의 추가 전력이 요구됩니다. 이처럼 여유 전력이 부족할 경우 건물 전체 전력 증설 공사가 필요하며, 이 과정에서 상당한 비용이 발생합니다.

전력 증설은 한국전력이 제공하는 서비스로, 필요한 전력량을 사용자가 직접 지정할 수 없고 일정 배수 단위로 증설이 이뤄집니다. 예를 들어, 75kW를 150kW로, 150kW를 300kW로 증설해야 합니다. 문제는 75kW를 초과하는 순간부터 건물주는 안전관리자를 선임해야 하고, 매달 약 20만 원의 유지비용이 발생하기 때문에 건물주가 이를 꺼리는 경향이 있습니다. 이로 인해 건물주는 "이럴 줄 알았으면 임대를 하지 않았을 것"이라며 임차인이 직접 증설 비용을 부담하라는 요구를 하기도 합니다.

전력 증설 작업은 단순히 전선을 교체하는 문제로 끝나지 않습니다. 75kW 용량의 전선을 150kW 전선으로 교체하기 위해서는 건물 내 모든 임차인의 협조가 필수적입니다. 전력 증설 시 건물 메인 차단기를 내리고 다시 올리는 과정에서 전기 충격에 민감한 전자 장비가 손상될 수 있기 때문입니다. 따라서, 모든 입주자에게 사전에 공사 일정을 고지하고, 컴퓨터와 같은 전자 장비의 전원을 미리 차단하도록 요청해야 합니다. 하지만 입주자의 협조를 구하는 건 쉽지 않은 일입니다.

예를 들어, 1층에 횟집이 있으면, 산소 공급기의 정지로 물고기가 폐사하거나 냉장고 및 냉동고의 식자재가 손상될 위험이 있어 공사 일정을 조율하기가 매우 어렵습니다. 또한, 건물 내에 수술실이나 의료장비를 사용하는 병·의원이 있으면, 장비 손상 시 발생하는 손해배상 청구는 그 규모를 예측하기 어렵습니다. 대부분 입주자에게는 협조를 얻는 데 성공하지만, 협조가 어려운 입주자를 만나면 문제 해결이 지연될 수 있습니다.

이처럼 민감한 문제들을 임대 계약 이후에 해결하려고 하면 건물주는 "알아서 해결하라."라며 협조에 미온적인 경우가 많습니다. 건물주는 전력 문제로 임대 계약이 파기되어도 손해를 입지 않기 때문입니다. 따라서, 계약 전 철저히 전력 상황을 확인하고 필요한 협조 사항을 명확히 임대 계약서에 명기하는 것이 중요합니다.

전력 증설이 순조롭게 진행될 수도 있지만, 많게는 최대 수천만 원의 비용이 발생할 수 있습니다. 계약 후 이러한 문제로 억울함을 호소해도 건물주는 "애초에 알았더라면 계약을 하지 않았을 것"이라며 책임을 회피하기 일쑤입니다. 실제로, 공사가 이미 진행 중인 원장님들이 울며 겨자 먹기로 수백만 원에 달하는 증설 공사를 부담하는 경우가 대부분입니다.

원장님들께서 이런 문제를 '왜 인테리어 업체가 미리 알려주지 않았는지' 의문을 가지실 수 있습니다. 그러나 현실적으로 업체와의 소통은 대개 계약 체결 이후에 이루어지기 때문에 사전에 문제를 파악할 시기를 놓치는 경우가 많습니다. 설령 업체가 문제를 인지했더라도 미리 경고하는 것이 이익이 되지 않기 때문에 일부러 언급하지 않는 상황도 있습니다. 따라서, 원장님들께서는 직접 건물의 전력 상황을 점검하고 필요한 사전 조치를 하는 것이 필수적입니다.

이성근 원장_ 인테리어 측면에서 중요한 것 중 하나가 전력량인데요. 전력량 때문에 고생하시는 원장님도 많으시죠?

전문가_ 원장님들께서 건물의 총 전력량까지 세부적으로 점검하시는 경우는 매우 드뭅니다. 과거에 유사한 문제를 경험하신 분의 경우에는 이를 미리 확인하는 경향이 있지만, 대부분은 큰 문제 없이 진행된다는 인식으로 간과하는 경우가 많습니다. 소형 빌딩(일명 꼬마빌딩)의 경우, 기본 전력량이 75kW로 설정됩니다. 그러나 예를 들어, 5층 건물이라면 상식적으로 각 층당 12kW 수준으로 나눠 사용해야 하는데 현실은 그렇지 않습니다.

이유는 법적으로 건물주가 층별 전력 배분을 의무적으로 중재해야 할 조항이 없다는 점입니다. 요즘 병·의원에서는 냉·난방기와 다양한 의료 장비로 인해 최소 20kW 이상의 전력이 필요하지만, 전력 사용은 거의 선착순입니다. 즉, 먼저 입주한 임차인이 과도하게 전력을 사용하면 이후 입주자는 자체적으로 해결해야 합니다. 건물주가 이 문제에 적극적으로 개입하는 사례는 드물며, 결국 임차인 스스로 해결해야 하는 경우가 대부분입니다. 그래서 간혹 전력량을 고려하지 않고 운영하다 건물 전체에 블랙아웃이 발생하기도 합니다. 이와 같은 상황이 벌어지면, 임차인들 간의 분쟁이 발생하며 최종 입주자에게 책임이 전가되는 경우가 많습니다.

그리고 한국전력에서는 75kW에서 10kW만 추가로 증설해주지 않고, 무조건 배수 단위로 증설이 이뤄집니다. 따라서 75kW일 경우 150kW로, 150kW는 300kW로 증설해야 합니다. 또한, 전력 증설을 위해서는 75kW 용량의 전선을 150kW 용량의 전선으로 교체해야 하며, 이 작업은 큰 비용을 수반합니다.

그리고 증설 작업은 단순히 전선 교체로 끝나지 않습니다. 건물 내 메인 차단기를 내리고 올리는 과정에서 발생하는 강한 전기 충격으로 인해 민감한 전자 장비가 손상될 수 있습니다. 특히 IT 기업이나 서버 운영 업체의 장비가 손상될 경우, 막대한 손해배상금이 청구될 수 있습니다. 이 때문에 계약 전에 반드시 건물의 전력량을 점검하라고 권고드립니다.

과거에 치과 기공소 공사를 진행하던 중 전력 부족 문제로 어려움을 겪은 사례가 있었습니다. 건물주에게 전력 증설을 요청했으나 거부당했고, 결국 수백만 원의 추가 비용이 발생했습니다. 더군다나 아래층 사무실의 컴퓨터가 고장나면서 변상 비용까지 발생했습니다. 사전에 여러 차례 컴퓨터 전원을 차단해 달라고 요청했으나, 직원들이 이를 무시하고 퇴근하면서 문제가 생긴 것입니다. 이러한 공사는 주로 새벽 시간에 진행되기 때문에, 공사 중 전원을 차단하고 복구하는 과정에서 컴퓨터가 손상된 것입니다.

이와 같은 문제를 마주하고 싶지 않으시면 사전에 건물 전력량을 점검하는 방법이 필수적입니다. 이는 어렵지 않으며, 건물 측에 직접 문의하면 확인할 수 있습니다. 만약 건물 측에서 잘 몰라서 정확한 정보를 제공하지 못하는 경우, '전기 안전관리자 선임 여부'를 물어보면 간단히 파악할 수 있습니다. 안전관리자가 없다면 75kW 이하의 전력량이 공급되는 것이고, 선임되어 있다면 150kW 이상의 전력이 공급되는 건물임을 의미합니다.

각 임차인의 사용 전력은 층별 전기 고지서를 통해 확인할 수 있습니다. 고지서에는 계약 전력량이 명시되어 있으므로, 이를 통해 각 층의 전력 사용량을 쉽게 파악할 수 있습니다.

이와 같은 사항들을 사전에 점검하고 계약 전에 해결한다면, 큰 문제 없이 원활한 개원이 가능합니다. 계약서에 '문제 해결 불가 시 책임을 묻지 않고 계약을 파기한다.'라는 특약 조항을 포함하는 것도 좋은 방법입니다. 건물주들은 매달 고정 비용이 증가하거나 추가 비용이 발생하는 것을 꺼리는 경향이 있습니다. 따라서, 협의를 통해 증설 공사에 따른 추가 비용에 대해 1~2개월의 렌트 프리(rent free) 조건을 대신 받아내는 것도 해결책이 될 수 있습니다.

결국, 이러한 문제는 임차인인 원장님께서 어떻게 협의하고 대비하느냐에 따라 달라집니다. 충분한 사전 학습과 준비를 통해 계약을 체결한다면, 개원 과정에서의 예상치 못한 어려움과 비용을 최소화할 수 있습니다.

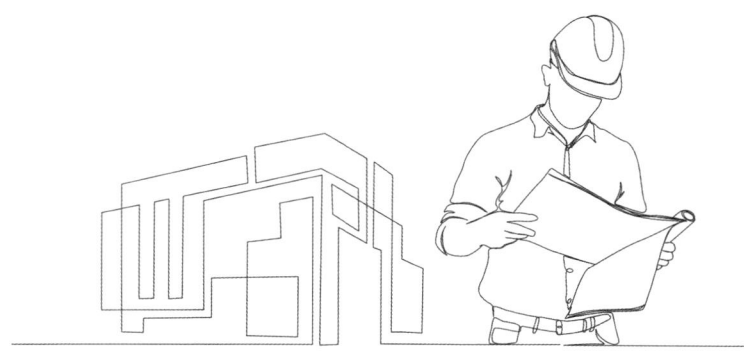

PART III 입지와 인테리어의 실전

개원을 하는 원장님들이 알아야 할 '인테리어' 실전 사례

5. 인테리어 업체 선정할 때 체크 사항

경기도 파주에서 내과 개원을 준비 중이셨던 한 원장님의 사례입니다. 입지 선정과 대출은 순조롭게 진행하셨지만, 인테리어 업체 선정 과정에서 많은 고초를 겪으셨습니다. 주위에서 '신뢰할 만한 업체를 선택하라.'는 조언에 따라 여러 업체를 알아보았지만, 만족스러운 곳을 찾기가 쉽지 않았다고 합니다. 그러던 중 지인의 소개로 한 인테리어 업체와 계약을 맺고 공사를 시작했으나, 일정 지연과 예상치 못한 추가 비용 발생으로 어려움을 겪으셨습니다.

공사 지연 문제는 다양한 원인에서 비롯될 수 있습니다. 첫 번째는 원장님 측의 실수로 일정이 늦어지는 경우입니다. 이 사례에서는 초기 인테리어 설계 단계에서 꼼꼼하게 확인하지 못해 중간에 설계를 변경하는 일이 발생했습니다. 설계 변경은 필연적으로 추가 비용을 초래하며, 그 부담은 발주자인 원장님께 고스란히 돌아갑니다.

특히 규모가 큰 인테리어 회사일수록 설계 변경 시 현장에서 즉각적인 조치가 이루어지지 않고, 내부 결재 절차를 거쳐야 합니다. 이 과정에서 평면도에 변경이 발생하면, 관련된 입면도나 천장도 등 여러 도면이 함께 수정되어야 합니다. 이러한 절차가 반복되면 공사 일정은 불가피하게 지연되고, 비용 또한 증가하게 됩니다. 따라서 시공에 들어가기 전에 인테리어 도면을 꼼꼼히 점검하는 것이 매우 중요합니다.

두 번째 문제는 부적절한 인테리어 업체 선정입니다. 이 문제를 해결하기 위해서는 사전에 관련 지식을 충분히 갖추는 것이 필수적입니다. 제 경험을 바탕으로 몇 가지 조언을 드리고자 합니다.

이성근 원장_ 좋습니다. 원장들이 인테리어를 생각할 때 가장 먼저 고민하는 것은 업체 선정인데요. 업체 선정을 잘못해서 고생하시는 원장님이 매우 많습니다. 이와 관련된 경험을 이야기해 주세요.

전문가_ 개원하실 때 어려움을 겪는 원장님을 보면, 인테리어 업체를 잘못 만났을 때 가장 크게 고생하십니다.

건물은 이전 사례처럼 미리 체크만 해서 들어가면 거의 고생할 일은 없는데, 인테리어 업체는 잘못 선정하면 자신의 노력 여하에 상관없이 공사 중에 감당하기 어려운 곤경에 빠질 수 있습니다.

보통 인테리어 업체가 공사를 수주하는 방법은 소개를 받거나, 블로그나 웹사이트를 운영하는 것입니다. 다만 광고를 하는 업체의 경우 실력이 과장될 수도 있습니다. 그래서 업체를 선정할 때는 항상 그 업체가 공사한 곳을 미리 가보는 것이 좋습니다. 이 업체가 보여주는 포트폴리오(portfolio)대로 공사가 되어있는지 사전 체크를 한번 해 주시는 것이 좋습니다. 그리고 제일 안 좋은 영업 방식이 커미션(commission) 장사하는 전문 브로커들을 통해 일을 맡기는 겁니다. 브로커를 끼고 운영하는 업체를 만나면 아래와 같은 상황이 여지없이 펼쳐집니다.

예전에 제가 회사에서 처음 현장 기사 생활할 때 교회 다니는 분이 있었는데, 그분이 벽지 매장을 조그맣게 운영하셨다고 합니다. 평소 강남 부촌의 교회를 다니면서 교인들로부터 일을 받아 인테리어 업체한테 커미션(commission)을 받고 넘기는 겁니다. 이 경우는 그런 영업맨이 공사를 위해 해 주는 건 전혀 없고, 단지 상당한 금액의 커미션(commission)만 챙기고 빠지니 문제가 되는 겁니다.

커미션(commission)도 공사에 대한 기여도가 많이 있어 공사비의 일부를 적정하게 가져가면 괜찮은데, 그분은 거의 40%를 가져가서 그 당시 회사 대표님이 그분과 크게 언쟁하셨던 기억이 납니다.

1억 원짜리 공사를 할 때, 인테리어 회사에서 20% 정도 남기면 양심적이고 합법적인 겁니다. 그렇다면 1억 원에서 대략 80%, 즉 8천만 원은 공사에 써야 한다는 것인데 브로커에게 이미 커미션(commission)으로 40%를 뜯기게 되면 실제로 공사에 투입되는 비용은 시공업체 마진을 떼고나면 5천만 원도 안 됩니다. 그러니까 클라이언트(client) 입장에서는 1억 원을 줬는데 이미 몇천만 원은 엉뚱한 곳에서 녹아 없어져 버리고 결국 계약했던 견적의 반 정도만 실제 공사에 투입되는 겁니다.

공사를 해서 그나마 일정에 맞게 끝내면 다행인데 안타깝게도 여기서부터 모든 문제가 발생합니다. 공사비에 돈이 들어가지도 않고 공중분해돼 날아가 버린 건데, 시공을 맡은 회사에서는 그래도 클라이언트(client)가 처음 계약한 1억 원에 대한 기대치가 있으니 재하청 받은 걸 들키지 않으려고 공사를 어느 정도 기대치에 맞추려다 보니 보이지 않는 곳에서 날림 시공을 할 수밖에 없습니다.

전문 브로커들의 특징이 뭐냐면 약속이나 한 듯이 복장도 정말 깔끔하게 하고 명품에 고급 승용차를 몹니다. 그들이 거래하는 회사들로부터 다양한 포트폴리오(portfolio)를 받아서 각자의 루트를 통해서 원장님에게 접근하게 되는데, 이런 사람들은 일만 따면 되니까 공사 퀄리티(quality)와는 상관없이 가격을 엄청 싸게 후려칠 수 있습니다.

예를 들어서, 다른 업체는 "1억 원에 공사를 하겠다."라고 합리적인 견적을 냈는데 이런 사람들은 자기들이 "7천만 원에 옵션까지 포함해 주겠습니다." 라는 식으로 터무니없는 견적으로 계약을 유도합니다. 그런 황당한 제안에 누가 속냐 하시겠지만, 중고차 시장에서 미끼 매물의 피해 사례처럼 실제로 많이들 걸려듭니다.

그리고 난 뒤 거래하는 회사에서 돈을 받고 '나 몰라라.' 하는 경우가 대부분입니다. 그러다 보면 실제로 공사를 수주한 시공업체는 "내가 낸 견적에는 이런 부분은 없다."라고 하며 중간에 공사를 중단해버리기도 합니다. 시공업체도 손해를 볼 수는 없기 때문입니다. 외국에서는 프로젝트 매니저와 공사 업체가 명확히 분리되어 있어서 소비자가 보호되기 때문에 부당한 거래를 사전에 막을 수 있는 시스템이 있는데, 우리나라는 그런 면에서 많이 취약합니다. 직접 계약이 장점도 있지만, 단점도 있는 겁니다. 그 덕에 이런 전문 브로커들이 돌아다니면서 자금 부족으로 힘들어하시는 원장님들 유혹해서 헐값에 공사를 받아낸 뒤, 지금 당장 자금을 돌리지 않으면 망할 것 같은 '자금 수급이 절박한 업체'에게 일을 맡깁니다. 그런 업체나 되어야 말도 안 되는 견적인데도 공사를 맡기 때문입니다. 그래서 대부분의 큰 문제들은 이런 부당한 커넥션(connection)에서 나옵니다.

너무 싸게 부르는 업체는 절대 제대로 된 공사가 나올 수가 없습니다.

그렇다고 무조건 비싸게 부르고 유명한 큰 업체라고 좋은 것도 아닙니다. 계약 이후에도 잘 확인해야 합니다. 직접 그 업체가 시공을 하는지 아니면 감리비 명목으로 커미션(commission)을 받고 다른 인테리어 업체에 재하청 주는 것은 아닌지 확인해야 합니다. 만약에 저라면 계약서 쓸 때 '다른 업체에 재하청을 주거나 그런 비슷한 경우가 발견되었을 시 어떤 법적 조치도 수용한다.'는 구체적인 특약을 넣는 것을 추천드립니다.

예를 들어, '모든 공사비의 2배 되는 돈을 원장님한테 물어주고 시간 지체에 대한 보상과 이후 다른 업체를 통해 마감을 짓게 되면 추후 구상권 청구까지도 하겠으니 그걸 받아들이라.'는 식의 조항을 명기하는 것이 필요할 수 있습니다. 회사가 일이 몰리면 더는 프로젝트를 받지 않아야 하는데, 아까우니까 일단 일을 받고 다른 업체에 커미션(commission)을 일부 받고 넘기는 관례가 실제로 존재합니다. 물론 이 경우는 전문 브로커에 걸리는 것보단 훨씬 나은 경우이긴 합니다.

이성근 원장_ 제대로된 인테리어 업체를 선정하는 것이 정말 중요합니다. 그리고 원장님 입장에서 걱정이 되고 당황스러운 것이 추가 공사금인데, 이에 대한 자세한 이야기를 부탁드립니다.

전문가_ 추가 공사비 문제는 참 애매할 수 있습니다. 계약서에 명시된 항목 외에 예상치 못한 부분에서 추가 비용이 청구되면 누구라도 당황스러울 것입니다. 처음 도면이 확정될 때는 모든 부분을 다 파악하기 어려우므로, 공사 중간에 설계 변경이 필요해서 추가 비용이 발생하는 건 어쩔 수 없는 일입니다. 이런 경우 합리적인 범위에서 금액이 산정되면 큰 갈등없이 넘어가지만, 문제가 되는 건 당연히 포함된다고 생각했던 부분에서 과도한 추가 비용이 청구될 때입니다.

더 큰 문제는, 중도금까지 지불한 상황에서 업체가 추가 비용 결제를 요구하며 "이 비용을 결제하지 않으면 공사를 중단할 수밖에 없다."라고 나올 때입니다. 이런 상황이 벌어지면 원장님 입장에서는 정말 곤혹스러워질 수밖에 없습니다.

이런 문제를 예방하기 위해서는 계약서 작성 단계에서 옵션(option) 사항을 명확하게 명기하는 것이 무엇보다 중요합니다. 예를 들어, 어떤 이동 가구가 별도인지, 화장실 설비나 냉·난방 시설이 포함되는지 등을 처음부터 정확하게 정해두어야 합니다. 다만, 이러한 세부 사항을 처음부터 명쾌하게 논의하는 건 쉽지 않습니다. 세세하게 따지다 보면 감정이 상할 수 있어, 일부 항목을 애매하게 남겨뒀다가 나중에 문제가 터지는 경우가 많습니다.

그래서 공사 시작 전에 꼼꼼하게 체크하고 합의하는 과정이 필수적입니다. 처음부터 모든 조건을 명확히 정리해 두면, 공사가 순조롭게 진행되다가도 추가 비용 문제로 현장 분위기가 나빠지는 일을 예방할 수 있습니다.

또한, 계약 후에도 현장 점검을 소홀히 하지 말아야 합니다. 공사 진행 중 예상치 못한 상황이 발생하면, 곧바로 협의하고 해결책을 마련하는 것이 중요합니다. 작은 문제라도 초기에 해결하지 않으면 나중에 더 큰 갈등으로 이어질 수 있기 때문입니다. 결국, 계약서와 도면에 모든 세부 사항을 빠짐없이 반영하고, 진행 상황을 계속 점검하는 것이 성공적인 공사와 안정적인 개원의 열쇠입니다.

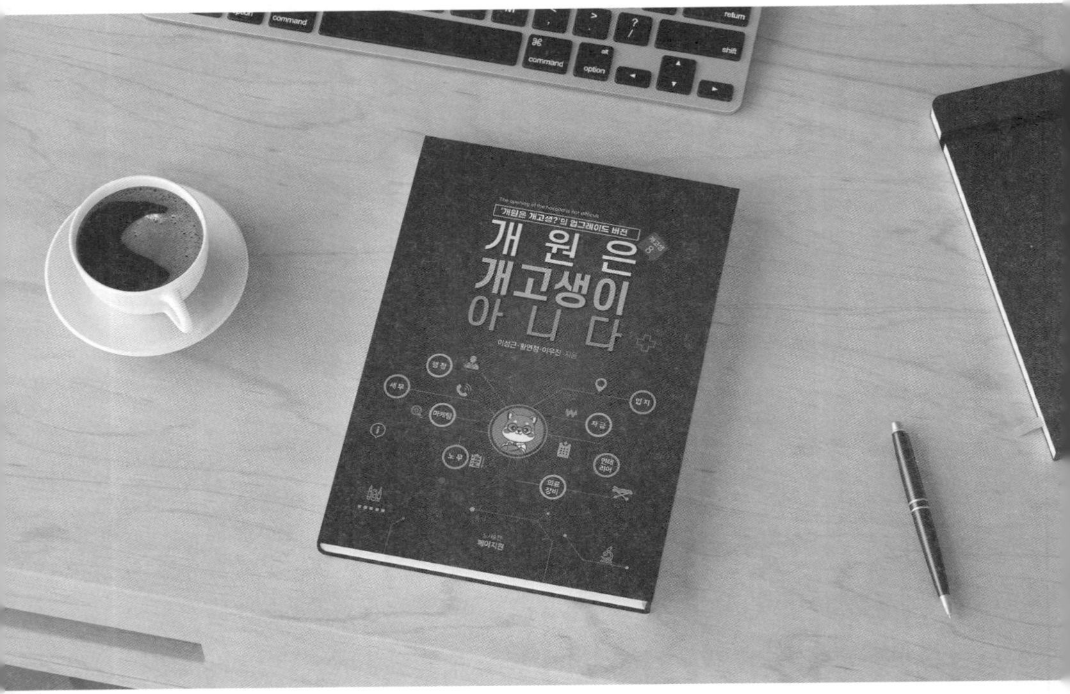

PART III 입지와 인테리어의 실전

개원을 하는 원장님들이 알아야 할 '인테리어' 실전 사례

6. 건축물대장에 등재된 도면의 체크

일반적으로 상가는 몇 호씩 명확하게 구분하여 임대를 내놓는 것이 상식이지만, 때로는 여러 호실을 하나로 묶어 임대하는 상황도 있습니다. 실제로 있었던 사례를 하나 말씀드리겠습니다.

서울 성수동에서 피부과를 개원하려던 한 원장님의 사례인데, 병·의원 특성상 넓은 공간이 필요해 여러 개의 호실을 묶어 임차 계약을 진행했습니다. 계약 후 인테리어 공사까지 거의 마무리된 상황에서 예기치 못한 문제가 발생했습니다. 임대 면적에 공용 복도가 포함되어 있었고, 더 큰 문제는 그 복도가 소방 대피 통로였다는 사실이 보건소 담당자에 의해 나중에야 드러난 겁니다.

공사는 이미 마무리되었고, 병·의원 개설 허가를 받으려고 보건소에 신청하는 시점에서야 보건소 측에서 해당 복도를 사적으로 사용한 것이 불법이라며 개설 허가 불가를 통보한 겁니다. 보건소에서는 불법 사항을 인지하면 이를 시정하도록 안내하고 상부에 보고할 의무가 있습니다. 따라서 허가 신청을 낸 병·의원 측에 시정 명령을 내릴 수밖에 없습니다.

문제는 이런 시정 명령을 이행하는 것이 시기상 매우 어렵다는 데 있습니다. 공사가 끝난 상태에서 공용 복도를 다시 확보하기 위해 병·의원 공간을 나눠야 하는데, 현실적으로 이런 상황을 해결하는 것은 거의 불가능에 가깝습니다.

그렇다면 왜 병·의원 측이 사전에 이런 문제를 인지하지 못했을까요? 이유는 간단합니다. 이전 임차인의 업종이 당구장이었기 때문입니다. 당구장은 허가가 필요 없는 업종이라 구청이나 관련 기관의 감독을 받지 않았고, 이 때문에 건물주도 이런 문제를 전혀 인지하지 못한 겁니다. 게다가 해당 상가가 근린생활시설 1종으로 분류되어 별도의 용도변경 없이 사용할 수 있다는 말만 믿고 계약을 진행한 것입니다.

결과적으로 공사를 마친 뒤에야 문제가 드러났고, 이미 공용 복도로 사용해야 할 공간에 병·의원 시설이 들어간 상태였습니다. 이런 상황에서 공용 복도를 복구하는 건 사실상 불가능합니다. 물론 상황에 따라 운이 좋아 해결책을 찾기도 하지만, 대부분 이런 문제는 발생하지 않도록 사전에 철저히 점검하는 것이 가장 중요합니다.

이 사례는 상가 계약과 개원 준비 단계에서 건축물대장과 공용 면적, 소방 통로 여부를 반드시 확인해야 하는 이유를 잘 보여줍니다. 건물주나 임대인에게만 의존하지 말고, 직접 서류를 확인하거나 건축사 같은 전문가의 도움을 받는 것이 개원을 성공적으로 진행하는 최선책입니다.

이성근 원장_ 건축물대장에 등재된 도면을 체크하라는 이야기인데요. 설명을 부탁드리겠습니다.

전문가_ 병·의원은 허가 업종이기 때문에 임대 계약 전에 반드시 건축물대장에 등재된 도면을 꼼꼼하게 확인해야 합니다. 다른 업종과 달리 병·의원은 보건소에 신고하고 허가를 받아야만 영업을 시작할 수 있기 때문입니다. 이전에 허가가 필요없는 업종이 운영되었다면 법적인 제약 없이 운영됐겠지만, 병·의원처럼 허가가 필요한 업종은 구청에서 비교적 철저하게 점검합니다.

구청은 건축물에 있는 소방시설, 장애인시설 등 여러 항목을 면밀하게 확인합니다. 소방시설이나 장애인시설은 눈에 보이는 부분이라 공사 중에 대비할 수 있지만, 문제는 건축물대장에 있는 정보가 사전에 확인되지 않는 경우입니다.

앞서 말씀드린 사례도 이와 비슷했습니다. 당구장이 운영되던 공간이었는데, 룸 하나를 넓게 사용하고 당연히 큰 복도가 있었습니다. 그런

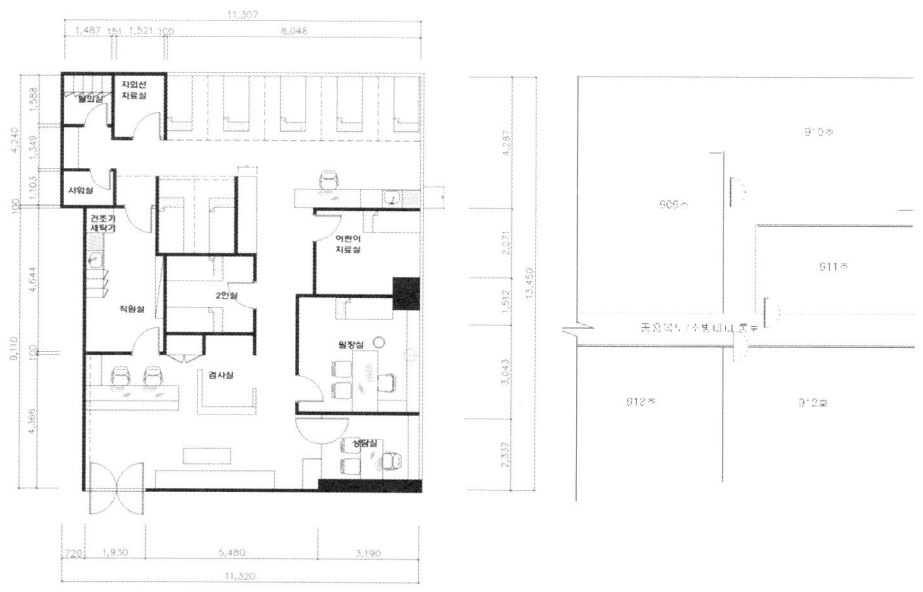

데 내부에 소방 대피용 복도가 'ㄱ'자 형태로 숨어 있었던 겁니다. 공사 전에 구청에 보관되어있는 건축물대장을 점검한다는 건 쉽게 생각할 수 없는 일이기 때문에 공인 중개사나 건물 관계자의 언급이 없어서 전혀 눈치채지 못했습니다. 결국, 허가받을 시기가 보건소 담당 공무원에 의해 알게 되어서 누구에게 하소연할 수도 없는 처지였던 겁니다. 모두 '왜 이걸 사전에 점검하지 못했을까?' 싶어서 땅을 치고 후회했지만, 결과는 돌이킬 수 없었고 누구 하나 책임지는 사람도 없었습니다. 어찌 보면 공용 면적이 임대 면적에 포함하여 임대료가 책정된 것도 참 억울한 일입니다.

보건소 공무원들은 이러한 문제를 발견하면 절대 넘어가지 않습니다. 만약 불법 사항을 확인하고도 조치하지 않으면 훗날 공무원들이 징계를 받을 위험이 있기 때문입니다. 그래서 병·의원 개원 시 건축물대장을 꼭 확인해야 하고, 해당 면적에 공유 시설이나 공용 복도가 포함되어 있는지도 빠짐없이 점검해야 합니다.

또한, 건축물대장에 등재되어있는 기본 소방시설에 대한 점검도 매우 중요합니다. 예전에는 소방 점검이 지금과 비교하면 많이 느슨했던 것 같습니다. 그래서인지 몰라도 배연창 같은 설비를 막아 두고도 큰 문제가 되지 않았습니다. 하지만 최근에는 도면에 배연창이 표시되어 있다면 거의 확인합니다. 운 좋게 일부 공무원이 이를 모르고 지나칠 수도 있지만, 점검이 진행되면 기본적으로 배연창이 완비되어 있는지 철저하게 살피고, 문제가 있으면 배연창을 복구하라고 지시합니다.

배연창은 소방벨과 연동되어, 화재가 발생하면 자동으로 열려 연기를 배출하도록 설계돼 있습니다. 그런데 만약 공사가 마무리된 후 이런 문제를 해결하려고 하면, 이미 마감된 구조물을 해체해야 하므로 매우 까다로워집니다. 공사 전에는 해결이 비교적 쉽지만, 공사가 끝난 후에는 큰 비용과 시간이 소요될 수밖에 없습니다. 간혹 건물 전체적으로 소방시설이 잘 유지되지 않아서 건물 전체 소방시설까지 수리해 줘야 하는 상황도 있으므로 유의하시기 바랍니다.

무엇보다 공사 시작 전에 이런 부분을 꼼꼼하게 체크하고 문제를 미리 해결하는 것이 중요합니다. 초기 단계에서 시간을 들여 꼼꼼하게 준비하는 것이 이런 사달을 막는 중요한 절차입니다.

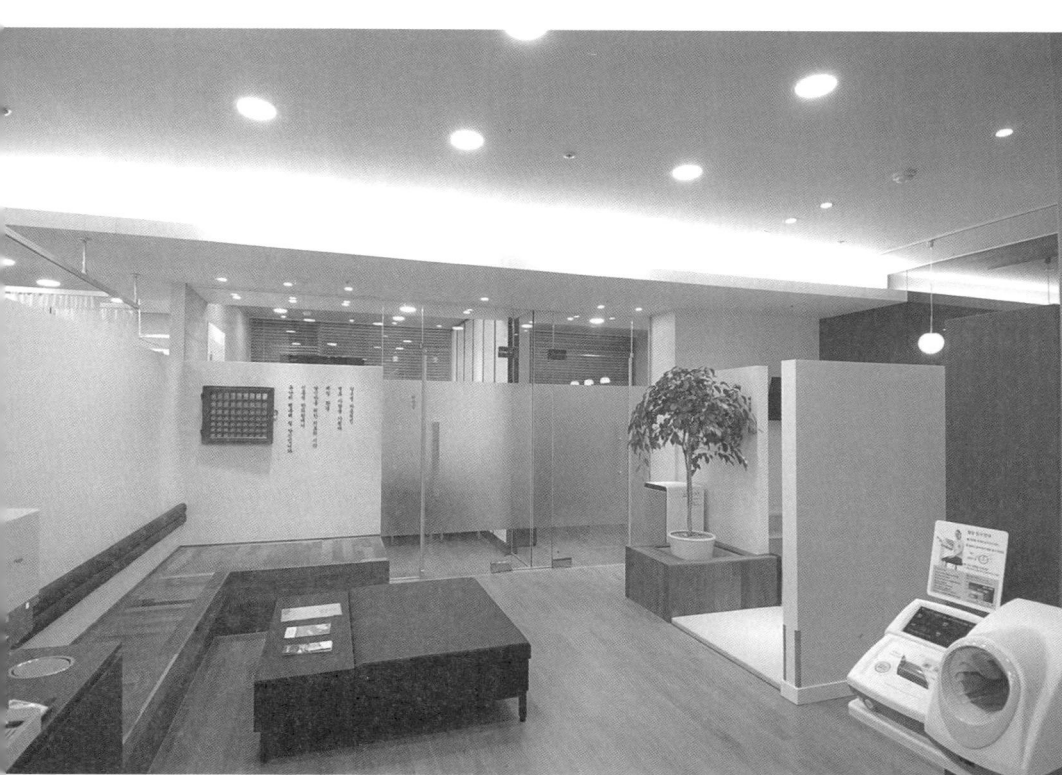

PART III 입지와 인테리어의 실전

개원을 하는 원장님들이 알아야 할 '인테리어' 실전 사례

7. 도면 작성 시 반드시 염두에 둬야 할 체크 사항

갑상선 병·의원 설계 시 있었던 한 사례를 말씀드리겠습니다. 병·의원 도면을 그릴 때는 단순히 공간을 배치하는 것에 그치지 않고, 원장님의 동선과 진료 습관을 충분히 반영하는 것이 중요합니다.

당시 원장님께서는 초음파 검사를 주로 오른손으로 진행하셨는데, 처음 설계된 도면에서는 이 습관이 반영되지 않았습니다. 그래서 오른손으로 검사하기 불편한 배치가 나왔습니다. 저희가 이 부분을 파악한 후, 원장님과 다시 상의해 초음파 검사기 배치를 조정했습니다. 그 결과 원장님께서 편안하게 진료를 보실 수 있는 환경을 만들 수 있었습니다.

물론 이처럼 인테리어 업체가 먼저 이런 세부 사항을 미리 파악해 조언을 드릴 수도 있습니다. 그래도 원장님께서 직접 명확한 가이드라인을 가지고 계시면, 도면 설계가 훨씬 수월해집니다. 초기에 동선과 진료 습관에 대한 요구사항을 업체에 정확히 전달해 주시면 수정 작업과 불필요한 비용도 줄일 수 있습니다.

이처럼 원장님의 진료 스타일과 습관에 맞춘 설계가 병·의원의 효율성을 높이고, 진료 환경의 만족도를 크게 좌우합니다. 초기 설계 단계에서 이런 부분을 세심하게 반영하는 것이 인테리어를 성공적으로 마무리할 수 있는 중요 요소 중 하나입니다.

이성근 원장_ 인테리어 도면을 보고 체크해야 할 것들도 많을 것 같은데 어떤 것들이 있을까요?

전문가_ 동선 설계는 병·의원의 효율적인 운영에 가장 중요한 요소라고 믿습니다. 그런데 가끔 원장님께서 특정한 레이아웃(layout)을 고집하시면 예상치 못한 문제가 생기기도 합니다. 예를 들어, 원장님이 원하시는 배치가 카운터 직원의 시야를 제한해, 직원이 오직 카운터 앞의 상황만 볼 수 있게 되는 경우가 있습니다. 이런 부분까지는 미처 생각하지 못하고 고집하실 수 있기에, 열린 마음으로 주변과 협의하시면 더 나은 결과를 얻으실 수 있습니다.

작은 병·의원의 경우, 직원을 효율적으로 배치하는 것이 특히 중요합니다. 예를 들어, 카운터에서 들어오는 고객을 응대하면서 동시에 원장님을 보조하고, 환자 진료실까지 한눈에 파악할 수 있는 전망대 같은 위치에 카운터가 배치된다면 직원의 수를 줄이면서도 원활하게 운영할 수 있습니다. 이렇게 하면 4명을 둘 계획이었던 인원을 3명으로 줄여도 되는 상황에도 병·의원이 무리 없이 돌아갈 수도 있습니다.

동선 설계는 주관적인 디자인과 달리 매우 객관적입니다. 대부분 사람이 불편하다고 느끼는 부분은 실제로 문제일 가능성이 큽니다. 따라서, 동선 설계는 심미적인 디자인보다 더 중요한 요소입니다. 그리고 이런 동선에 대한 감각은 실무 경험이 많은 사람들이 가장 잘 알고 있습니다. 특히 원장님께서 직접 간호사의 동선까지 파악하기 어려운 경우가 많으므로, 경력이 많은 간호사나 직원의 조언을 구하는 것이 큰 도움이 됩니다.

도면을 검토하실 때는 원장님 혼자만 고민하지 마시고, 병·의원 실장님이 이미 결정되었다면 함께 협의하시는 것이 좋습니다. 이렇게 협력하면서 도면의 세부 사항을 명확히 조율하는 것이 중요합니다. 예를 들어, 각 진료실의 문 위치를 어떻게 설정하느냐에 따라 직원과 환자의 동선이 크게 달라질 수 있습니다. 작은 디테일(detail)이지만, 문의 위치는 병·의원 운영에 지속적인 영향을 미칩니다.

물론 도면을 잘 그리는 인테리어 업체도 많지만, 인테리어에서 중요한 것은 도면의 복잡함이 아니라 정확성입니다. 제가 경험해본 바로는 도면을 멋지게 그리는 것보다는 정확한 정보를 전달하기 위해 간단명료하게 그리는 것이 더 중요합니다. 원장님께서도 쉽게 이해할 수 있는 도면일수록 결과물도 기대에 더 부합합니다. 반면, 지나치게 복잡하게 그려진 도면은 전문가조차 해독하기조차 어려운 경우가 많습니다. 복잡한 도면에 현혹되지 말고, 명확한 정보를 전달하는 설계에 집중하시는 것이 좋습니다.

이성근 원장_ 인테리어 도면을 체크하는 것은 정말 중요한 요소인 것 같습니다. 그런데 인테리어 도면을 원장님들이 보면 알 수 있나요?

전문가_ 간단하게 그려진 도면은 누구나 쉽게 이해할 수 있지만, 너무 복잡한 서식과 디테일(detail)이 들어간 도면은 사실 전문 기능공들도 읽기 어려운 경우가 많습니다. 저조차도 헷갈릴 때가 있으니, 원장님께서 이해하기 어려우신 건 당연한 일입니다. 그래서 저희는 고객분들께 심플한 3D 모델로 보여드리는 방식을 자주 활용합니다.

요즘은 스케치업 같은 프로그램들이 잘 발달해 있어서, 복잡한 도면 대신 직관적으로 설계를 시각화해 드릴 수 있습니다. 한 번은 한 원장님께서 공사가 끝난 후에 "정말 3D 모델과 이렇게까지 똑같이 나올 줄 몰랐다."라며 깜짝 놀라신 적이 있습니다. 예상보다 설계가 사실적으로 구현되자, "이럴 줄 알았다면 처음에 더 신중하게 체크했을 텐데 아쉽다."라는 말씀을 하셨던 기억이 납니다.

그 외의 프로그램들도 워낙 좋아져서, 기존의 복잡한 도면 외에도 더 쉽게 이해를 도울 방법이 많습니다. 원장님께서도 이런 3D 모델을 통해 공사의 최종 모습을 미리 확인하시면, 후회없이 더 정확하게 의사 결정을 하실 수 있을 겁니다.

이성근 원장_ 그렇게 도면을 체크한 뒤, 인테리어가 시작됐을 때 원장님이 어디까지 신경 써야 하는지 궁금합니다.

전문가_ 만약 이전의 사례처럼 전반적인 체크 사항들이 거의 완벽하게 준비된 상태에서, 도면만으로 현장을 점검해야 한다면, 현장 바닥에 먹매김을 하는 과정이 매우 중요합니다. '먹매김'이란 도면에 그려진 작은 스케일을 실제 크기로 현장 바닥에 옮겨 그리는 작업입니다. 그래서 이 과정에 원장님께서 직접 현장에 계시는 것이 좋습니다.

공사가 시작된 이후에 수정하려면 철거 작업이 불가피하고, 이로 인해 추가적인 비용과 시간이 소요됩니다. 그래서 특히 벽체가 올라가는 초기 단계에서는 원장님께서 현장을 함께 지켜보시는 게 중요합니다. 이후에 공사가 안정적으로 진행되고, 믿을 만한 업체라면 그때는 잠깐 여행을 다녀오셔도 될 정도로 공사는 무난히 흘러갑니다.

도면과 달리, 1:1 스케일로 현장에서 직접 보게 되면 느낌이 완전히 다를 수 있습니다. 예를 들어, 먹매김을 하고 나서 '여기 창문이 왜 없지?'라고 뒤늦게 생각할 수 있는데, 그때 창문을 추가로 낼 방법을 현장에서 논의하는 게 좋습니다. 공사 후반부에 수정하는 것보다는 이 단계에서 해결하는 것이 훨씬 수월합니다.

또 하나 자주 발생하는 부분이 소화전 위치입니다. 소화전은 정문 쪽에 노출되어야 하지만, 가끔 룸 안쪽에 가려진 경우가 있습니다. 이럴 때는 소화전을 옮기는 작업이 필요합니다. 소화전을 옮기는 게 좋을지, 도면을 수정하는 게 좋을지는 현장에서 판단해 실행하셔도 무방합니다. 이런 문제도 먹매김 과정에서 미리 발견할 수 있으니 이 단계에서는 현장에서 시간을 충분히 보내시는 게 좋습니다.

그다음은 마감 단계입니다. 마감 작업의 디테일은 사실 원장님께서 일일이 챙기시기 어렵습니다. 이때 재하청을 주거나 과도한 마진을 남기는 업체가 아닌 신뢰할 만한 시공사를 선택하셨다면, 원장님이 현장에 계시지 않아도 공사는 잘 진행됩니다. 만일 업체 선정에 실패하셨다면, 현장에 원장님이 상주하셔도 공사는 절대 제대로 흘러가지 않습니다. 현장에 인테리어 비전문가인 원장님의 존재 유무는 공사 퀄리티(quality)랑 크게 상관 없습니다.

정리하자면, 먹매김 과정과 벽체 작업이 진행될 때는 원장님께서 현장에 꼭 계시는 것이 좋고, 이후에는 최종 마감 단계와 소방 점검, 보건소 신고 시점에 맞춰 현장에 계시면 됩니다. 이렇게 진행하면 공사도 순조롭게 끝나고, 원장님께서도 개원 준비를 더 효율적으로 하실 수 있습니다.

이성근 원장_ 그렇죠. 그리고 인테리어 공사가 마감될 때쯤 "언제 보건소 신고해야 해요?"라는 질문을 하며 확인해야 합니다. 이에 대한 자세한 설명 부탁드립니다.

전문가_ 보건소 신고는 마감 작업이 어느 정도 끝난 후, 준공 청소 일정이 나올 때쯤 진행하는 게 가장 좋습니다. 예전에는 마감 전에 서둘러 보건소에 신고해도 문제가 없었고, 검사가 빨리 나온만큼 개원이 더 빠르게 진행되곤 했습니다. 그런데 요즘은 소방서나 장애인 협회로부터 먼저 점검을 받아야 하므로, 마감 전에는 보건소 신고를 빨리하는 게 의미가 없습니다.

소방서 점검에서는 소방시설 완비 여부뿐 아니라, 사용된 자재의 방염 처리까지 확인하는 경우가 많습니다. 소방 대피 경로와 안전장치들이 제대로 갖춰져 있는지도 꼼꼼히 점검합니다. 만약 마감이 다 끝나지 않은 상태에서 소방 조사관이 현장에 나왔다가 미흡한 부분을 발견하면, 마감 후에 다시 점검을 받으라고 하고 철수해버립니다. 이런 상황이 발생하면 공사 일정이 늘어져 개원이 지연될 수 있으니 주의가 필요합니다.

그래서 보건소 신고용 도면을 인테리어 업체로부터 미리 받아 두고, 보건소에 제출할 때 소방서 방문 일정을 사전에 보건소 담당자와 협의하는 게 좋습니다. 마감재가 시공되고 소방시설이 완비되는 시점에 소방서에서 점검을 나와야 하기 때문입니다. 그 전에 나오면 의미가 없습니다. 확인 후 보건소에 소방서 방문 요청을 하면 소방관분들이 현장에 오셔서 필요한 부분을 확인합니다.

요즘에는 소방 점검이 꽤 까다로워졌습니다. 방염 자재 사용 여부, 소방 대피로, 기타 안전장치들이 제대로 갖춰져 있는지를 꼼꼼하게 체크하고, 부족한 부분은 바로 지적합니다. 이후 보완한 내용을 사진으로 찍어 전송해 달라고 요구할 때도 있는데, 이 과정이 빨라도 하루나 이틀 정도 걸릴 수 있어 개원 일정에 영향을 줄 수도 있습니다.

그래서 가능하면 소방시설과 마감재가 언제 완성될지를 미리 확인하고, 보건소에 마감이 끝나기 최소 3~4일 전에 일정 조율을 요청하는 것이 좋습니다. 또한, 용도변경이 있는 경우에는 장애인 협회에서도 점검을 나오는 경우도 있으니, 이 점도 함께 일정에 반영해 두시면 개원 준비를 더 원활하게 진행하실 수 있습니다.

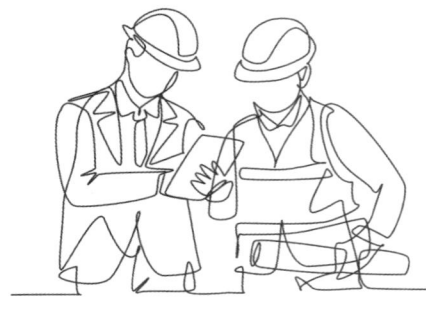

PART III 입지와 인테리어의 실전

개원을 하는 원장님들이 알아야 할 '인테리어' 실전 사례

8. 인테리어 시공 시 의료장비 업체 등 다양한 업체와 협력해서 진행

서울 강남구 신사동에서 정형외과 개원을 준비하셨던 한 원장님 사례입니다. 정형외과는 장비가 많이 필요하기 때문에, 미리 의료장비가 들어갈 위치와 동선을 고려해 도면을 설계하는 것이 중요합니다. 그런데 이 원장님께서는 먼저 도면 작업을 진행하고, 그 후에 마음에 드는 장비를 선택하셨습니다.

문제는 벽체 시공 중에 장비 업체가 현장을 방문했을 때 발생했습니다. 장비 설치 공간이 부족하다는 걸 그제서야 알게 된 겁니다. 결국 벽체를 철거하고 다시 시공하게 됐고, 이로 인해 추가 비용은 물론 공사 일정도 더 길어지는 상황이 발생했습니다.

이처럼 인테리어를 진행할 때는 협력 업체들과의 사전 조율이 매우 중요합니다. 특히 의료장비와 같은 필수 요소가 있는 경우, 장비의 크기와 설치 공간을 정확히 파악한 후에 도면 설계를 진행해야 합니다. 업체끼리 소통해서 처리하고 결과를 알려달라고 하신 후 수정하시는 게 좋습니다.

각 단계마다 협력 업체와 미리 조율하고 확인하는 과정이 제대로 이루어지면 불필요한 수정 작업을 줄일 수 있고, 비용과 시간도 효율적으로 관리할 수 있습니다.

이성근 원장_ 인테리어 과정에서 필요한 것이 다양한 업체들과의 긴밀한 협력이잖아요. 어떻게 해야 할까요?

전문가_ 통신업체, 간판업체, 마케팅업체와의 협력도 필요하고, 특히 초기 설계 단계에서는 의료장비 담당자의 조언이 필수적입니다. 제가 시공할 때도 그렇게하는데, 도면을 작성하고 먹매김(먹놓임) 단계에서 의료장비 담당자가 함께 작업하면서 중요한 피드백을 받는 것이 좋습니다. 한번은 엑스레이(X-ray)실이 과하게 넓다는 의견을 주셔서 조정했고, 콘센트(socket)와 조명 위치, 전력량도 꼼꼼히 체크해 주셔서 먹선을 다시 수정한 경험이 있습니다. 이런 다양한 협력 과정에서 원장님께서 각 업체 간의 조율을 잘 챙겨 주시면 훨씬 매끄럽게 진행될 수 있습니다.

예를 들어, 인테리어 업체에 "이번에 납품될 의료장비가 결정됐으니, 해당 업체와 협의해서 도면에 반영해 달라."라고 요청하시면 좋습니다. 이후 진행 상황을 주기적으로 확인하시면서 궁금한 점이 생기면, 인테리어 관련 사항은 인테리어 업체에, 의료장비 관련된 부분은 의료장비 업체에 직접 문의하시면 됩니다. 중요한 점은 인테리어 업체도 의료장비의 최신 사양과 변화에 대한 이해가 필요하다는 점입니다. 과거 경험만으로 공사를 진행하면 예상치 못한 문제가 발생할 수 있습니다.

사실 인테리어 업체도 의료장비에 대해 잘 모를 때가 많습니다. 그래서 원장님 설명에 많이 의존하게 됩니다. 물론 원장님께서도 그 분야에 대한 이해도가 높으시지만, 의료장비 업체에서 나중에 현장을 방문했을 때 LAN 선이 부족하다거나 전력 용량이 미흡하다는 식의 문제가 확인

될 수 있습니다. 그러니 처음 설계 단계부터 각 업체가 긴밀히 협의하는 것이 중요합니다. 특히 민감한 장비의 경우, 전기 안정화 장치가 필요할 수 있으니 전기 업체와도 미리 상의하는 것이 좋습니다. 이러한 준비가 잘 이루어지면, 시공 과정 또한 순조롭고 결과물도 만족스럽게 나올 수 있습니다.

이성근 원장_ 인테리어가 원장 입장에서는 넘어야 할 큰 고비 같네요.

전문가_ 개원을 경험하신 원장님들 중에는 인테리어 문제로 인해 "다시는 개원하고 싶지 않다."라고 하시는 분들도 적지 않습니다. 하지만, 사실 좋은 업체만 잘 만나면 이 과정이 무척 재미있을 수 있습니다. 저희가 좋은 클라이언트(client)를 만나 즐겁게 일할 때와 마찬가지입니다. 실제로 한 번 경험해 보신 후에는 "다음에는 더 잘할 수 있을 것 같다."라고 자신감을 보이는 원장님들도 많습니다.

인테리어는 워낙 비용이 많이 드는 작업이라, 특히 입지 선정 과정에서 많은 고민과 어려움을 겪으신 원장님 입장에서는 '이제 인테리어는 전문가가 알아서 해 주겠거니'하고 막연히 기대하실 수 있습니다. 그러나 간혹 그런 믿음에 기대어 모든 것을 맡겼다가 예상치 못한 방향으로 공사가 진행되는 경우도 있습니다.

그래서 처음부터 너무 방임하기보다는, 주요 과정마다 세심하게 확인하고 점검하시는 것이 좋습니다. 이렇게 참여하시면 결과물에 대한 만족도가 훨씬 높아지고, 불필요한 수정이나 지연도 방지할 수 있습니다. 결국, 원장님께서도 이 프로젝트의 중요한 일원이라는 점을 잊지 않고,

업체와 적극적으로 소통하신다면 더욱 성공적인 결과를 얻으실 수 있을 것입니다.

이성근 원장_ 저는 인테리어 업체 선정에 있어 또 하나 중요한 점이 '인테리어 대표님 만났을 때의 느낌'이라고 생각합니다.

전문가_ 맞습니다. 경험이 풍부한 업체들은 인테리어 미팅에서 자연스럽게 드러나기도 합니다. 이런 업체들은 원장님의 기대를 벗어나지 않는 방향으로 도면을 설계하고, 설명도 명확합니다. 말이 흐려지지 않고, 견적 역시 터무니없이 적게 나오거나 예상보다 크게 초과되는 일도 거의 없습니다.

인테리어와 관련해 흔히 "싼 게 비지떡"이라는 말도 많이들 하시는데, 꼭 그렇다고 단정 지을 수는 없습니다. 사실 인테리어나 건축 분야에서는 합리적인 비용 절감 방안이 여러 가지 존재합니다. 마치 뛰어난 화가가 연필 하나로도 멋진 스케치를 완성하듯, 고급 자재 없이도 나름 훌륭한 인테리어를 구현할 수 있습니다. 벽지나 페인트, 조명 같은 기본 자재만 활용하더라도, 디자이너의 역량에 따라 공간의 비례미와 균형을 살릴 수 있습니다. 거기에 조명 같은 요소들이 적절히 배치되면 과한 예산 없이도 제법 수준 높은 결과물이 나옵니다.

중요한 것은 '적정성'입니다. 병·의원 인테리어에서 무엇보다 중요한 건 환자들에게 신뢰감을 주는 공간을 만드는 겁니다. 성형외과나 임플란트 병·의원처럼 한 번에 수백만 원을 결제하는 곳과 단순 진료비가 오가는 병·의원의 인테리어는 차별화될 필요가 있습니다. 일반 진료 병·의원에서 지나치게 화려한 인테리어는 오히려 환자들에게 불필요한 부담감을 줄 수 있습니다.

그래서 꼭 필요한 부분에만 고급 자재와 디테일(detail)로 포인트를 주어도 전체적인 퀄리티(quality)를 충분히 높일 수 있습니다. 이러한 접근이 비용과 품질 사이에서 균형을 맞추는 현명한 방법입니다.

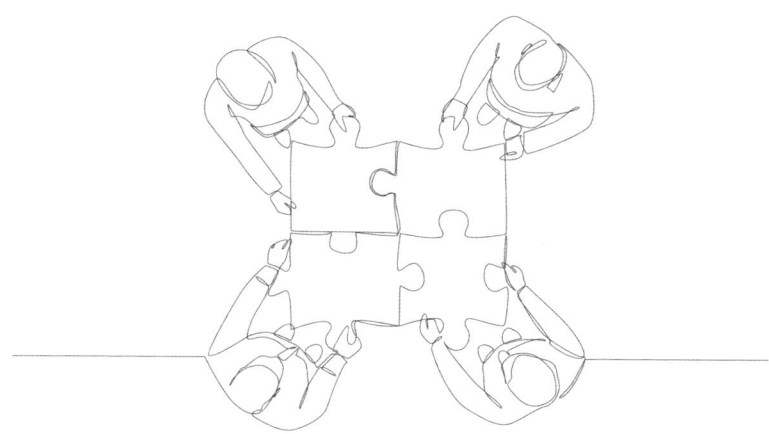

PART III 입지와 인테리어의 실전

개원을 하는 원장님들이 알아야 할 '인테리어' 실전 사례

9. 입원실 등이 필요하면 추가 소방시설(스프링클러 (sprinkler))을 점검

서울 노원구 상계동에 외과를 개원하려는 병·의원의 사례입니다. 이 병·의원의 경우 수술을 하므로 입원실이 반드시 필요해서 도면 및 인테리어 공사도 입원실을 포함하여 진행했습니다. 그런데 입원실이 있을 때는 상황에 따라 스프링클러 (sprinkler)가 필요하다는 것을 몰랐던 원장님의 사례입니다.

해당 건물은 노후화된 건물이라 스프링클러(sprinkler) 자체가 없었습니다. 이 원장님의 경우에는 건물에 스프링클러(sprinkler) 전용 가압시설도 없었기 때문에 설치할 때 비용이 더 많이 들었던 경우입니다. 스프링클러(sprinkler) 부분을 나중에 알았기 때문에 임대차계약 당시에도 건물주와 협의가 없었고, 온전히 원장님께서 비용을 들여서 설치해야 했습니다.

사전에 법적인 부분을 체크했는데도 놓쳤던 부분이 몇 가지 있었습니다. 스프링클러(sprinkler)는 상가가 오래된 건물이라 없으면 설치 안 해도 되지만, 해야한다면 헤드(head) 간 거리 규격에 맞게 시공해야 하고, 설사 건물에 없다 하더라도 개원하는 병·의원 같은 의료시설은 입원실이 있을 때는 건물 여건과는 별개로 반드시 설치해야 합니다. 이 경우 스프링클러(sprinkler) 전용 가압시설도 함께 설치해야 하므로 큰 비용이 발생하니 건물 선정할 때 스프링클러(sprinkler)가 있는 곳으로 알아봐야 스프링클러(sprinkler) 신설 비용을 줄일 수 있으니 유념할 필요가 있습니다. 그리고 의료시설이거나 입원실이 있을 경우, 일반 스프링클러(sprinkler) 헤드(head)가 아닌 헤드(head)가 열에 일찍 반응하는 조기 반응형 헤드(head)를 사용하는 점에 대해 적용 여부를 재차 확인한 뒤 공사에 들어가야 합니다. 이는 스프링클러(sprinkler)를 시공하는 업체도 잘 모르는 경우가 있으니, 시공업체에 정확히 체크 후 시공해 달라고 요구하셔야 합니다.

스프링클러(sprinkler)는 다 똑같다고 생각하며 개설신고 들어갔다가 헤드(head) 교체를 지적받는 상황도 있습니다. 이미 마감이 끝난 상태에서의 헤드(head) 교체 공사는 많은 시간과 비용이 들게 됩니다. 검사하러 오시는 담당 조사관분들도 매번 각자 다른 해석을 하시기 때문에 현장에서 여러 가지를 감안하여 유기적으로 대응해야 합니다.

이성근 원장_ 사전 체크 사항으로 몇 가지를 말씀해 주셨는데, 소방시설 이야기를 좀 더 해주세요.

전문가_ 의료시설 같은 경우는 무조건 스프링클러(sprinkler)가 있어야 합니다. 특히 입원실이 있을 때, 스프링클러(sprinkler)가 없으면 허가가 안 나옵니다. 그런데 보통 오래전에 지어진 건물은 스프링클러(sprinkler)가 없습니다.

일반 병·의원의 경우 건물에 스프링클러(sprinkler)가 없다면 따로 시공 안 해도 되니까 시공비 몇백만 원을 아낄 수 있지만, 입원실을 둘 경우에는 오히려 스프링클러(sprinkler)가 없으면 가압 펌프 공사까지 해야 하니 비용이 더 많이 듭니다.

스프링클러(sprinkler)는 일반 상수도하고는 달라서 수돗물의 몇 배 이상의 압력을 유지하기 위한 가압시설이 필요합니다. 따라서 그 압력을 유지해주기 위한 가압시설까지 모두 임차인이 시공해야 합니다. 사전에 협의가 잘 됐다면 어느 정도 건물 측에서 지원을 받을 수도 있을 겁니다. 하지만 이것도 임대 계약 전이나 돼야 협의하기 쉬우니 사전 점검을 소홀히 하지 마시길 바랍니다.

그래서 입원실을 둘 병·의원이라면 오히려 건물에 스프링클러(sprinkler) 시설이 갖춰진 게 이득이니까, 그런 상가를 선택하시면 좋습니다. 입원실이 있는 병·의원은 소방이 까다로우므로 사전에 소방시설을 꼼꼼히 체크하는 것이 좋습니다. 더군다나 3층 이상이라면 더 신경 쓰셔야 합니다.

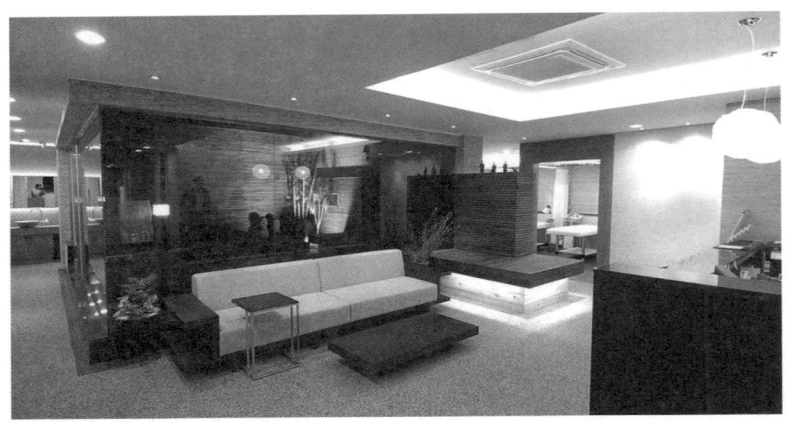

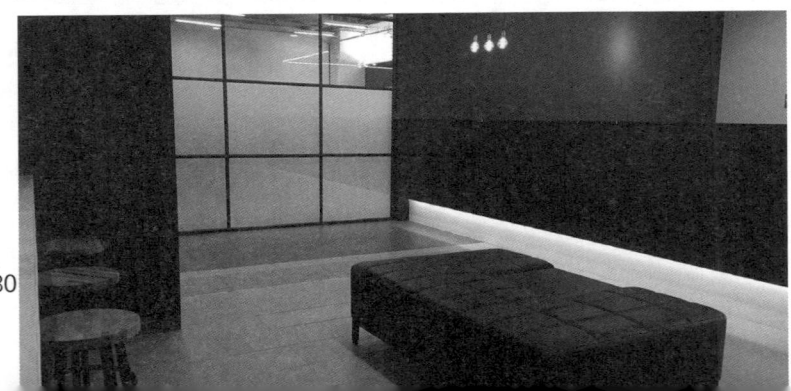

10. 상하수도 및 오·배수 배관 설치 가능 여부 점검

경기도 동두천에 개원한 병·의원의 사례를 말씀드리겠습니다. 원장님께서 전혀 예상하지 못하셨던 상·하수도와 오·배수 배관 문제와 관련된 이야기입니다. 이 병·의원에서는 공사 중 필수적으로 들어가는 싱크대 배수구 설치에서 어려움을 겪으셨습니다. 배수구 시공이 당연히 가능할 거라 생각하셨지만, 예상치 못하게 아래층의 협조를 얻지 못하면서 결국 모터를 사용해 배수를 천장 위로 퍼 올리는 방식으로 해결해야 했던 경우입니다.

일반적으로 아래층이 비어 있는 상가라면 배관 공사가 비교적 수월하게 진행됩니다. 하지만 이미 아래층이 점유된 상태라면 건물 측의 허락을 구했다 하더라도 아래층의 마감되어있는 천장을 열어 시공하는 것이 현실적으로 어렵습니다. 이 때문에 시공 자체가 어려워지는 경우도 생길 수 있습니다. 따라서 임대 계약 전에 건물 측과 충분히 협의하여 '배관 공사가 필요할 때 협조가 가능하다.'는 확답을 미리 받아 두는 것이 중요합니다.

반면, 수도 공사는 중력의 영향을 크게 받지 않기 때문에 상대적으로 신경 쓸 부분이 많지 않습니다. 다만, 원내에 사설 수도 계량기를 무조건 설치해 두는 것을 권장합니다. 이렇게 하면 사용량과 관련된 관리비 문제로 건물 측과 불필요한 논쟁을 방지할 수 있어 매우 유용합니다.

이처럼 배관이나 설비와 같은 부분은 예상치 못한 변수가 많으므로, 개원 준비 단계에서 건물 구조와 공사 여건을 꼼꼼하게 확인해 두는 것이 중요합니다.

이성근 원장_ 이번에는 상·하수도 및 오·배수 배관 시설 확인의 경우입니다.

전문가_ 요즘은 배수 전용 모터가 많이 보급되면서 예전보다 문제점을 해결하는 것이 수월해진 건 사실입니다. 하지만 자연 배수 방식에 반해 유지·관리 부담이 크기 때문에 웬만해선 사용을 권장하지 않습니다. 모터가 고장나지 않도록 관리해야 하는 부분이 늘어나기 때문입니다. 가장 좋은 방법은 바닥에 코어(core) 작업을 통해 동그란 구멍을 뚫고 아래층 천장에서 배관을 연결하는 것입니다. 이게 순리에 맞는 공사 방식이기도 합니다.

중력을 활용해 배관에 적절한 경사를 주면 오수나 하수가 자연스럽게 배출되어 문제를 쉽게 해결할 수 있습니다. 그러나 아래층에서 이미 천장 공사를 마친 상태이거나 다른 이유로 공사가 어렵다면 문제가 복잡해질 수 있습니다. 이 경우 배관을 바닥 위로 돌려 시공하게 되는데, 이렇게 되면 배수 경사를 제대로 확보하기 어렵고 노출된 배관을 일일이 싸줘야 해서 내부 인테리어의 미적 완성도도 떨어질 수밖에 없습니다. 게다가 트랩 설치가 어려워 냄새 문제가 발생할 가능성도 커집니다.

그래서 이런 상황을 피하려면 배관 상태를 사전에 철저히 점검하고, 건물주에게 미리 협조를 구해 두는 것이 중요합니다. 미리 준비해 두면 건물 측이나 아래층 임차인을 여러 경로로 설득할 수 있어 협조를 이끌기가 훨씬 수월합니다.

따라서 임대 계약서 작성 시 이 부분을 꼭 명확히 언급해 건물주의 양해를 구해 놓는 것도 좋은 방법입니다. 이렇게 미리 협의해 두면 시공 과정에서 불필요한 갈등을 예방할 수 있어 훨씬 수월하게 개원을 준비하실 수 있습니다.

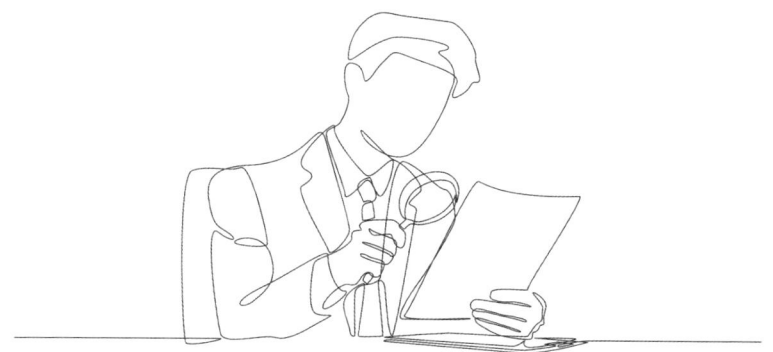

PART III 입지와 인테리어의 실전

개원을 하는 원장님들이 알아야 할 '인테리어' 실전 사례

11. 이전 임차인의 계약 전력 체크

이 부분은 사실 많은 원장님께서 놓치기 쉬운 부분입니다. 대부분 문제가 발생한 후에야 인지하시고, '이상하게 이전 병·의원 때보다 전기세가 많이 나온다.'거나 '한국전력에서 경고장이 날라왔다.'는 이야기를 하십니다. 앞서 말씀드린 건물의 여유 전력량 체크와는 조금 다른 이야기인데, 병·의원 개원 시 필요한 전력량을 확인할 때 가능하면 이전 임차인의 전기요금 고지서에 명기되어있는 계약전력량을 같이 확인해 보셔야 합니다.

경기도 광주시에 산부인과를 개원하려던 한 원장님 사례가 좋은 예입니다. 이 원장님은 사전에 인테리어 업체와 미팅을 통해 필요한 전력량을 체크하고, 이전 임차인의 전기요금 고지서를 미리 확인하셨던 덕분에 계약 전력 문제로 인한 손해 없이 안정적으로 개원을 준비하실 수 있었습니다.

이전 임차인의 전기요금 고지서를 확인하면 그 임차인의 계약 전력량을 쉽게 파악할 수 있습니다. 중요한 것은 이 계약 전력이 자신이 개원할 병·의원의 필요 전력과 유사한지 비교하는 것입니다. 이유는 한국전력에서 계약 전력에 따라 기본료가 부과되기 때문입니다. 예를 들어, 병·의원에서는 실제로 20kW 정도만 사용하지만 이전 임차인이 50kW로 계약을 해 두었다면, 불필요하게 높은 전기 기본료를 부담해야 할 수 있습니다. 이 경우 개원 전에 한국전력에 계약 전력을 20kW로 조정해 달라고 요청하시는 것이 좋습니다.

반대로, 계약 전력이 너무 낮은 상태에서 이를 인지하지 못하고 개원을 하게 되면 문제가 생길 수 있습니다. 한국전력으로부터 계약 전력을 올리라는 경고장을 받게 되는 경우가 있기 때문입니다. 더 큰 문제는, 건물에 여유 전력이 부족한 상황이라면 계약 전력을 올리고 싶어도 올릴 수 없게 되고, 결국 병·의원 운영 중에 건물 전체의 증설 공사를 해야 하는 난처한 상황에 직면할 수 있습니다. 이런 경우는 시간과 비용이 많이 들기 때문에 개원 준비 단계에서 반드시 주의하셔야 합니다.

결론적으로, 전력량과 계약 전력 문제는 사전에 꼼꼼히 확인해 두는 것이 중요합니다. 확인하는데 5분도 안 걸리는 시간이지만, 막을 수 있는 손실은 꽤 큰 편이라 가성비가 큰 체크 사항이라 할 수 있습니다. 건물 측과 협의해 이전 임차인의 전기요금 고지서를 미리 확인하고, 필요에 따라 한국전력과 조율하는 것이 병·의원 운영에 있어 불필요한 손해를 피하는 방법입니다.

이성근 원장_ 앞서 계약 전력 체크를 하라고 하셨는데, 그 전력량 체크와는 좀 다른 이야기네요.

전문가_ 이 부분을 모르고 지나가면 손해를 볼 수 있어서 말씀드립니다. 예를 들어, 병·의원에서 필요로 하는 총 전력 사용량이 20kW라고 가정해보겠습니다. 만약 이전 임차인이 50kW로 계약 전력을 설정해 사용하고 있었다면 어떻게 될까요? 문제는 계약 전력이 자동으로 새 임차인에게 맞추어 리셋되지 않는다는 점입니다. 임차인이 바뀌어도 한국전력에서 알아서 조정해주거나 하향 조정하라고 통보해오지 않기 때문에, 특별히 신경 쓰지 않으면 그냥 넘어가기가 쉽습니다. 원장님 입장에서는 이전 임차인의 계약 전력을 그대로 인수한 채 전기를 사용하게 되는 셈인데도 이 부분을 인지하지 못합니다.

그렇다면 왜 이게 문제가 될까요? 계약 전력에 따라 매달 납부해야 하는 기본료가 책정되기 때문입니다. 실제 사용량이 20kW에 불과한데도 계약 전력이 50kW로 설정되어 있다면, 그에 비례한 기본료를 내게 되는 거죠. 이런 걸 모르고 몇 년간 기본료를 과하게 납부하는 경우도 많습니다. 아마 지금도 주변에 이런 문제를 겪는데 모르고 계신 분들이 계실 겁니다.

저도 사실 이런 부분을 알게 됐던 건 우연이었습니다. 한 번은 프랜차이즈 병·의원을 맡아 진행하면서, 원장님들끼리 지점별 전기요금을 비교하던 중에 알게 되었습니다. 비슷한 평수의 다른 지점보다 본인 병·의원의 전기세가 유독 많이 나오는 걸 이상하게 여기셨고, 결국 한국전력에 문의해서 문제를 파악하셨습니다. 그때 말씀하시길, 알고 나니 너무 속상했다고 하셨습니다.

결국, 병·의원에서 사용하는 계약 전력은 실제 사용량에 최대한 근접하게 설정하는 것이 가장 비용을 절감하는 방법입니다. 반대로, 계약 전력이 실제 사용량보다 너무 낮게 설정된 경우에는 한국전력으로부터 자동으로 경고장이 날라옵니다. 계약 전력량을 올리지 않으면 계속 벌금이 부과됩니다. 기본료 많이 낼 때는 가만히 있다가 이럴 때는 바로 통보 날리는 거 보면 좀 얄밉긴 합니다.

또 한 가지 유의하실 점은, 병·의원 개원 초기에는 문제가 없었더라도 병·의원 사정에 따라 시간이 지나면서 전력 사용량이 변동될 수 있다는 것입니다. 진료 장비나 시설이 늘어나면서 전력 수요가 변할 수 있으니, 주기적으로 고지서를 확인하고 계약 전력과 실제 사용량을 간간이 점검해보시는 걸 추천합니다. 이렇게 미리 점검해주면 예상치 못한 손해를 미리 방지할 수 있습니다. 생각난 김에 오늘이라도 병·의원의 계약 전력을 한 번 점검해보시는 건 어떨까요?

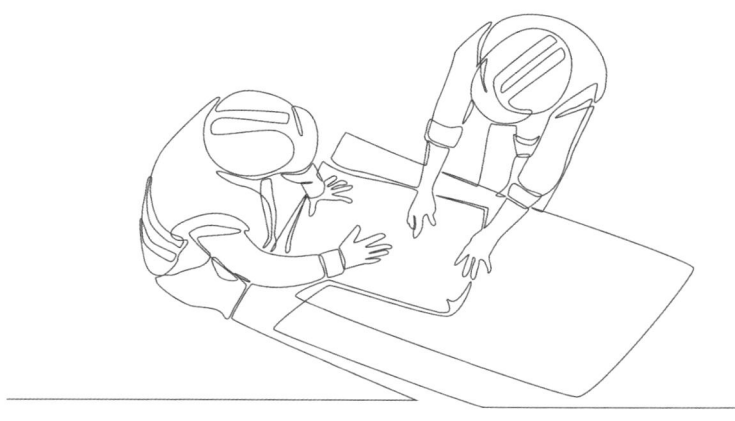

PART III 입지와 인테리어의 실전

개원을 하는 원장님들이 알아야 할 '인테리어' 실전 사례

12. 간판 위치에 대한 협의 진행

간판 설치와 관련해서는 「옥외광고물 등 관리법」과 각 지자체의 '옥외광고물 조례'가 적용됩니다. 이 법에 따르면 간판의 크기, 위치, 개수, 색상 등이 제한될 수 있고, 특히 건물 외벽의 미관 및 안전 관리를 이유로 건물주가 간판 설치에 엄격한 기준을 두는 경우가 많습니다. 따라서 임대 계약 전에 간판 설치 가능 여부와 조건을 확인해 보시는 것이 좋습니다.

서울 목동 아파트 단지 인근에 개원한 재활의학과의 사례가 있습니다. 젊은 원장님이셨는데, 임대 계약 시 간판 설치와 관련된 논의를 미처 하지 못한 채 개원을 하셨습니다. 문제는 건물 외벽에 이미 여러 간판이 설치되어 눈에 띄는 자리가 부족했다는 점입니다. 결국, 간판을 덜 보이는 위치에 설치할 수밖에 없었고, 병·의원의 홍보 효과에 어려움을 겪으셨던 사례입니다.

간판 설치와 관련해서는 법과 지자체의 규정에 따라 간판의 개수와 크기가 제한되며, 건물 외관의 기존 간판과 조화를 이루어야 합니다. 그래서 건물주가 간판 설치를 제한할 수 있으므로, 간판 위치와 개수에 대한 협의는 가능하면 임대 계약 전에 이루어져야 유리하게 협상하실 수 있습니다. 이때 옥외광고물 허가 여부와 조건도 지역 전문 설치 업자에 의뢰해서 사전에 확인해 보는 것이 좋습니다. 설치 업자들은 가끔은 본인이 가진 경험을 바탕으로 다양한 방법을 알려주기도 합니다. 따라서 기본 조례를 확인하시고 업자에게 변수에 대한 조언도 들어 놓으시면 좋습니다.

특히 건물 외벽이 공동 소유인 경우, 입주자들의 동의가 필요할 수 있으며 「옥외광고물 관리법」에 따라 허가를 받아야 하는 상황도 있습니다. 이를 미리 확인하지 않으면 개원 후 간판을 철거하고 재설치 하느라 시간이 지연되거나 법적 제재를 받을 위험이 있습니다.

따라서, 임대 계약 단계에서 건물주와 간판 설치 조건을 명확히 협의하고, 지자체의 옥외광고물 허가 절차를 확인하는 것이 필수입니다. 간판 디자인에 따라 여러 변수가 있으니 확인해 가면서 광고물 계획을 세우시면 병·의원의 홍보와 안정적인 운영에 큰 도움이 됩니다.

이성근 원장_ 이제 간판입니다. 간판 위치도 상당히 중요하잖아요.

전문가_ 맞습니다. 원장님들뿐만 아니라 건물에 입주한 자영업자 모든 분이 서로 눈에 잘 띄는 좋은 위치에 간판을 설치하고 싶어 하십니다. 그래서 입주자들끼리 크고 작은 갈등이 왕왕 일어납니다. 건물 관리자들을 가장 곤혹스럽게 하는 문제이기도 합니다. 그런데 말씀드렸다시피, 건물주가 가장 협조적인 순간은 바로 임대 계약 전입니다. 특히 병·의원은 건물주 입장에서 서로 유치하고 싶은 우량 업종이기 때문에, 다른 업종에 비해 계약 전에는 웬만한 요구도 긍정적으로 받아주는 경우가 많습니다. 저도 조금 까다로운 조건인데도 계약 전에는 비교적 잘 수용해 주는 사례를 자주 봤습니다.

하지만 계약서에 도장이 찍히고 나면 상황이 달라질 수 있습니다. 건물주는 다른 임차인들의 눈치도 봐야 하거든요. "나는 못 달게 하더니 왜 특정 임차인에게만 특혜를 주냐?"라는 이야기가 다른 임차인에게서 나올 수 있어서, 계약 후에는 협조적인 태도가 달라지는 경우가 많습니다. 물론 모든 경우가 그렇진 않지만, 간판 위치나 조건 같은 부분은 계약 전에 확실히 협의해 두는 것이 필요합니다.

임대 계약 시 간판 설치와 관련된 요구사항은 정중하면서 가볍게 언급하시고, 협의한 내용을 계약서에 명확하게 반영해 두시면 개원 후 불필요한 갈등을 줄일 수 있습니다. 간판 위치나 개수는 건물주와 임차인의 이해관계가 얽히기 쉬운 부분이기 때문에, 미리 대비해 두는 것이 가장 안전한 방법입니다. 하지만 계약 전부터 임대인을 너무 피곤하게 하시면 일을 그르칠 수도 있으므로 상황을 잘 봐 가면서 눈치껏 하시는 게 좋습니다.

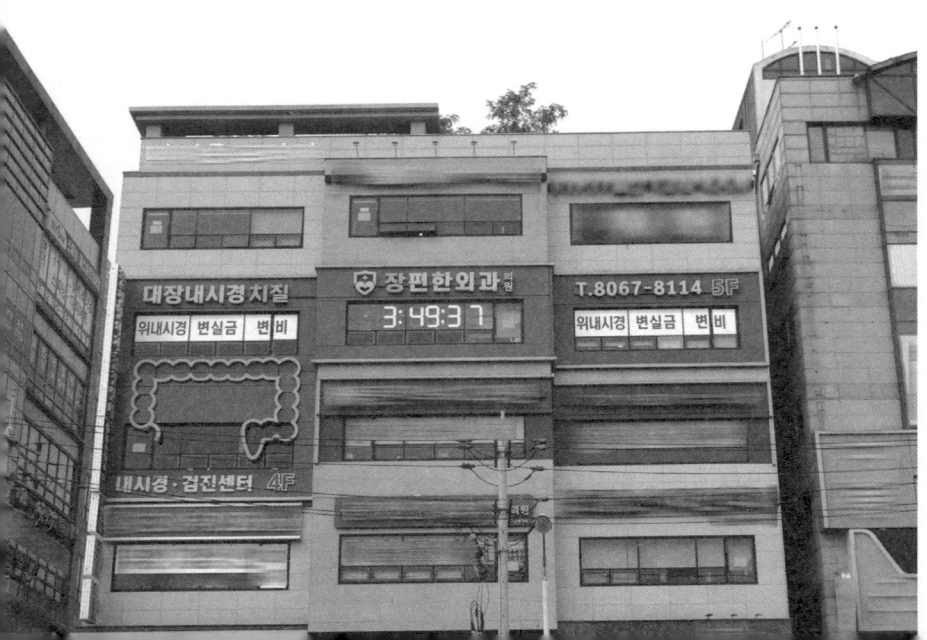

PART III 입지와 인테리어의 실전

개원을 하는 원장님들이 알아야 할 '인테리어' 실전 사례

13. 임대차 계약할 때 건물주(임대인) 성향 파악

병·의원의 경우 대체로 넓은 평수의 공간을 임대하는 경우가 많습니다. 그런데 가끔 건물주(임대인)가 직접 계약하지 않고, 부동산 관리 업체를 통해 계약을 진행하는 상황이 있습니다. 이런 경우에는 건물주(임대인)의 성향을 계약 후에야 알게 되어 곤란한 경우가 생길 수 있습니다. 그래서 임대 계약을 체결하기 전에 건물주(임대인)와 직접 만나 성향을 파악해보는 것도 매우 중요한 포인트입니다. 경기도 의정부시에 개원하신 한 원장님의 사례가 대표적인 예입니다. 이 원장님은 공사 도중에 건물주가 병·의원 내부에 화장실을 설치하지 못하게 하는 바람에 큰 어려움을 겪으셨습니다. 더구나 건물 외벽에 에어컨 배관 타공조차 허용하지 않아 여러 가지 제약이 한꺼번에 걸리면서 공사 과정에서 건물주를 설득하는 데 많은 시간과 에너지를 소모해야 했습니다.

이 사례에서 문제가 된 것은 병·의원 내부에 화장실이 반드시 필요했지만, 관리 업체의 예상과 달리 건물주가 이를 나중에 알고 허용하지 않으면서 심각한 갈등이 발생한 것이었습니다. 속상해하신 원장님께 사전에 이런 부분을 협의하지 않았느냐고 여쭤보니, 본인도 '설마 했다.'고 하십니다. 이런 상황은 전혀 예상하지 못했다고 하셨습니다. "이런 걸 알았으면 아예 계약을 안 했을 거다."라며 많이 속상해하셨지만, 이미 계약이 진행된 이후라 되돌릴 수 없었습니다.

공사를 진행하다 보면 이렇게 예상하지 못한 문제들이 자주 발생합니다. 그래서 계약 단계에서부터 건물주와 중요한 사항들을 명확히 협의해 두는 것이 중요합니

> 다. 병·의원 같은 특수 업종은 공간 활용에 제한이 있으면 운영에 큰 차질이 생길 수 있으므로, 화장실 위치, 배관 설치 등 필수적인 조건을 반드시 미리 확인하고 협상하는 것이 필요합니다. 계약 후 발생하는 제약 사항들은 조율이 어려울 수 있으니, 계약 전에 최대한 꼼꼼하게 준비하는 것이 개원으로 가는 순탄한 지름길입니다.

이성근 원장_ 원장들께서 임대인을 만날 때 성향을 파악하는 것이 좋을 때가 많은데, 경험에서 나오는 임대인의 성향을 파악하는 노하우가 있을까요?

전문가_ 병·의원을 개원할 때, 건물주와의 관계는 예상치 못한 변수로 작용할 수 있습니다. 특히, 대형 건물은 건물주가 직접 계약하지 않고 관리사무소가 대행하는 상황도 많은데, 방식마다 장·단점이 있습니다. 관리사무소는 정해진 규칙과 절차에 따라 비교적 민원을 판단하는 원칙이 성문화되어있고 대부분 일에 공식적으로 대응하지만, 그래도 건물주의 의사가 실질적인 영향을 미치기 때문에 건물주 의견을 항상 체크하는 것이 중요합니다.

반면, 건물주가 직접 계약하는 경우는 크게 두 가지로 나뉩니다. 문제만 없으면 공사를 진행하도록 허용할 때도 있지만, 상식적으로 이해되지 않는 조건을 내세우며 자주 간섭하는 상황도 있습니다.

건물주 성향에 따라 개원과 공사의 난이도가 크게 달라지기 때문에, 임대 계약 전 미리 준비하고 건물주 성향을 가볍게라도 파악해 놓는 것도 지혜로운 일입니다. 반복해 말씀드렸듯이 계약 이후에는 임차인 입장에서 조건 변경이나 협조를 끌어내기 어렵기 때문입니다. 현재 입주해 있는 임차인들의 의견을 들어보고, 임대인의 장·단점을 파악해 준비하는 것도 좋은 전략입니다. 미리 준비하면 생각보다 수월하게 넘어갈 수 있습니다. 삽으로도 못 막을 일을 호미로 막을 수 있는 겁니다.

개인적인 경험을 바탕으로 건물주 성향을 세 가지 유형으로 나눠 정리해보겠습니다.

1. 애지중지 관리형

이 유형은 건물을 마치 친자식처럼 소중하게 관리하는 경우입니다. 이 때문에 코어드릴(core drilling) 작업이나 배관 시공 같은 정상적인 공사마저도 절대 허락하지 않는 경우가 있습니다. 참 드문 경우이긴 하지만 운이 없으면 골머리 앓는 현장이 됩니다.

예를 들어, 모든 공사에는 배관 시공이 필요한데도 건물주가 협조를 거부하면 공사 진행에 큰 어려움을 겪게 됩니다. 그래서 임대 계약 전에 화장실이나 배관 공사 가능 여부를 반드시 협의하는 것이 중요합니다. 또, 에어컨 배관 설치와 실외기 위치를 미리 협의하지 않으면 실외기 위치나 외벽에 구멍을 뚫어야 할 때 갈등이 생길 수 있습니다. 실제로, 이런 갈등으로 공사가 중단된 사례도 있습니다. 건물 바닥이나 외벽에 구멍을 냈다가 건물주가 소송을 제기할 것처럼 나오는 일마저 있었습니다.

이 유형의 장점은 건물이 깔끔하게 관리되고 임차인 간의 분쟁이 적다는 것입니다. 불필요한 갈등이 줄어드는 효과가 있어, 이 점은 긍정적으로 볼 수 있습니다. 다만, 이와 같은 상황을 피하려면 공사와 관련된 모든 사항을 사전에 협의하고 명확하게 정리해 두는 것이 필요합니다.

2. 방임형

방임형 건물주는 건물 관리에 큰 관심이 없고, 건물 관리 책임자에게 모든 것을 일임하는 경우가 많습니다. 건물주는 외국에 거주하면서 월세만 잘 들어오면 만족해하는 상황도 있습니다.

이 유형의 건물주는 대부분 원장님의 공사 요청에 관대합니다. 건물 외관을 바꾸거나, 심지어 외벽에 큰 구멍을 뚫는 것조차 쿨하게 허용해 주기도 합니다. 이런 면에서 공사하는 입장에서는 편리하지만, 문제는 건물 관리 부재로 인해 임차인 간 분쟁이 발생할 수 있다는 점입니다.

그래도 건물주와 협의가 부족하면 공사 진행 중 감정이 상할 위험도 있습니다. 그래서 아무리 관대한 건물주라도 공사 전에 반드시 정중하게 고지하고, 허락을 받아가며 진행하는 것이 중요합니다. 이 부분은 정말 몇 번을 강조해도 지나치지 않을 만큼 중요한 일입니다. 계속되는 업체의 선 조치, 후 보고로 인해 감정이 상한 건물주가 나중에 문제를 제기하면, 처리할 수 있는 간단한 문제도 괜히 복잡해질 수 있기 때문입니다.

3. 구두쇠형

이 유형은 가장 까다로운 유형에 해당합니다. 건물주는 건물에 애착을 갖고 있긴 하지만, 건물 유지·관리에 자기 돈을 전혀 쓰지 않으려 하는 특징이 있습니다. 임차인들로부터 관리비는 꼬박꼬박 받으면서도 공용

시설 개선이나 유지보수를 거의 하지 않는 경우입니다.
이런 건물주들은 건물의 오래된 문제를 임차인에게 떠넘기는 경향이 강합니다. 손 안 대고 코 풀려고 하는 분들이라 현장에서 접하면 정말 얄밉기 그지없습니다. 예를 들어, 공용 화장실 수리나 옥상 방수 작업을 임차인에게 요구하거나 창문 수리를 요구하기도 하는데 이에 응하지 않으면 보이지 않는 불이익을 암시하며 협박하기도 합니다.
이 유형은 특히 누구에게나 인기 있는 입지에 있는 건물에서 자주 보이는데, 임차인들은 좋은 입지를 놓치고 싶지 않아 울며 겨자 먹기로 건물 측의 요구를 수용하게 됩니다. 공사의 원활한 진행을 위해 어쩔 수 없이 부당한 요구를 받아들이는 경우도 많습니다. 심지어 가끔은 정말 말도 안 되는 걸 요구합니다. 원장님도 힘드시지만, 저희 같은 업체도 정말 화가 많이 나는 상황입니다.

이처럼 건물주의 성향에 따라 개원과 공사에 큰 차이가 생길 수 있습니다. 따라서 임대 계약 전에는 건물주와 직접 만나 성향을 파악하고 중요한 사항들을 사전에 협의하는 것이 필요합니다. 특히, 배관, 화장실 설치, 에어컨 배관 등의 공사 가능 여부를 명확히 확인해 두는 것이 중요합니다.
또한, 건물주의 성향에 따라 공사 진행 전략도 다르게 가져가야 합니다. 애지중지형은 협의를 구체적으로 꼼꼼하게, 방임형 건물주는 사전 고지와 허락을 철저히, 구두쇠형은 부담을 최소화하는 방향으로 준비하는 것이 좋습니다. 이런 준비가 공사와 개원을 원활하게 마무리하는 중요한 열쇠가 됩니다.

PART III 입지와 인테리어의 실전

개원을 하는 원장님들이 알아야 할 '인테리어' 실전 사례

14. 인테리어 공사가 끝나고 대금을 지불한 후 A/S 체크 필수

A/S는 원장님 입장에서 인테리어 공사의 중요한 요소입니다. 공사를 마친 후 하자가 발생할 여지는 항상 있기 마련이기 때문에, A/S가 원활히 이루어지는지는 병·의원의 운영과 직결될 수 있습니다.

서울 서초동에 개원한 성형외과 원장님의 사례가 대표적입니다. 이 원장님은 A/S 문제로 큰 어려움을 겪으셨는데, 계약 단계에서 A/S 조건을 명확히 명기하지 않았던 점도 있지만 다른 원인이 더 컸던 경우였습니다.

공사 후 명백한 하자가 발생했음에도 불구하고 인테리어 업체가 즉각적으로 대응하지 않았었는데, 나중에 확인해 보니 실제로 계약한 업체와 공사를 진행한 업체가 서로 달랐던 상황이었습니다. 흔한 경우는 아니지만, 계약한 인테리어 업체가 업무가 몰려 커미션(commission)만 챙기고, 다른 인테리어 업체에 재하청을 준 것이 원인이었습니다.

이런 경우, A/S를 제대로 받기 어려운 이유는 원청과 하청 업체 간의 책임 미루기 때문입니다. 원장님과 계약한 업체와 실제 공사를 진행한 재하청 업체가 서로 견적서와 비용 배분 문제로 갈등을 빚는 경우가 있습니다. 하청 업체는 원청에게 제출한 견적서와 원장님께 받은 견적서가 다를 수 있으므로, 양측에서 서로 책임을 회피하는 일이 발생하기도 합니다. 간혹 원장님은 이미 대금을 다 지불했는데도 재하청 업체에게는 현금 흐름이 원활하지 않아 문제가 되기도 합니다. 원장님 입장에서는 억울한 일입니다. 돈을 다 줬는데 결재가 안 돼서 현장에 투입된 업체가 일을 못 한다고 하고 있으니 황당한 일입니다.

이런 악순환을 피하는 방법은 공사가 업체에 의해 정직하고 순리대로 진행되고 있는지를 확인하는 일입니다. 실제로 원칙에 따라 제대로 시공된 현장에서는 A/S가 잘 발생하지 않으며, 설령 문제가 발생하더라도 보통은 신속하게 대응됩니다. 중요한 것은 공사비가 원장님께서 의도한 대로 제때 적정한 곳에 투입되고 있는지 확인하는 것입니다.

공사비가 제때 투입되지 않으면 공사 퀄리티(quality)가 떨어질 수밖에 없고, 결국 하자가 발생할 가능성도 커집니다. 그래서 원장님께서는 계약 단계에서 A/S 조건을 구체적으로 명기하고, 공사비의 흐름을 꼼꼼히 체크하시는 것이 중요합니다. 이렇게 준비하면 공사 후 발생할 수 있는 불필요한 문제를 미리 방지할 수 있습니다.

이성근 원장_ 원장들이 인테리어 업체 선정을 할 때, 고민해야 하고 신경 써야 할 게 A/S입니다. A/S 때문에 고생하시는 상황도 많은데 자세한 이야기를 부탁드립니다.

전문가_ 최악의 상황이 발생하는 근본적인 원인에 대해 좀 더 자세히 설명 드리겠습니다. 인테리어 공사에서는 재하청 구조가 문제를 복잡하게 만드는 핵심 원인이 되는 경우가 많습니다. 공사가 여러 단계에 걸치게되면, 시공 품질이 떨어지고 A/S 발생 확률이 높아질 수밖에 없는 구조가 형성됩니다.

A 업체를 믿고 계약을 했는데 막상 공사는 다른 업체에서 하는 것을 확인했다면 정말 황당하고 화가 날 일입니다. 이윤을 두 곳에서 나누는 것이 문제인데, 이 때문에 재하청 구조에서는 실제 시공업체가 합리적인 견적을 받기 어렵다는 점입니다. 결국, 보이지 않는 부분에서 공사를 축소하거나 날림 시공을 하지 않으면 이윤을 확보하기 어렵게 됩니다. 이러한 상황에서는 공사의 속도도 느려질 뿐만 아니라 공사 후에도 A/S가 빈번히 발생하게 됩니다.

이런 구조 속에서도 시공업체가 A/S를 신속하게 처리하면 문제가 덜하겠지만, 현실적으로는 물리적인 어려움이 따릅니다. A/S 역시 비용이 발생하기 때문에, 시공업체가 양심적이라 하더라도 재정적으로 건실하지 않으면 적극적인 비용과 인력이 들어가는 A/S 응대가 힘들어지는 거죠.

또 하나의 문제는, 공사 발주 업체가 현장에 투입된 여러 협력업체에 공사비를 적시에 결제하지 않을 때 발생합니다. 협력업체는 좋은 거래 관계를 유지하기 위해 성실히 A/S를 하려 하지만, 발주 업체의 결제가 지연되거나 문제가 생기면 현장에서 시공에 투입된 협력업체가 A/S를 거부하거나 비협조적이 될 수 있습니다. 이런 상황에서는 공사비가 클라이언트(client)에서 시공업체까지 전달되는 단계가 복잡해지면서, 갈등과 지연이 불가피하게 발생합니다.

따라서, 인테리어 업체를 선정할 때는 재하청이나 브로커를 통한 수주 업체와의 거래를 피하는 것이 중요합니다. 이런 업체들은 책임 회피와 품질 저하의 위험성이 커지기 때문에, 절대 쉽게 혹하지 마시길 권장 드립니다. 가장 좋은 방법은 기존에 개원한 지인들의 추천을 받는 것입니다. 신뢰할 만한 추천을 바탕으로 업체를 선정하면, 공사와 A/S 과정이 훨씬 원활하게 진행될 수 있습니다.

A/S는 순리대로 공사를 진행하는 업체에서 훨씬 적게 발생합니다. 또, 고객과의 신뢰를 중요시하는 마인드를 가진 업체라면 다른 곳보다 더 성실하게 응대해줄 가능성이 큽니다.

지금까지 말씀드린 것처럼, A/S가 원활히 처리되지 않는 구조적인 문제를 미리 인지하고 대비하신다면, 걱정하시는 문제는 대부분 예방할 수 있습니다. 계약 단계에서부터 공사비 흐름과 A/S 조건을 꼼꼼히 점검하고 협의하시면, 예상치 못한 불편을 피하고 공사 후에도 만족스러운 결과를 얻으실 수 있을 겁니다. 신뢰하는 업체와의 인테리어 공사는 정말 즐거운 작업이 될 수 있습니다.

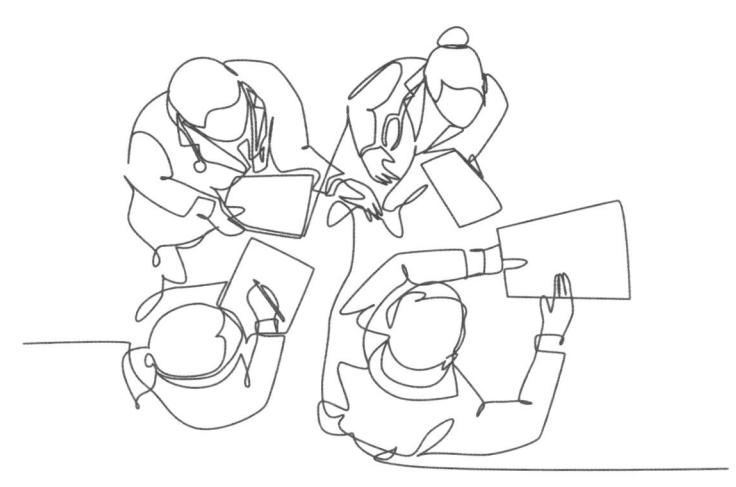

PART III 입지와 인테리어의 실전

개원을 하는 원장님들이 알아야 할 '인테리어' 실전 사례

15. 원상복구에 대한 정의는 계약서 쓸 때 반드시 기재할 것

상가 임대에서는 세 가지 현장 상황을 자주 마주하게 됩니다.

첫 번째는 완벽히 깔끔한 상태의 상가입니다. 천장이나 바닥도 손볼 곳이 없고, 임대 종료 시 입주 당시와 동일한 상태로 복구만 하면 되는 경우입니다. 누구든지 가구만 들여놓으면 바로 영업이 가능하도록 해두는 게 통상적인 기준입니다. 이런 경우는 돈이 얼마가 투입되는지가 문제라 그렇지, 명확한 기준이 있어서 큰 문제가 발생하지 않습니다.

두 번째는 원상복구의 기준이 애매한 경우입니다. 단순히 철거만 하면 되는 건지, 아니면 철거 후 새 건물처럼 기본 마감까지 해야 하는지 경계가 불분명합니다. 이런 경우에는 임차인과 건물주 사이에서 갈등이 생기기 쉽습니다. 아쉽게도 보증금을 쥐고 있는 임대인에게 유리하게 돌아가는 경우가 많습니다.

세 번째는 철거 없이 인테리어가 남아 있는 상태로 이사만 간 경우입니다. 건물주에 따라 과도하게 원상복구를 요구하는 사례가 생기기도 합니다. 이 때문에 임대 계약 전 철거와 원상복구 시 마감의 범위를 미리 협의하고 계약서에 특약으로 상황이 허용하는 한 최대한 명확히 기재하는 것이 중요합니다. 그렇지 않으면 보증금을 제때 돌려받지 못해 힘들어질 수 있습니다.

서울 강남의 한 피부과 사례인데, 건물주가 보증금을 인상하라고 요구해 임대 계약을 해지하고 병·의원을 이전하려고 했던 경우가 있었습니다. 그런데 문제는 건물주가 무리한 원상복구를 요구하면서 시작됐습니다. '완벽한 원상복구'의 범위가 모호했던 탓에, 결국 원장님은 복구 과정에서 억대의 비용을 지출하게 됐습니다. 처음 입주할 때 현장 사진을 촬영하지 않았던 것도 문제였습니다. 근거가 부족하다 보니 임대인의 요구를 거절할 방법이 없었던 겁니다.

종종 임차인이 입지가 좋은 건물을 놓치고 싶지 않은 마음에, 어차피 인테리어를 새로 할 계획이라 철거 상태를 신경 쓰지 않고 들어가는 경우가 있습니다. 그러나 나중에 건물주가 무리하게 원상복구를 요구하면, 예상치 못한 큰 비용 부담에 직면하게 됩니다.

이런 문제를 피하려면, 임대 계약 전에 철거와 원상복구 기준을 명확히 조율하고, 특약으로 계약서에 명기해 두는 것이 필수입니다. 만약 운이 좋다면, 이전 임차인과 복구 비용을 협의해 지금 상태를 우리가 떠안는 대신 일정 금액을 받고 그 돈으로 후에 복구를 대신할 수도 있습니다. 이런 사전 협의는 생각보다 큰 도움이 됩니다.

방임형 건물주와의 계약에서는 이런 문제들이 더 빈번히 발생합니다. 가끔은 '나는 모르겠고 임차인들끼리 알아서 협의하라.'며 건물주가 책임을 회피하기도 합니다. 입주할 때는 철거 상태를 수용하고 들어갔더라도, 다음 임차인이 완벽한 원상복구를 요구하면 예상치 못한 마찰이 생기기 쉽습니다. 방임형 건물주는 계약도 엉성하게 작성하는 경우가 많아, 임차인 간의 갈등을 중재하지 못하는 경우도 흔합니다.

> 이런 문제를 겪고 나면, 왜 미리 계약서에 이런 세부 사항을 명기하지 않았는지 후회하게 됩니다. 하지만 계약이 끝난 뒤에는 이미 늦었고, 결국 보증금을 하루라도 빨리 돌려받기 위해 불합리한 요구를 받아들일 수밖에 없는 상황이 됩니다.
>
> 결국, 임대 계약 단계에서 원상복구 기준을 협의하고 명확히 계약서에 기재하는 것이 가장 중요한 대비책입니다. 현장 사진을 첨부해 두는 것도 필수입니다. 이렇게 준비해 두면 임차 종료 시 예상치 못한 비용과 갈등을 피하고, 원활한 이전을 마무리할 수 있습니다.

이성근 원장_ 마지막으로 강조하는 부분이 '원상복구에 대한 내용을 계약서에 반드시 기입을 하시라.'라는 내용인데요. 부연 설명을 해 주세요.

전문가_ 폐기물 처리 비용은 갈수록 상승하고, 철거에 드는 인건비도 계속 오르고 있습니다. 특히 우리나라처럼 선진국 대열에 들어선 국가에서는 환경 이슈에 민감해지기 마련이라, 「폐기물관리법」이 강화되어 왔고 앞으로도 더 까다로워질 가능성이 큽니다.

예를 들어, 과거에는 철거 비용이 약 천만 원 정도 들었던 공사가, 지금은 비슷한 철거 작업에 수 천만 원이 드는 상황으로 바뀌었습니다. 따라서 임대차 계약 시 현재 철거 안 된 상황으로 계약한뒤 공사한 후 나중에 기본 시설을 철거하지 않은 채 이사를 나갈 수 있는 조건으로 계약할 수 있는지 확인하는 것이 좋습니다. 이 방법은 단순히 비용 절감

뿐 아니라 여러 가지 불필요한 문제와 귀찮은 상황을 피하는 데도 유리합니다.

하지만 이런 세부 사항을 계약서에 명기하지 않는 경우가 의외로 많습니다. 많은 분들이 임대 계약 시기에는 이런 민감한 조건을 언급하기를 꺼리기 때문입니다. 그래서 원상복구 문제를 계약서에 기재했는지 여쭤보면, "그건 안 썼는데요. 왜요?"라고 반문하시는 분들이 많죠. 하지만, 누군가 한 번이라도 지적해주면 대부분 시도는 해 보십니다. 물론, 상황에 따라 원하는 방향으로 협의가 되지 않을 수도 있습니다. 그렇더라도 일단 시도해보면 나중에 후회할 일은 없습니다.

'원상복구'란 기본적으로 새 임차인이 들어왔을 때, 가구만 배치하면 영업이 가능한 상태로 만들어주는 것입니다. 처음 새 건물에 입주했거나, 이미 깔끔하게 원상복구된 공간에 들어갔을 때는 복구 작업에 거부감이 없으므로 별다른 문제가 발생하지 않습니다. 다만, 비용이 들뿐 억울한 상황은 생기지 않죠. 기준이 명확하면 서로 논쟁의 여지가 없어 깔끔하게 정리됩니다.

하지만, 경계가 애매한 경우도 자주 발생합니다. 예를 들어, 이전 임차인이 철거만 하고 나간 상태라면 문제가 생길 수 있습니다. 이전 업체가 해 놓은 철거 상태와 본인이 철거해 놓은 상태가 단순 비교가 안 되기 때문입니다. 천장이나 바닥이 정리되지 않은 상태를 원상복구로 착각하고 계약서에 아무런 조건도 명기하지 않았고 현장 사진도 남기지 않았다면, 임대 종료 시점에 건물 측에서 바닥부터 천장까지 새로 마감하라고 요구할 수 있습니다. 이럴 때 큰 비용이 들게 되니 가끔은 억울한 상황이 됩니다.

이런 일을 방지하려면, 공사 시작 전에 현장 사진을 꼼꼼히 찍어두고 원상복구 기준을 명확히 준비해 두는 것이 필수입니다. 계약서에 '지금 상태를 유지한 채 이사를 나가는 것을 원상복구로 간주한다.'라는 구체적 조건을 명기하고, 계약 전에 임대인과 충분히 조율해 두면 불필요한 갈등을 피할 수 있습니다. 이런 협의는 계약 전에 언급할수록 임차인에게 유리한 위치에서 협상을 이끌 수 있습니다.

인터넷에는 인테리어 디자인 자료는 많지만, 정작 중요한 '임대차 계약 전 임차인이 취해야 하는 관련 정보'는 쉽게 얻기 어렵습니다. 이번 기회를 통해 병·의원의 시각적인 디자인보다 더 중요한 임대 계약 전 체크 사항들에 대해 집중했고, 가능한 실제 경험한 사례를 통해 쉽게 설명드리려고 노력했습니다.

물론, 문제가 생기더라도 '비싼 수업료 내는 셈 치고 해결하면 된다.'라고 생각하시는 분들도 계실 겁니다. 하지만 계약 전에 몇 시간만 투자해서 상황을 인지한 채 잠재적인 문제를 예방하면, 많은 시간과 비용을 절약할 수 있습니다.

결국, 디자인은 완벽하지 않아도 병·의원 개원에는 큰 지장이 없지만, 계약 전 중요한 체크 사항을 놓치면 개원 자체가 어려워지는 상황이 생길 수 있다는 점을 꼭 염두에 두시고 개원을 준비하시길 바랍니다. 아무쪼록 이 임대차 계약 전 체크 사항에 대한 정보가 개원 준비에 조금이나마 도움이 되시길 바랍니다.

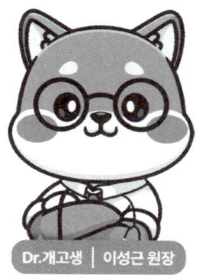

인테리어 전문가

안녕하세요. 2005년부터 고객분들의 꾸준한 소개 덕분에 쉬지 않고 인테리어 업무를 맡아 온 보머스 디자인(Vomus Design) 대표 송현석입니다. 디자인과 시공을 총괄하면서 고객과 소통하고 의사를 반영해드림으로써 고객이 만족하는 결과물을 보여 드려왔습니다. 이로인해 얻은 신뢰로 고객으로부터 다음 프로젝트를 소개 받아왔던 것이 보머스 디자인이 20년 가까이 특별한 영업을 하지 않으면서도 꾸준히 병·의원 위주로 공사를 수주해 올 수 있었던 이유이자 굴곡없이 회사를 운영해 올 수 있었던 중요한 밑거름이었습니다. 고객에게 디자인을 강요하거나 고집하지 않고 고객의 요구를 고객의 공간에 재현시켜 드리기 위해 노력함으로써 신뢰를 얻었고, 공사 마무리 후에는 서로 성장하는 모습을 바라봐 주는 좋은 관계를 유지해 왔습니다.

좋은 고객과의 인연이 제 업(業)을 즐거운 놀이터로 느끼게 해주는 것처럼 고객께는 신뢰가는 인테리어 업체가 사업의 시작점에서 즐거움을 맛 볼 수 있는 가장 중요한 인연이 되기에, 심미적인 면뿐만 아니라 기술적인 부분에서도 편안한 조언자가 되어 드리기 위해 노력했습니다.

보머스 디자인은 많은 공사를 수주하려 노력하기보단 고객과 좋은 인연으로 '개업하는 과정에서 인테리어가 가장 쉬웠다.'는 평을 들을 수 있도록 노력할 것이며, 비즈니스 만남으로 시작해서 벗으로 남는 회사가 되도록 앞으로도 초심을 잊지 않고 변함없이 노력하는 그런 회사가 되고자 합니다. 감사합니다.

[Dr. 개고생 개원 아카데미] 개원 '인테리어' 심화편
- VOMUS DESIGN 송현석 대표님 초대석

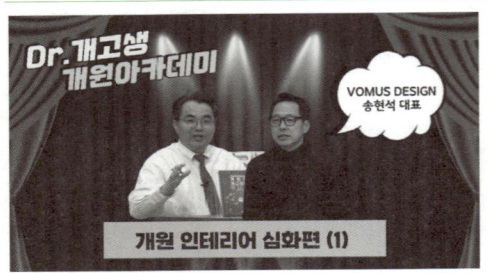 

인테리어1

인테리어 준비는 최대한 빠르게 시작해야 하며, 계약 전에 인테리어 전문가와 상담하여 건물의 상태, 주변 상황, 용도변경 가능성 등을 꼼꼼하게 확인할 것을 강조합니다. 계약 후 문제 발생 시 해결이 어렵고 시간과 비용이 과소비 되므로 사전 준비가 중요합니다. 특히 용도변경, 임대인과의 협의, 건물의 기본적인 시설 상태 등을 미리 점검하고, 전문가의 경험과 지식을 활용할 것을 권장합니다.

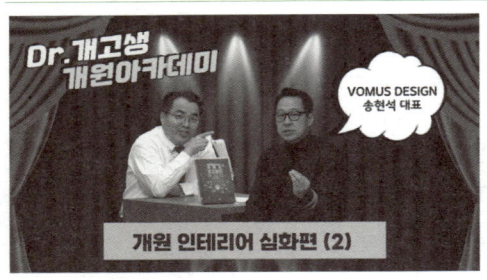 

인테리어2

상가 계약 후 인테리어 시작부터 도면 작업, 의료장비 고려, 병·의원 분위기 설정, 그리고 실제 시공 과정에서의 주의사항까지 전문가의 조언을 담고 있습니다. 특히, 의료장비의 종류와 배치에 따른 동선 설계, 전력량 확보의 중요성, 도면 검토 및 현장 확인의 필요성을 강조하며 개원 준비 과정에서 발생할 수 있는 실수를 예방하는 데 초점을 맞추고 있습니다.

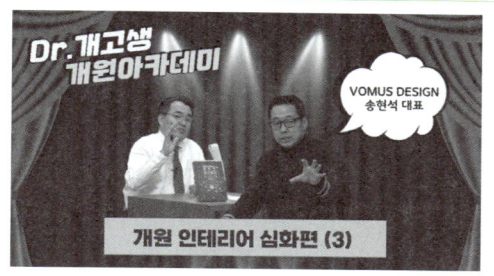 

인테리어3

개원 인테리어 과정에서 발생할 수 있는 문제점과 해결 방안을 자세히 설명합니다. 용도변경, 장애인 시설 설치, 전력량 부족 등 개원 전 필수적으로 확인해야 할 사항들을 중점적으로 다루며, 실제 사례를 통해 발생 가능한 문제와 그에 따른 피해를 알려드립니다. 사전 체크의 중요성을 강조하며, 공인중개사에게만 의존하지 말고 인테리어 업체와의 협력을 통해 문제를 예방할 것을 권장합니다.

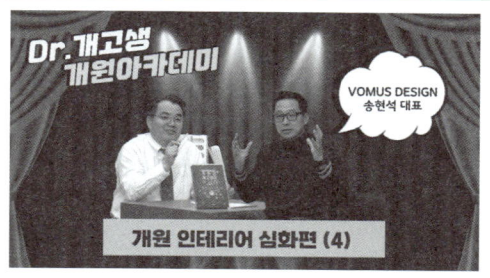 

인테리어4

공사 후반부에 원장님들이 직원 채용, 마케팅 전략 수립, 포스 설치 등 실질적인 개원 준비를 미리 해야합니다. 업체 선정 시 공사 기간 준수 여부와 계약서에 지연에 대한 보상 조항을 명시해야 하며, 보건소 허가 및 소방 점검 과정에서 예상치 못한 문제 발생 가능성과 대처 방안을 알려드립니다. 또한 공사 후반부의 전략적 대응과 예상치 못한 추가 공사비 발생에 대한 대비책을 제시합니다.

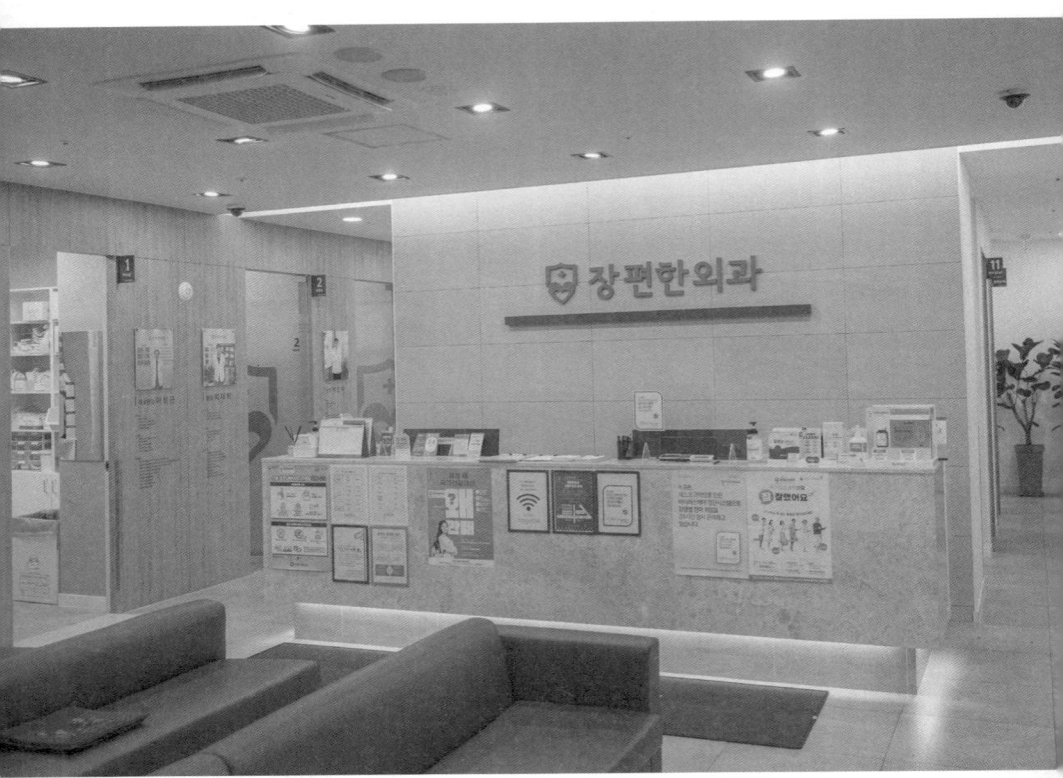

별책부록 1

YOUTUBE

유튜브 채널 『Dr.개고생』
영상 리스트

개원 전문 서적 8권 출간 저자

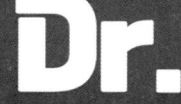 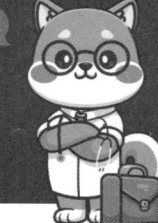 Dr. 개고생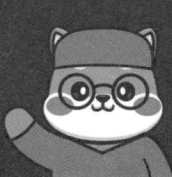

QR코드 사용방법

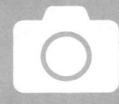

1. 기본 카메라 앱을 열어주세요.
(애플/안드로이드 동일)

2. 화면에 맞춰 사진을 찍는 것처럼 QR코드를 화면 중앙에 배치합니다.

▦ 웹페이지
브라우저에서 Youtube에 접속하려면 여기를 누르세요.

3. 위와 같이 나타나는 창을 누르면 영상이 유튜브에서 재생됩니다.
(애플도 팝업창 열기를 해 주세요.)

영상 리스트

▶ 개원을 고민하는 의사를 위한 Dr.개고생

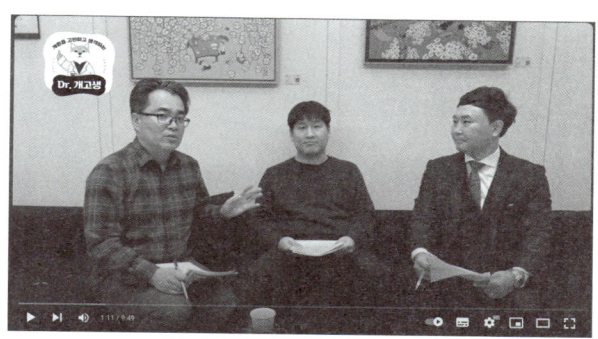

번호		영상 제목	
1		[병·의원 개원] 개원을 고민하시나요? 개원 의사가 직접 알려드리는 개원의 모든 것! 수원 조아유외과 김병섭 원장님편 총론 1탄	
2		[병·의원 개원] 개원을 고민하시나요? 개원 의사가 직접 알려드리는 개원의 모든 것! 이원의료재단 한두원 소장님편 총론 3-1탄	
3		[병·의원 개원] 개원을 고민하시나요? 개원 의사가 직접 알려드리는 개원의 모든 것! 이원의료재단 한두원 소장님편 총론 3-2탄	
4		[병·의원 개원] 개원을 고민하시나요? 개원 의사가 직접 알려드리는 개원의 모든 것! 이원의료재단 한두원 소장님편 총론 3-3탄	
5		[병·의원 개원] 개원을 고민하시나요? 개원 의사가 직접 알려드리는 개원의 모든 것! 이원의료재단 한두원 소장님편 총론 3-4탄 [총론 마지막 이야기]	
6		개원 준비하면서 가장 힘든건?...... EVERYTHING!! [개원예정 Dr.이원구 원장님]	

7	개원왕 바로 여기 있습니다! [개원예정 Dr.이원구 원장님]	
8	병원 개원, 어떻게 해야 할까요? 의사들의 솔직담백 토크쇼! | 1편 - 개원 n년차 의사들	
9	전문가들이 말해주는 '개원' 성공비결! | 1-1편. 성공한 병원과 그렇지 못한 병원의 차이점은?	
10	전문가들이 말해주는 '개원' 성공비결! | 1-2편. 성공한 병원의 특징 중 하나, 원맨팀으로 구성된 병원이 하나도 없다!?	
11	병원 개원 일타강사 이성근 원장님과 함께하는 실전 병원 개원 1부 (with 박수민, 김병섭 원장님) | Dr.개고생	
12	병원 개원 일타강사 이성근 원장님과 함께하는 실전 병원 개원 2부 (with 박수민, 김병섭 원장님) | Dr.개고생	
13	병원 개원 일타강사 이성근 원장님과 함께하는 실전 병원 개원 3부 (with 박수민, 김병섭 원장님) | Dr.개고생	
14	전문가들이 말해주는 '개원' 성공비결! | 6-1편! 비용과 고객 서비스 첫 번째 이야기!	
15	전문가들이 말해주는 '개원' 성공비결! | 6-2편! 비용과 고객 서비스! 마지막편!	
16	개원의사들이 말해주는 '개원의 실제!' | 이번에 개원하신 최재희 원장님과의 개원 스토리! 1편	

17	개원의사들이 말해주는 '개원의 실제!'	이번에 개원하신 최재희 원장님과의 개원 스토리! 2편!	
18		개원 전에는 일어나서 인사 못했는데... 지금은...!! (벌떡)	스펙타클 의사들의 개원 썰, '닥터뷰' EP.3-2
19	후배님~ 혹시 '0의 수모'라고 알아?	개원의사들의 개원 인터뷰, '닥터뷰' EP. 4-1	
20		후배님들, 환자(고객)의 입장에서 생각하고! 목표 설정이 중요해~	개원의사들의 개원 인터뷰, '닥터뷰' EP. 4-2
21	저희 모두 행복한 개원 생활을 위해 화이팅!	개원의사들의 개원 인터뷰, '닥터뷰' EP. 4-3	
22		(개원을 고민하고 생각하는 의사들을 위한 채널) '개원 준비 프로젝트' EP1 개원 진행소식과 준비사항 인터뷰! [feat. 오형민 원장]
23	(개원을 고민하고 생각하는 의사들을 위한 채널) '개원 준비 프로젝트' EP2. 세무사 선정과 병원운영 [with. 오형민 원장]
24	(개원을 고민하고 생각하는 의사들을 위한 채널) '개원 준비 프로젝트' EP3 개원예정인 병원 직원은 몇 명으로 시작할까요? [with. 오형민 원장]
25	(개원을 고민하고 생각하는 의사들을 위한 채널) '개원 준비 프로젝트' EP4 직원과 원장의 관계에 대한 이야기. [with. 오형민 원장]
26	개원 예정이신 원장님들의 고민은 무엇일까요? [with 이정희 소장님]

영상 리스트

▶ 병·의원경영

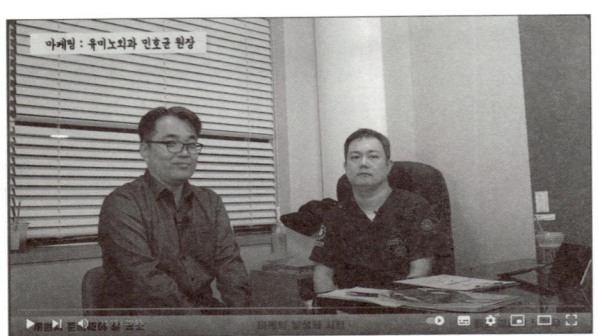

번호		영상 제목	
1	[QR]	컴플레인 고객 이렇게만 하세요. 충성고객 만들기 대작전 [feat. 최성양 원장님]	
2		명언 제조기 민호균 원장의 병원 경영 노하우! [with 유미노외과 민호균 원장님 3부]	개고생	[QR]
3	[QR]	개원 후 병원 경영 저만 따라오세요!! [feat. 더원외과 이동원 원장님 1부]	
4		(개원을 고민하고 생각하는 의사들을 위한 채널) '굿모닝함운외과' 임익강 원장의 병원경영 노하우' EP1.	[QR]
5	[QR]	'굿모닝함운외과' 임익강 원장의 병원경영 노하우' EP2.	
6		'굿모닝함운외과' 임익강 원장의 병원경영 노하우' EP3.	[QR]

7	'굿모닝함운외과' 임익강 원장의 병원경영 노하우' EP4.	
8	'굿모닝함운외과' 임익강 원장의 병원경영 노하우' EP5.	
9	'굿모닝함운외과' 임익강 원장의 병원경영 노하우' EP6.	
10	HOSPITAL 경영이란 무엇인가?![Respect 이승열 대표 1부]	Dr.개고생	
11	HOSPITAL 경영이란 무엇인가?![Respect 이승열 대표 2부]	Dr.개고생	
12	HOSPITAL 경영이란 무엇인가?![Respect 이승열 대표 3부]	Dr.개고생	
13	HOSPITAL 경영이란 무엇인가?![Respect 이승열 대표 4부]	Dr.개고생	
14	HOSPITAL 경영이란 무엇인가?![Respect 이승열 대표 5부]	Dr.개고생	
15	[병·의원 경영] 조직관리 1부 [경쟁력개발연구소 이정희대표]	
16	[병·의원 경영] 조직관리 2부 [경쟁력개발연구소 이정희대표]	

17	[병·의원 경영] 조직관리 3부 [경쟁력개발연구소 이정희대표]	
18	전문가들이 말해주는 '개원' 성공비결!	5-1편! 원장의 역할과 직원!	
19	전문가들이 말해주는 '개원' 성공비결!	5-2편! 원장의 역할과 직원! 두 번째 이야기!	
20	전문가들이 말해주는 '개원' 성공비결!	5-3편! 원장의 역할과 직원! 세 번째 이야기!	
21	전문가들이 말해주는 '개원' 성공비결!	5-4편! 원장의 역할과 직원! 마지막 이야기!	

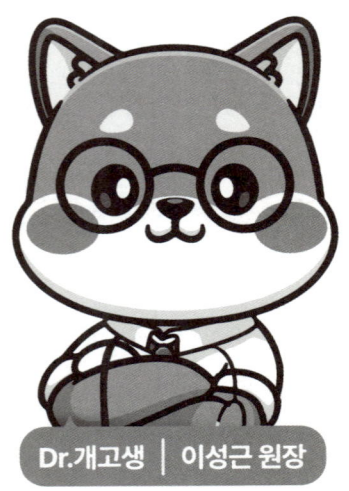

Dr.개고생 | 이성근 원장

영상 리스트

▶ 장편한외과 성공비결

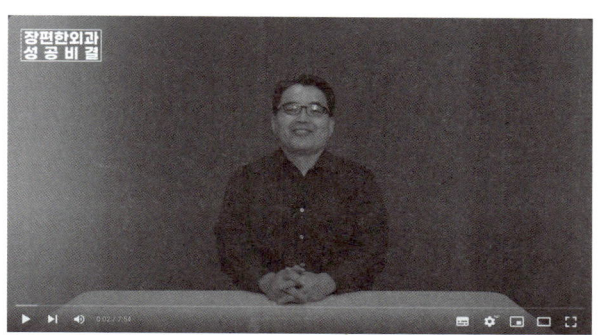

번호		영상 제목	
1	[QR]	[장편한외과 성공비결] '장편한외과의 11가지 성공비결'을 간단히 알아보자! -총론편-	
2		[장편한외과 성공비결] '장편한외과의 11가지 성공비결'! -자세한 설명-	[QR]
3	[QR]	[장편한외과 성공비결] '장편한외과의 11가지 성공비결'! -선택과 집중-	
4		[장편한외과 성공비결] '장편한외과의 11가지 성공비결'! -차별화-	[QR]
5	[QR]	장편한외과 성공비결] '장편한외과의 11가지 성공비결!' -목표확립 및 달성-	
6		[장편한외과 성공비결] '장편한외과의 11가지 성공비결!' -의사의 중요성-	[QR]

7	[장편한외과 성공비결] '장편한외과의 11가지 성공비결!' -정보력-	
8	[장편한외과 성공비결] '장편한외과의 11가지 성공비결!' -멘토-	
9	[장편한외과 성공비결] '장편한외과의 11가지 성공비결!' -고객관리-	
10	[장편한외과 성공비결] '장편한외과의 11가지 성공비결! -유튜브 마케팅-	
11	[장편한외과 성공비결] '장편한외과의 11가지 성공비결! -책 출간-	
12	[장편한외과 성공비결] '장편한외과의 11가지 성공비결! -직원관리-	

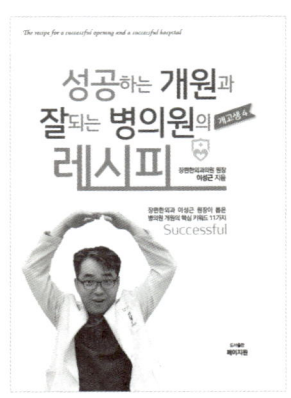

영상 리스트

▶ 가고싶은 병원, 가기싫은 병원

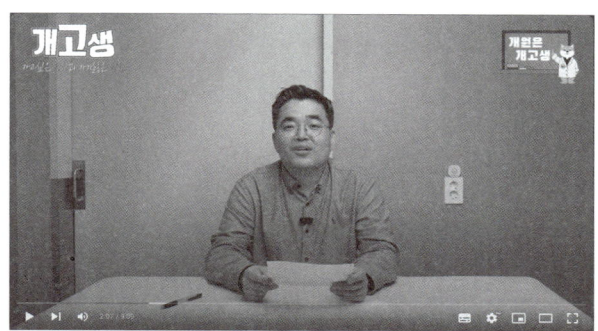

번호		영상 제목	
1		[가고싶은 병원과 가기싫은 병원의 특징] 1편 – 개요	
2		[가고싶은 병원과 가기싫은 병원의 특징] 2편 – 잘 되는 병원의 11가지 특징(총론)	
3		[가고싶은 병원과 가기싫은 병원의 특징] 3편 – 가고싶은 병원 Top 10	
4		[가고싶은 병원과 가기싫은 병원의 특징] 4편 – 의사가 핵심이다!	
5		[가고싶은 병원과 가기싫은 병원의 특징] 5편 – 병원 시설도 중요하다!	
6		[가고싶은 병원과 가기싫은 병원의 특징] 6편 – 11가지 요소 모두 중요하다!	

영상 리스트

▶ 책 출간

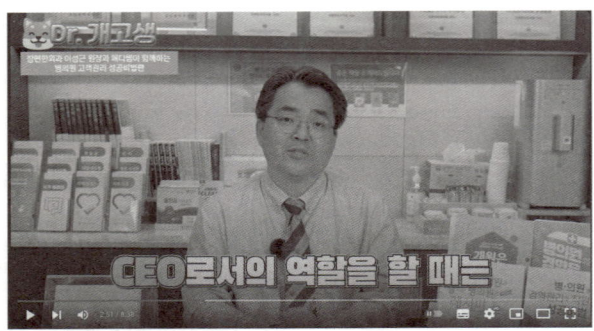

번호		영상 제목	
1	[QR]	Dr. 개고생의 노하우 책으로 출간되었습니다 [저자와의 만남 총론]	
2		Dr. 개고생의 노하우 책으로 출간되었습니다 [저자와의 만남 Dr. 개고생과 함께하는 개원]	[QR]
3	[QR]	Dr. 개고생의 노하우 책으로 출간되었습니다 [저자와의 만남 성공하는 개원과 잘되는 병·의원 레시피]	
4		Dr. 개고생의 노하우 책으로 출간되었습니다 [저자와의 만남 병·의원 고객관리 성공비법]	[QR]
5	[QR]	Dr. 개고생의 노하우 책으로 출간되었습니다 [저자와의 만남 병·의원 경영관리와 직원관리 성공비법]	
6		Dr. 개고생의 노하우 책으로 출간되었습니다 [저자와의 만남 마케팅]	[QR]

영상 리스트

▶ 입지

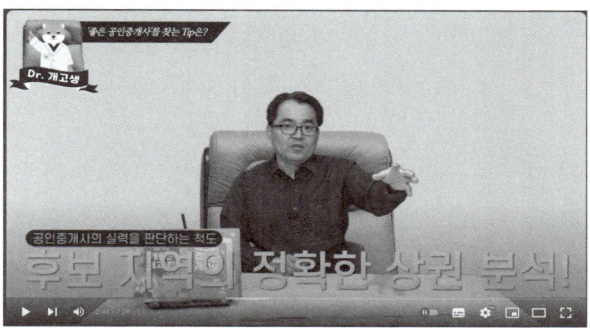

번호		영상 제목	
1		[병·의원 개원] 개원 결심 후 해야 할 7가지 결정 (A to Z) 현직 개원 의사와 부동산 대표의 솔직한 담론 4-1탄 [입지]	
2		[병·의원 개원] 개원 결심 후 해야 할 7가지 결정 (A to Z) 현직 개원 의사와 부동산 대표의 솔직한 담론 4-2탄 [입지]	
3		[병·의원 개원] 개원 결심 후 해야 할 7가지 결정 (A to Z) 현직 개원 의사와 부동산 대표의 솔직한 담론 4-3탄 [입지]	
4		개원할 때 입지는 무엇이 중요할까? [개원예정 Dr.이원구 원장님]	
5		[헬로우닥터 X Dr. 개고생] 입지에 대한 인터뷰! (feat. 유성철 대표)	
6		[헬로우닥터 X Dr. 개고생] 개원의 '맥'을 잡는 시간! "입지편" 1부	

7		[헬로우닥터 X Dr. 개고생] 개원의 '맥'을 잡는 시간! "입지편" 2부
8		[Dr. 개고생의 개원 A to Z] 개원입지 1-1편]
9		[Dr. 개고생의 개원 A to Z] 개원입지 1-2편
10		[Dr. 개고생의 개원 A to Z] 제 2장, '상권분석'편
11		[Dr. 개고생의 개원 A to Z] 제 3-1장, '상가분석'편
12		[Dr. 개고생의 개원 A to Z] 제 3-2장, '상가 선정 체크리스트'
13		[Dr. 개고생의 개원 A to Z] 제 4장, '부동산 계약 체크리스트'
14		[Dr. 개고생의 개원 A to Z] 제 5장, '임대차 계약'
15		[Dr. 개고생의 개원 A to Z] 제 6장, '좋은 공인중개사 판별하는 법'
16		병원 개원, 어떻게 해야 할까요? 의사들의 솔직담백 토크쇼!	2편 – 입지 전문가는 개원할 때 무엇을 먼저 볼까?

17		병원 개원, 어떻게 해야 할까요? 의사들의 솔직담백 토크쇼! ǀ 3편 – 개원 과정에서 '입지'가 그렇게 중요해요?
18		병원 개원, 어떻게 해야 할까요? 의사들의 솔직담백 토크쇼! ǀ 4편 – 구도심 or 신도심? 대체 어디로 가야하오..!
19		전문가들이 말해주는 '개원' 성공비결! ǀ 2-1편. 병원이 잘 되는데는 입지가 전부?! 이번엔 입지에 관해서 이야기를 나눠보자!
20		전문가들이 말해주는 '개원' 성공비결! ǀ 2-2편! 좋은 입지란? 좋은 입지를 고르기 위한 조건은?
21		개원 입지, 지역과 상권을 선택할 때 꼭 알아야 할 체크리스트 ǀ Dr.개고생
22		개원 입지 분석, 선택하는 과정에서 현장에 직접 방문하는 것이 중요한 이유! ǀ Dr.개고생
23		개원 입지 계약 후 '6천만원' 손해 본 이유와 정직한 공인중개사가 중요한 이유! ǀ Dr.개고생
24		개원 입지. 상가 계약 전에 '현장'에 나와야 비로소 보이는 것들 ǀ '목동 상가 비교' 1편
25		몇 백, 몇 천 단위의 손해가 발생할 수 있다? '공인중개사'를 잘 만나야 하는 이유 ǀ '목동 상가 비교' 2편
26		병·의원 개원, 입지를 정하고 계약하는 순서는? ǀ '목동 상가 비교' 3편

영상 리스트

▶ 자금

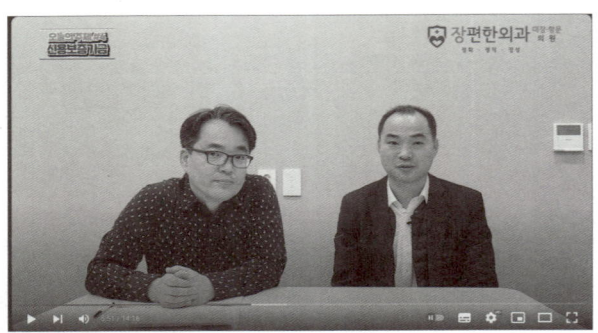

번호		영상 제목	
1		[병·의원 개원] 개원 결심 후 해야 할 7가지 결정 (A to Z) 현직 개원 의사와 금융 컨설턴트 7-1탄 [자금대출]	
2		[병·의원 개원] 개원 결심 후 해야 할 7가지 결정 (A to Z) 현직 개원 의사와 금융 컨설턴트 7-2탄 [자금대출]	
3		개원 자금이 부족할때 이렇게 해보세요. 자금이 부족해도 개원할 수 있는 방법이 있습니다. (헬로우 닥터 유성철대표 3부)	
4		[헬로우닥터 X Dr. 개고생] 개원의 '맥'을 잡는 시간! "개원 자금 - 대출편" 1부	
5		[헬로우닥터 X Dr. 개고생] 개원의 '맥'을 잡는 시간! "개원 자금 - 대출편" 2부	
6		[헬로우닥터 X Dr. 개고생] 개원의 '맥'을 잡는 시간! "개원 자금 - 대출편" 3부	

영상 리스트

▶ 인테리어

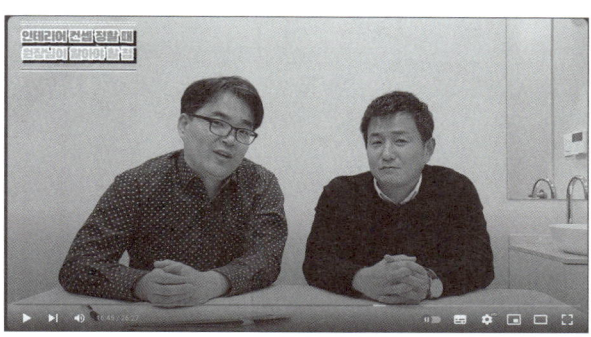

번호		영상 제목	
1		[병·의원 개원] 개원 결심 후 해야 할 7가지 결정 (A to Z) 현직 개원 의사와 병원 인테리어 대표와의 운명적 만남 5-1탄 [인테리어]	
2		[병·의원 개원] 개원 결심 후 해야 할 7가지 결정 (A to Z) 현직 개원 의사와 병원 인테리어 대표와의 운명적 만남 5-2탄 [인테리어]	
3		[헬로우닥터 X Dr. 개고생] 개원의 '맥'을 잡는 시간! "인테리어" 1부	
4		[헬로우닥터 X Dr. 개고생] 개원의 '맥'을 잡는 시간! "인테리어 2부 & 의료장비 구입"	
5		전문가들이 말해주는 '개원' 성공비결! │3-2편! 병원의 첫인상! '인테리어'의 조건이란?	
6		전문가들이 말해주는 '개원' 성공비결! │3-3편! 장비, 시설, 인테리어! 그 마지막 편!	

영상 리스트

▶ 의료장비

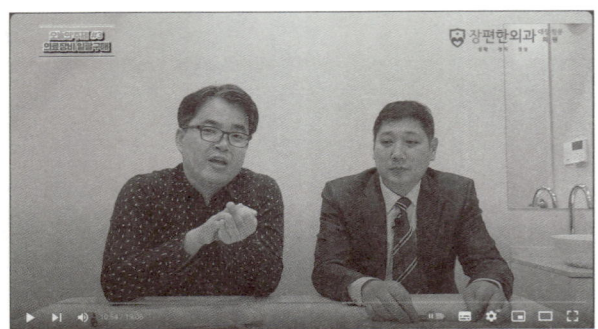

번호		영상 제목	
1	[QR]	[병·의원 개원] 개원 결심 후 해야 할 7가지 결정 (A to Z) 현직 개원 의사와 의료장비 대표 8-1탄 [의료장비]	
2		[병·의원 개원] 개원 결심 후 해야 할 7가지 결정 (A to Z) 현직 개원 의사와 의료장비 대표 8-2탄 [의료장비]	[QR]
3	[QR]	[헬로우닥터 X Dr. 개고생] 개원의 '맥'을 잡는 시간! "인테리어 2부 & 의료장비 구입"	
4		전문가들이 말해주는 '개원' 성공비결! ㅣ 3-1편? 좋은 장비는 잘되는 병원의 필수조건?	[QR]
5	[QR]	전문가들이 말해주는 '개원' 성공비결! ㅣ 3-3편! 장비, 시설, 인테리어! 그 마지막 편!	

영상 리스트

▶ 마케팅

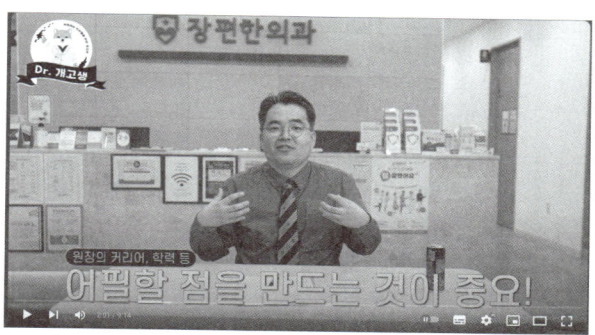

번호		영상 제목
1		[병·의원 개원] 홈페이지/블로그/유튜브 온라인 마케팅의 모든 것!
2		[병·의원 개원] 홈페이지/블로그/유튜브 온라인 마케팅! 2부_ 입지와 경쟁병원 분석
3		[병·의원개원] 온라인 마케팅 총론과 홈페이지
4		유튜브 이제는 병·의원 마케팅에 필수입니다.
5		개원 자금이 부족한데 도대체 마케팅 비용으로 어느정도까지 생각할까요? [개원예정 Dr.이원구 원장님]
6		마케팅에 쓸데없는 돈 쓰지 마세요!! [feat. 더원외과 이동원 원장님 별책부록편]

7		병원 마케팅의 숨은 고수를 찾아서 [with 유미노외과 민호균 원장님 1부]	Dr. 개고생
8		강남의 중심, 청담동에서는 마케팅을 어떻게 할까요? [with 유미노외과 민호균 원장님 2부]	Dr. 개고생
9		책 출간 어렵지 않습니다 [With 페이지원 도서출판 최윤교 편집장]
10		전문가들이 말해주는 '개원' 성공비결!	4-1편! 마케팅, 브랜딩!
11		전문가들이 말해주는 '개원' 성공비결!	4-2편! 마케팅, 브랜딩!
12		전문가들이 말해주는 '개원' 성공비결!	4-3편! 마케팅, 브랜딩!
13		전문가들이 말해주는 '개원' 성공비결!	4-4편! 마케팅, 브랜딩! 마지막편!
14		병·의원 개원 마케팅, 적어도 이때부터는 준비하셔야 합니다.
15		개원 과정에서 '마케팅'이 꼭 필요할까요?
16		병·의원 마케팅 수단의 중요도와 내부사인물의 역할
17		개원 후 마케팅은 꼭 필요합니다.

영상 리스트

▶ 세무

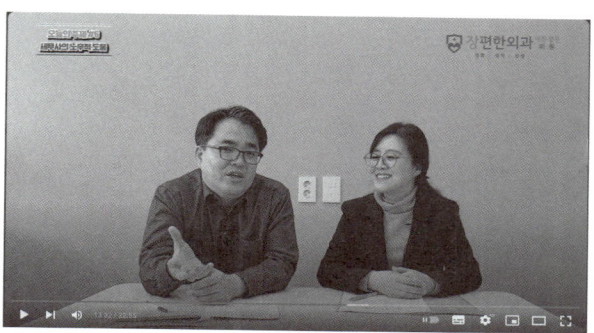

번호		영상 제목	
1	[QR]	[병·의원 개원] 개원 결심 후 해야 할 7가지 결정 (A to Z) 현직 개원 의사와 세무사 9-1탄 [세무]	
2		[병·의원 개원] 개원 결심 후 해야 할 7가지 결정 (A to Z) 현직 개원 의사와 세무사 9-2탄 [세무]	[QR]
3	[QR]	세무사는 언제 만나야 할까요? 개원 전? 개원 후? [With 세무법인 다솔 채지원 세무사 ep.1]	Dr.개고생	
4		세무사는 반드시 개원 전 만나셔야 합니다 !! [세무법인 신안 최윤석 세무사 1부]	[QR]
5	[QR]	세금, 많이 내는 것 같다고요? 세금 줄이는 방법! [세무법인 신안 최윤석 세무사 2부]	
6		세금 아끼는 방법이 궁금하시다고요? 세금 아끼는 방법! [세무법인 신안 최윤석 세무사 3부]	[QR]

영상 리스트

▶ 노무

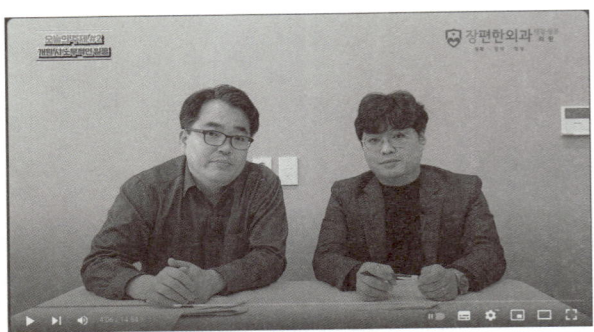

번호	영상 제목
1	[병·의원 개원] 개원 결심 후 해야 할 7가지 결정 (A to Z) 현직 개원 의사와 노무사 10-1탄 [노무]
2	[병·의원개원] 개원 결심 후 해야 할 7가지 결정 (A to Z) 현직 개원 의사와 노무사 10-2탄 [노무]
3	[병·의원 개원] 개원 결심 후 해야 할 7가지 결정 (A to Z) 현직 개원 의사와 노무사 10-3탄 [노무]
4	[병·의원 개원 마지막회] 개원 결심 후 해야 할 7가지 결정 (A to Z) 현직 개원 의사와 노무사 10-4탄 [노무]
5	[병·의원 경영] 직원관리 1부 [경쟁력개발연구소 이정희 대표]
6	[병·의원 경영] 직원관리 2부 [경쟁력개발연구소 이정희 대표]

7		[병·의원 경영] 직원관리 3부 [경쟁력개발연구소 이정희 대표]	
8		[병·의원 경영] 직원관리 4부 [경쟁력개발연구소 이정희 대표]	
9		[병·의원 경영] 직원관리 5부 [경쟁력개발연구소 이정희 대표]	
10		실리콘 Valley가 부럽지 않다! 병원계의 구글! 파주 서울 365외과 – 개원 성공하는 비법을 알려드립니다. [feat. 장태영 원장님 – 직원관리 1부]	
11		매출은 직원들 손에 달려있습니다!! 파주 서울 365외과 – 개원 성공하는 비법을 알려드립니다. [feat. 장태영 원장님 – 직원관리와 주인의식 2부]	
12		직원관리는 개고생??!! 직원이 파트너가 되는 비법 파주 [feat. 장태영 원장님]	
13		직원들 간의 갈등 시 원장은 어떻게 해야할까요? 직원과 잘 지내는 비법을 공개합니다. [개원예정 Dr.이원구 원장님]	
14		직원 관리 어렵지 않습니다!! [feat. 더원외과 이동원 원장님 2부]	
15		가족과 함께 병원 일을 해도 될까요? [feat. 더원외과 이동원 원장님 3부]	
16		직원 업무 배치와 주인의식 !! [feat. 더원외과 이동원 원장님 4부]	

17		인센티브 yes or no?? 직원들과 함께하는 병원 !! [feat. 더원외과 이동원 원장님 5부]
18		[이정희 소장 X Dr. 개고생] 잘되는 병원의 '직원관리 노하우'! – 1부 –
19		[이정희 소장 X Dr. 개고생] 잘되는 병원의 '직원관리 노하우'! – 마지막편 –
20		[헬로우닥터 X Dr. 개고생] 개원의 '맥'을 잡는 시간! "마케팅 및 업체선정 & 직원고용"
21		[헬로우닥터 X Dr. 개고생] 개원의 '맥'을 잡는 시간! "직원교육의 필요성 & 병원 경영 방침 수렴"
22		이성근원장의 멘토이신 익산 장문외과 최성양 원장님의 고객관리. 직원관리. 30년 노하우 대방출 [feat. 최성양 원장님]

YOUTUBE
『Dr.개고생』

YOUTUBE
『Dr.개고생 개원 아카데미』

영상 리스트

 행정

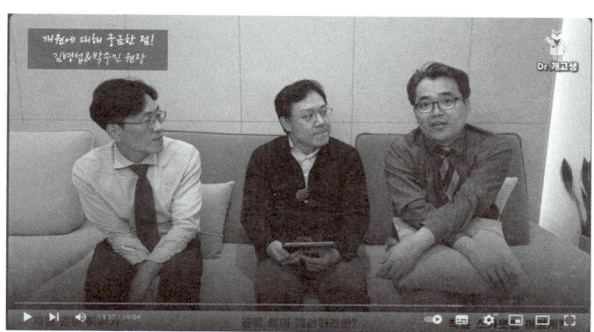

번호		영상 제목	
1		개원 예정의의 궁금해하는 질문, 개설신고는? 직원은?! [with 조아유외과 김병섭 원장님, 서울항앤하지외과 박수민 원장님 ep.1]	
2		[헬로우닥터 X Dr. 개고생] 개원의 '맥'을 잡는 시간! "의료기관 개설신고 편"	
3		[헬로우닥터 X Dr. 개고생] 개원의 '맥'을 잡는 시간! "요양기관 & 검진기관 신고 & 마약류 취급신고 편"	
4		개원 행정업무는 마라톤이다... 무려 3만키로 마라톤!!!!!!	개원의사들의 개원 인터뷰, '닥터뷰' EP. 3-1	

Dr.개고생
오픈 카카오톡방

Dr.개고생 오픈 카카오톡방은 개원을 준비하시는, 그리고 개원 이후 고민하시는 모든 원장님들을 위한 단체 카카오톡방입니다. 각 분야의 검증된 전문가들이 참여하여, 원장님들의 고민에 대해 무료로 상담을 진행하고 있습니다. 그리고 성공 개원 선배이신 이성근 원장님이 함께 소통하는 공간입니다. 개원에 대해 고민하시는 모든 분들이 부담없이 함께해 주시길 바라겠습니다.

QR코드 사용방법

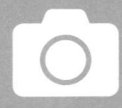 →  →

1. 기본 카메라 앱을 열어주세요.
(애플/안드로이드 동일)

2. 화면에 맞춰 사진을 찍는 것처럼 QR코드를 화면 중앙에 배치합니다.

3. 위와 같이 나타나는 창을 누르면 영상이 유튜브에서 재생됩니다.
(애플도 팝업창 열기를 해 주세요.)

별책부록 2

YOUTUBE

**유튜브 채널
『Dr.개고생 개원 아카데미』
영상 리스트**

개고생 개원 아카데미 소개글

개원, 어떻게 준비하고 계신가요?

막상 개원을 결심하면, 결정하고 고민해야하는 것들이 너무나도 많습니다. 금전적으로도, 정신적으로도 너무 많은 갈등을 겪게 되는 것이 일반적입니다. 이럴 때 가장 필요하고, 가장 도움이 되는 것은 '먼저 개원한 선배 원장님들'의 이야기를 듣는 것입니다. 개고생 개원 아카데미는 그렇게 시작되었습니다.

Dr.개고생 채널을 운영하고 계신 장편한외과의 이성근 원장님의 개원 성공 스토리를 시작으로, 이성근 원장님 뿐만 아니라, 이미 개원하신 많은 원장님들, 그리고 그 분들이 함께한 검증된 수많은 전문가들의 이야기를 전해드리고자 합니다.

입지, 자금, 인테리어, 마케팅, 노무, 세무, 의료장비, 행정까지.

개원을 준비하는 예비 원장님들이 필요로 하는 모든 정보를, '의사의 시각에서' 전달하고자 합니다.

개원을 준비하시는, 그리고 개원을 했지만 다양한 고민을 겪고 있는 모든 분들과 함께, 개고생 개원 아카데미를 통해 만날 수 있기를 희망하겠습니다.

Dr.개고생 이성근 원장 & 개고생 개원 아카데미 운영팀 드림

Dr.개고생 개원 아카데미 영상 리스트

▶ 입지편

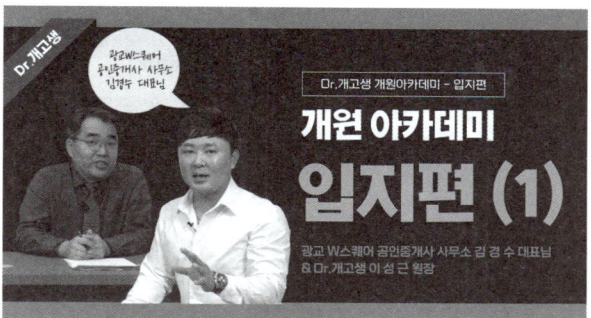

번호		영상 제목	
1	[QR]	[Dr.개고생 개원 아카데미] 개원 "입지" 심화편 (1) - 광교W스퀘어 공인중개사 사무소 김경수 대표님 초대석	
2		[Dr.개고생 개원 아카데미] 개원 "입지" 심화편 (2) - 광교W스퀘어 공인중개사 사무소 김경수 대표님 초대석	[QR]
3	[QR]	[Dr.개고생 개원 아카데미] 개원 "입지" 심화편 (3) - 광교W스퀘어 공인중개사 사무소 김경수 대표님 초대석	
4		[Dr.개고생 개원 아카데미] 개원 "입지" 심화편 (4) - 광교W스퀘어 공인중개사 사무소 김경수 대표님 초대석	[QR]

Dr.개고생 개원 아카데미 영상 리스트

▶ 인테리어편

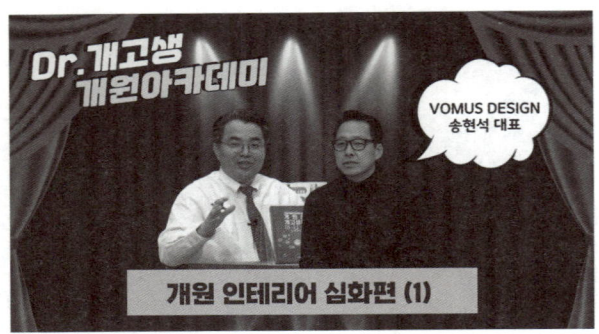

번호		영상 제목
1	[QR]	[Dr.개고생 개원 아카데미] 개원 "인테리어" 심화편 (1) - VOMUS DESIGN 송현석 대표님 초대석
2		[Dr.개고생 개원 아카데미] 개원 "인테리어" 심화편 (2) - VOMUS DESIGN 송현석 대표님 초대석 [QR]
3	[QR]	[Dr.개고생 개원 아카데미] 개원 "인테리어" 심화편 (3) - VOMUS DESIGN 송현석 대표님 초대석
4		[Dr.개고생 개원 아카데미] 개원 "인테리어" 심화편 (4) - VOMUS DESIGN 송현석 대표님 초대석 [QR]

Dr.개고생 개원 아카데미 영상 리스트

▶ 마케팅편

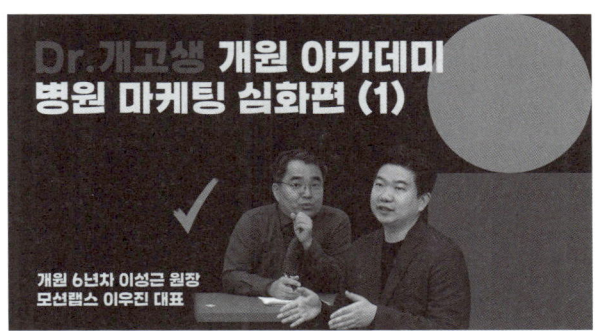

번호		영상 제목	
1	[QR]	[Dr.개고생 개원 아카데미] 개원 "마케팅" 심화편 (1) - 모션랩스 이우진 대표님 초대석 / 병원 네이버 플레이스	
2		[Dr.개고생 개원 아카데미] 개원 "마케팅" 심화편 (2) - 모션랩스 이우진 대표님 초대석 / 병원 네이버 플레이스	[QR]
3	[QR]	[Dr.개고생 개원 아카데미] 개원 "마케팅" 심화편 (3) - 모션랩스 이우진 대표님 초대석 / 병원 네이버 플레이스	
4		[Dr.개고생 개원 아카데미] 개원 "마케팅" 심화편 (4) (完) - 모션랩스 이우진 대표님 초대석 / 병원 네이버 플레이스	[QR]

Dr.개고생 개원 아카데미 영상 리스트

▶ 의료장비편

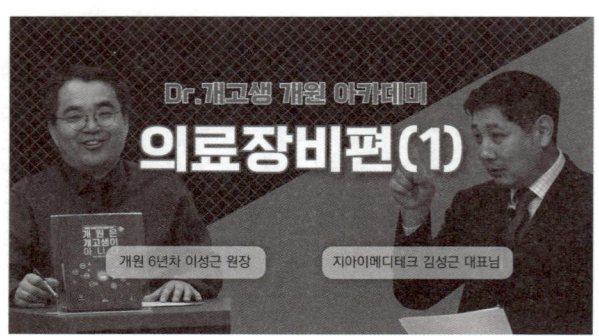

번호		영상 제목
1		[Dr.개고생 개원 아카데미] 개원 "의료장비" 심화편 (1) - 지아이메디테크 김성근 대표님 초대석
2		[Dr.개고생 개원 아카데미] 개원 "의료장비" 심화편 (2) - 지아이메디테크 김성근 대표님 초대석
3		[Dr.개고생 개원 아카데미] 개원 "의료장비" 심화편 (3) - 지아이메디테크 김성근 대표님 초대석

Dr.개고생 개원 아카데미 영상 리스트

▶ 선배 개원의 _ 김병섭 원장편

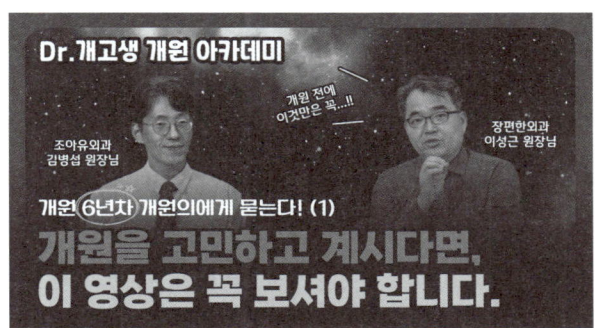

번호		영상 제목	
1	[QR]	[Dr.개고생 개원 아카데미] 개원 6년차 개원의에게 묻는다! (1) – 조아유외과 김병섭 원장님 초대석	
2		[Dr.개고생 개원 아카데미] 개원 6년차 개원의에게 묻는다! (2) – 조아유외과 김병섭 원장님 초대석	[QR]
3	[QR]	[Dr.개고생 개원 아카데미] 개원 6년차 개원의에게 묻는다! (3) – 조아유외과 김병섭 원장님 초대석	

Dr.개고생 개원 아카데미 영상 리스트

▶ 선배 개원의 _ 박수민 원장편

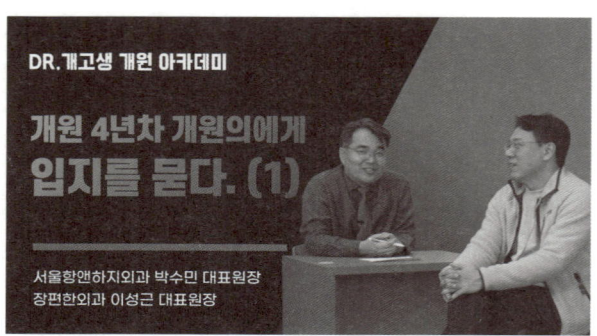

번호	영상 제목
1	[Dr.개고생 개원 아카데미] 개원 4년차 개원의에게 '입지를' 묻는다! (1) – 서울 항앤하지외과 박수민 원장님 초대석
2	[Dr.개고생 개원 아카데미] 개원 4년차 개원의에게 '입지를' 묻는다! (2) – 서울 항앤하지외과 박수민 원장님 초대석

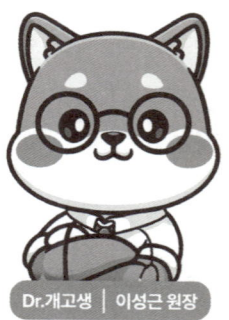

Dr.개고생 개원 아카데미 영상 리스트

▶ 선배 개원의 _ 장태영 원장편

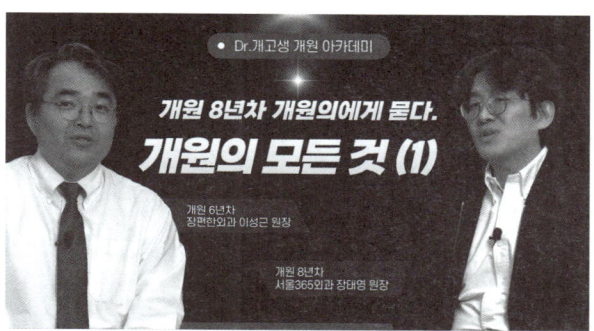

번호		영상 제목
1		[Dr.개고생 개원 아카데미] 개원 8년차 개원의에게 묻다! (1) – 서울365외과 장태영 원장님 초대석
2		[Dr.개고생 개원 아카데미] 개원 8년차 개원의에게 묻다! (2) – 서울365외과 장태영 원장님 초대석
3		[Dr.개고생 개원 아카데미] 개원 8년차 개원의에게 묻다! (3) – 서울365외과 장태영 원장님 초대석
4		[Dr.개고생 개원 아카데미] 개원 8년차 개원의에게 묻다! (4) – 서울365외과 장태영 원장님 초대석

이성근(장편한외과 원장) 책 출간 LIST

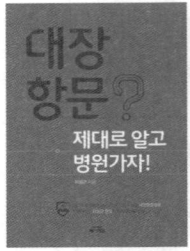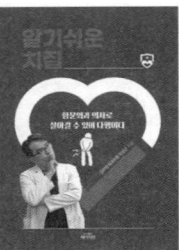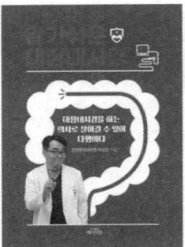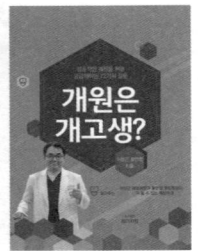
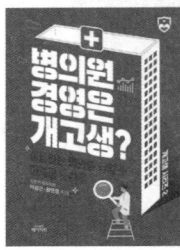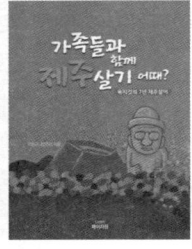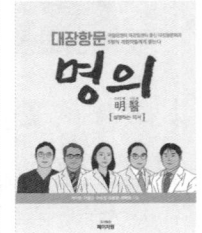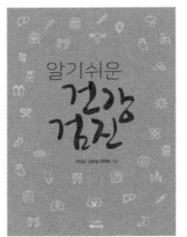
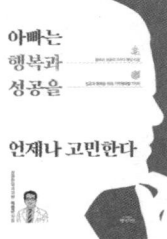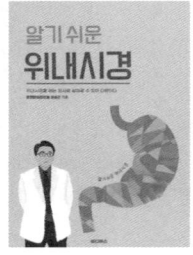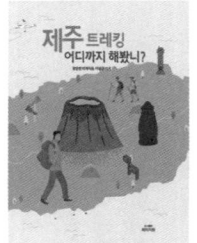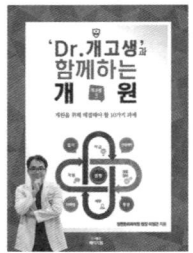
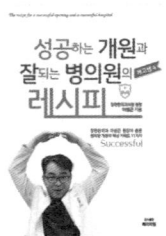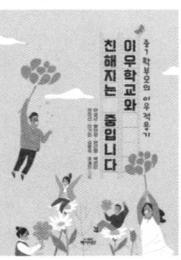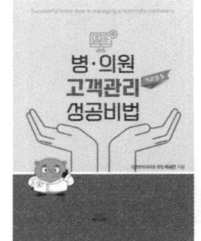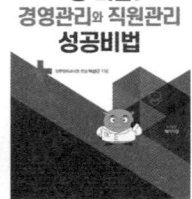

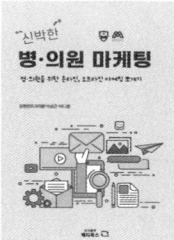
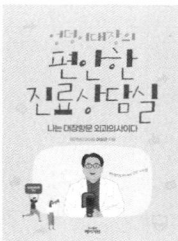
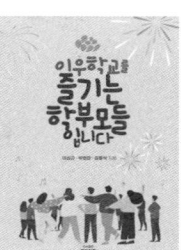
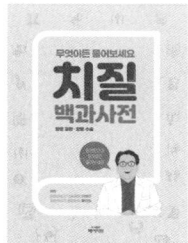
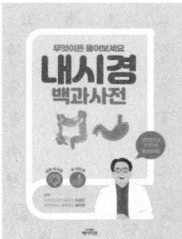
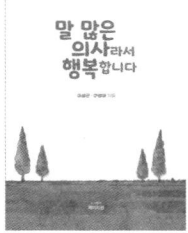
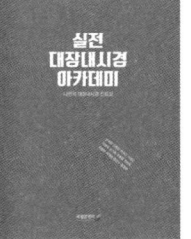
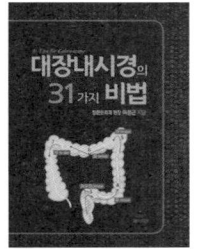
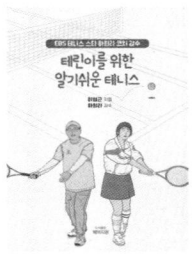
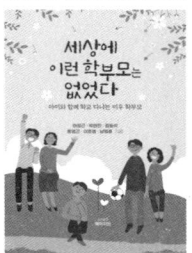
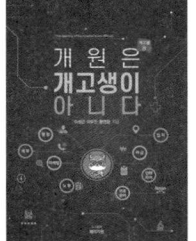
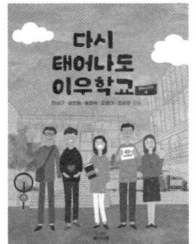
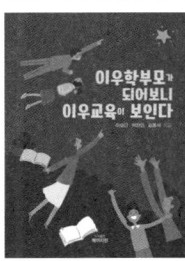
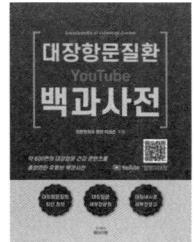
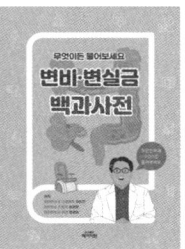

병·의원 개원 성공 공식 I
입지와 인테리어
- Dr.개고생 개원 아카데미 -

발행일 | 2025년 08월 03일

저　자 | 이성근

펴낸이 | 페이지원 단행본팀
펴낸곳 | 페이지원
주　소 | 서울시 성동구 성수이로 18길31
전　화 | 02-462-0400
E-mail | thepinkribbon@naver.com

ISBN 979-11-93592-12-0

값 22,000원

이 책은 저작권법에 따라 의해 보호를 받는 저작물이므로
어떠한 형태로든 무단 전재와 무단 복제를 금합니다.